U0591704

海派中医内科丁甘仁流派系列丛书

总主编　严世芸

裘沛然学术经验集

主　　编　王庆其

编　　委　王庆其　李孝刚　裘端常
　　　　　邹纯朴　梁尚华　王少墨
　　　　　裘世轲　章　原　裘陈江

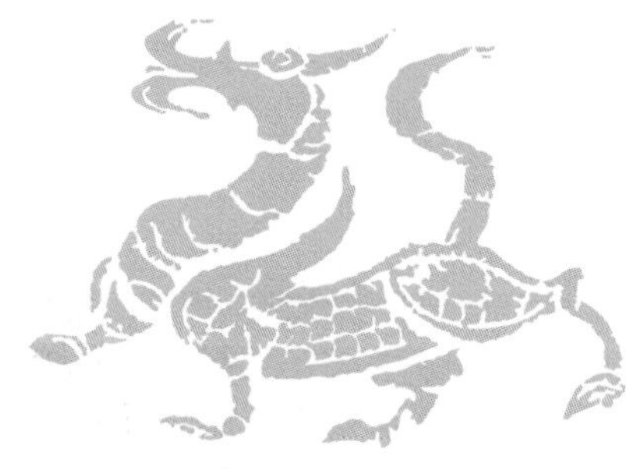

人民卫生出版社

图书在版编目（CIP）数据

裘沛然学术经验集/王庆其主编.—北京：人民卫生出版社，2017

（海派中医内科丁甘仁流派系列丛书）

ISBN 978-7-117-25003-0

Ⅰ.①裘…　Ⅱ.①王…　Ⅲ.①裘沛然-生平事迹②中医内科-中医临床-经验-中国-现代　Ⅳ.①K826.2 ②R25

中国版本图书馆 CIP 数据核字(2017)第 269965 号

裘沛然学术经验集

主　　编：王庆其
出版发行：人民卫生出版社（中继线 010-59780011）
地　　址：北京市朝阳区潘家园南里 19 号
邮　　编：100021
E - mail：pmph @ pmph.com
购书热线：010-59787592　010-59787584　010-65264830
印　　刷：北京画中画印刷有限公司
经　　销：新华书店
开　　本：710×1000　1/16　　**印张**：16　　**插页**：4
字　　数：296 千字
版　　次：2017 年 12 月第 1 版　2017 年 12 月第 1 版第 1 次印刷
标准书号：ISBN 978-7-117-25003-0/R · 25004
定　　价：66.00 元
打击盗版举报电话：010-59787491　E-mail：WQ @ pmph.com
（凡属印装质量问题请与本社市场营销中心联系退换）

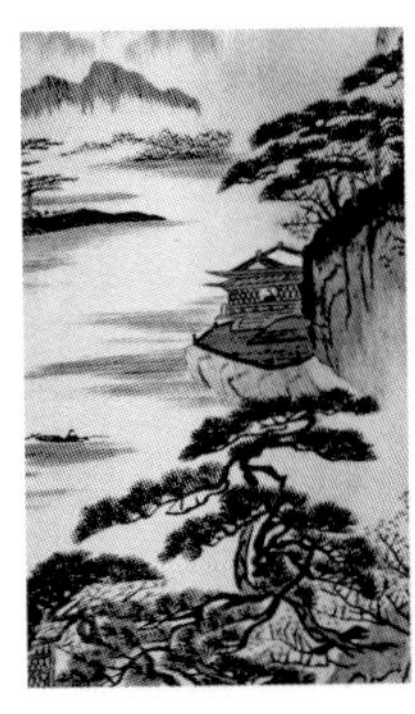

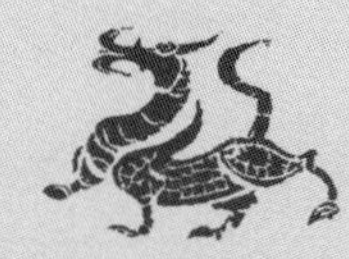

海派中医内科丁甘仁流派系列丛书

编委会

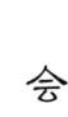

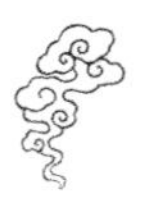

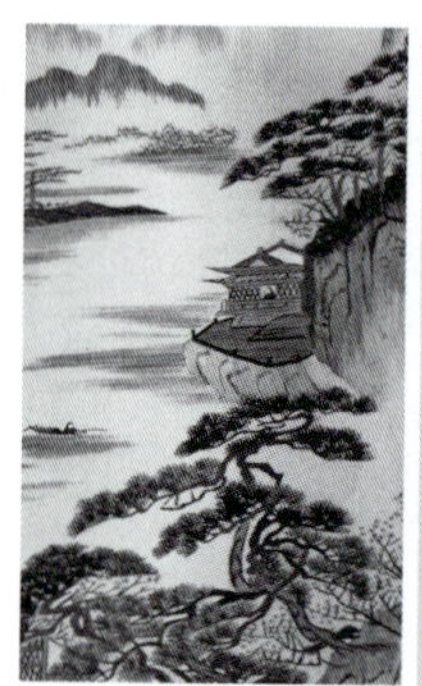

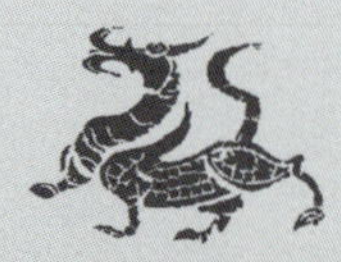

主编简介

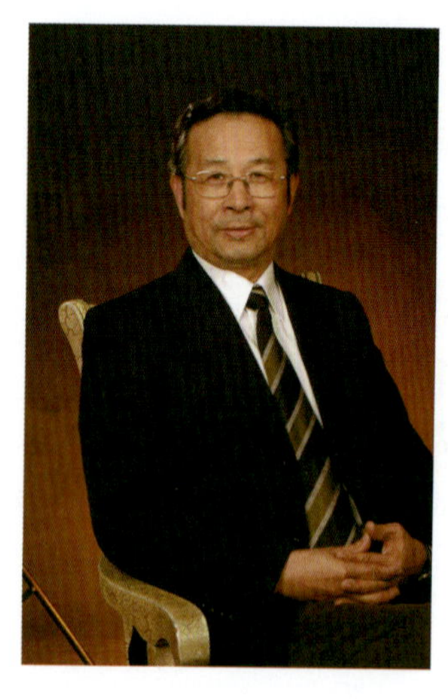

王庆其，1944 年出生于上海嘉定中医世家，上海中医药大学终身教授、名师、主任医师、博士生导师、博士后合作导师，上海市名中医，享受国务院特殊津贴，国家中医药管理局名老中医学术经验传承导师。毕业于中国中医科学院研究生院，师承中医学家方药中、国医大师裘沛然。

从事中医内科临床（脾胃病）40 余年，从事《黄帝内经》教学研究 30 余年。曾先后承担国家科技部“十五”“十一五”攻关课题及支撑计划等课题，发表学术论文 250 余篇，主编（副主编）学术著作 50 余部。主编“十五”“十一五”“十二五”全国中医药本科统编教材《内经选读》，主编全国中医药研究生统编教材《黄帝内经理论与实践》《黄帝内经病证学概论》。先后获中华中医药学会科技成果奖二、三等奖，国家中医药管理局科技成果奖二等奖，上海市中医药学会科技著作奖，上海市教委优秀本科教材一等奖等。现兼任国家中医药管理局中医药文化科普巡讲团专家、上海中医药大学中医药文化研究与传播中心顾问、校专家委员会委员、《辞海》中医学科主编、复旦大学哲学学院特聘教授、上海第二军医大学中医系兼职教授、美国加州中医药研究院学术顾问等。培养硕士、博士 30 余名，博士后 6 名，学术传承人 11 人。

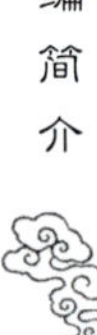

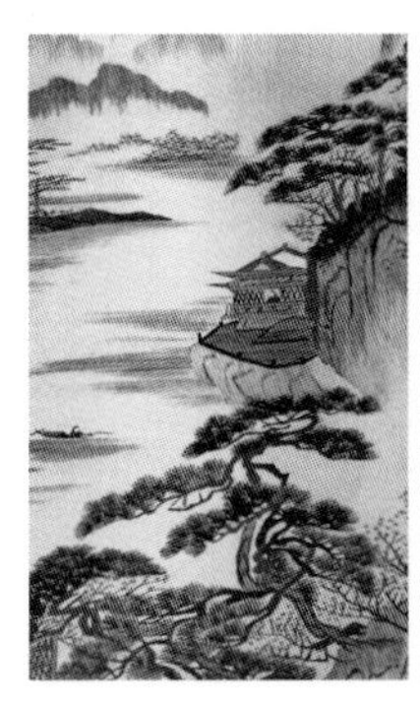
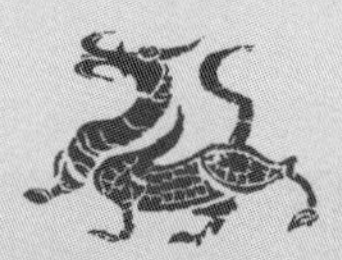

内容提要

全书分 4 个篇章：上篇“生平史略”，介绍海派中医裘沛然生平、成才之路、主要传承人等；中篇“学术钩玄”，详细阐述裘沛然的学术思想、临证经验、优势病种、经验方；下篇“医案医话”，精选裘沛然的经典医案医话；附篇“流派速览”，介绍裘沛然的学术传承谱系及相关著作等。

本书可供中医及中西医结合临床医师、中医院校师生、海派中医研究者以及中医爱好者参考阅读。

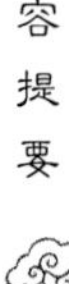

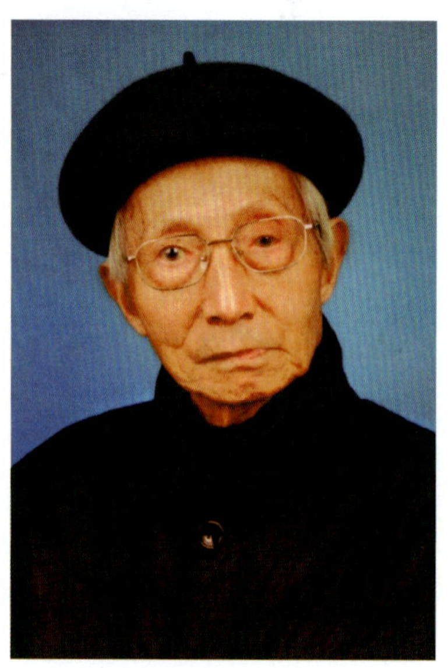

裘沛然先生像

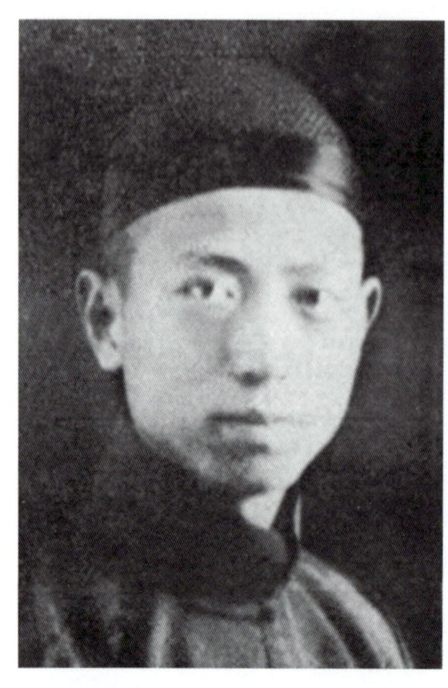

裘沛然上海中医学院毕业照

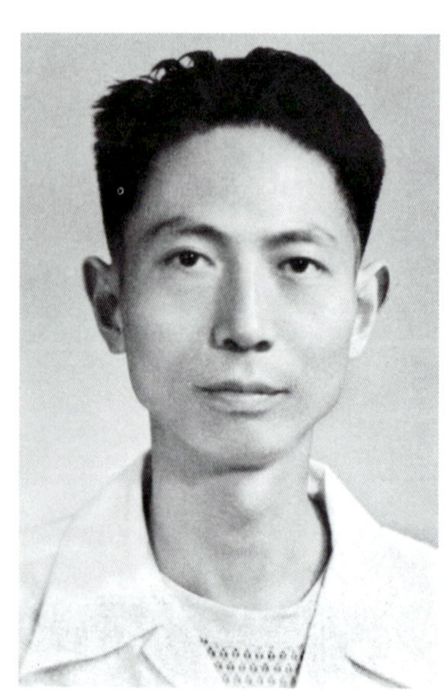

青年时代裘沛然

裘沛然先生处方墨迹

裘沛然先生诗钞手稿

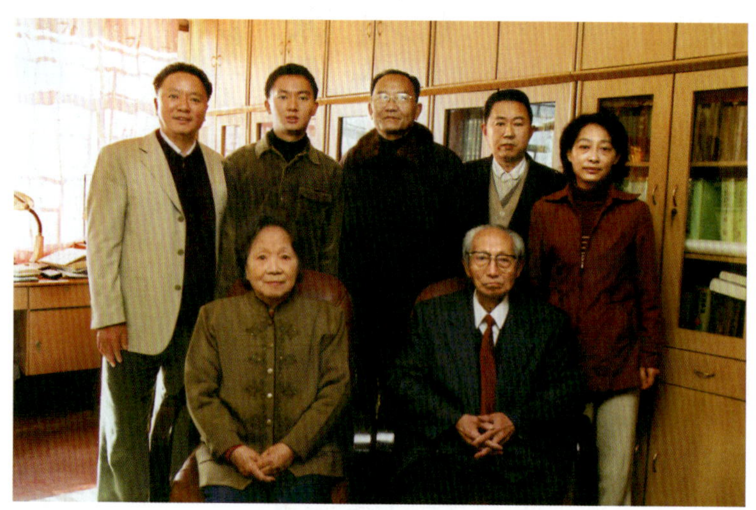

裘沛然先生合家照

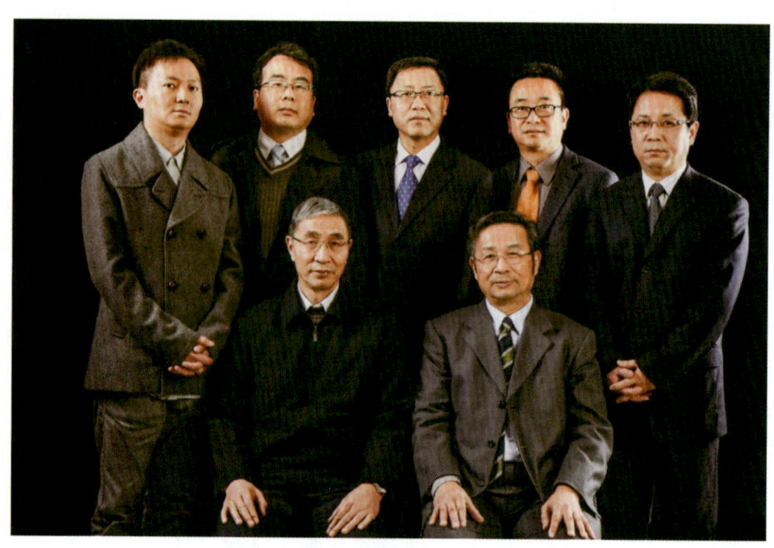

裘沛然名师工作室

从左至右，前排：李孝刚、王庆其；

后排：裘世轲、章原、邹纯朴、梁尚华、王少墨

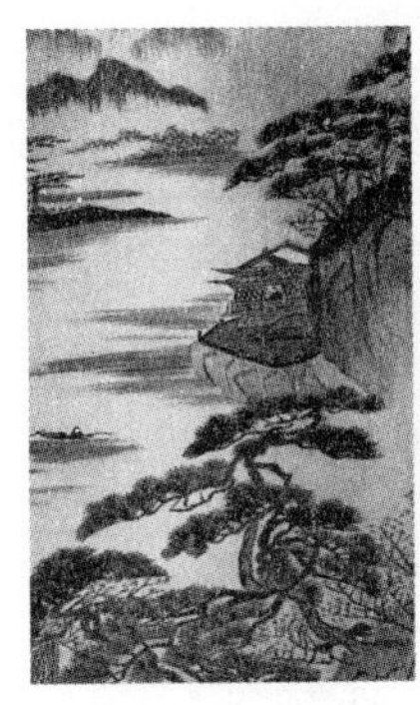
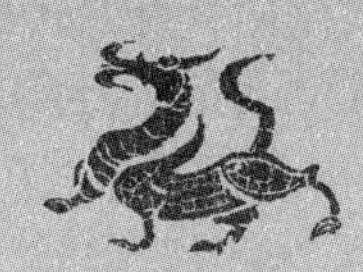

总　序

鸦片战争以后，1843 年上海被迫开埠，设立租界，列强割据，华洋杂居，形成了帝国主义掠夺和文化侵蚀的一种政治权利形态，但也冲破了封建传统文化羁绊，促进了西学东渐的中西文化的冲撞和交融，以及经济、社会发展格局的根本性变化，使上海很快成为远东金融中心、远东商贸中心，以及城市人口 85%来自全国各地和世界各国的移民城市，是公认的世界四个国际化大都市之一。

上海发展形成的人文特点及对医药需求的增长，给中医医疗和中药实业提供了良好的发展机遇。全国各地中医流派、地方医派的贤才和中医学子纷至沓来，汇集沪上，成为人文荟萃之乡，名医辐辏之地。在上海城市环境和文化土壤的催化下，孕育和造就了海派中医，出现了学术思想交融，学术观点争鸣，中医西医汇通、医疗技艺交流，中医医院与中医学校林立的生动局面，形成了“发皇古义，融会新知”“开放包容，和而不同，兼收并蓄，不拘一格，鼎新而变，领风气之先”的鲜明特色，为我国中医的发展添加了浓墨重彩的一笔。

丁泽周（字甘仁）先生，顺潮流而动，于 19 世纪 80 年代来沪寻求发展。丁家三世从医，先生承家业，学医于江苏武进孟河镇，初学于圩塘马绍成，继则师承一代宗师马培之，并时与族兄丁溪松问学。学成之后，始悬壶于孟河，后客寓苏州，再东迁沪渎，设诊于上海仁济善堂，问道汪莲石、余听鸿、唐容川、张聿青诸名家，过往甚密，撷取各家之长，轩岐之学得以交融升华，造诣日深，医道大昌，一时煊赫，名噪海上。

丁甘仁先生孜孜矻矻，追学不倦，勤奋严谨，一丝不苟，深得同道赞誉。其重理论而崇临床，精专博学，形成了鲜明的学术特点：尊经典，博众长，融时论，援古证今，别开生面；破“寒”“温”对峙格局，倡《伤寒》

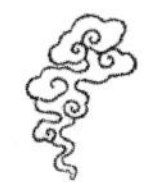

《温病》统一法门；杂病证治，主以《伤寒》《金匮》方论，兼采各家，首重脾胃调治；外感热病证治，宗《伤寒》之法，而不拘仲景之方，攻补相宜，肺胃同解；重痰湿致病，擅用化解痰湿诸法；崇尚和缓归醇，常变有度的临床风格，用药重辨证，贵轻灵；不囿临床分科，内、外、妇、儿、喉各科兼长，堪称典范。此外，先生虽繁忙诊务，却着意立说，著作颇丰，有《医经辑要》《脉学辑要》《药性辑要》《喉痧证治概要》《丁氏家传珍方》《丁甘仁医案》等多种著作刊行，皆脍炙人口之作，深得同道青睐。先生乐善好施，孙中山先生曾以总统名义赠予"博施济众"的金字匾额，其大医精诚，可见一斑。

丁甘仁先生不仅是中医理论家、临床家，而且是近代中医教育的先驱者。1913 年，丁甘仁先生会同夏应堂、谢观诸同道在全国医药联会上提议筹款集资兴办中医学校。经反复与当局请愿，成功立案，于 1916 年 8 月 23 日"上海中医专门学校"正式挂牌，成为我国第一家经由政府正式注册的中医学校。学校请谢利恒任校长，汇集一大批医理精深、学问渊博、临床高超的中医名家担任管理和教学工作，并就课程体系、教材、教师及教学制度等方面的建设工作进行全面探索和实践，开创了中医近代学校教育的先河，使中医人才培养走出了单纯家传师承的狭小天地，为我国近代中医教育作出了卓越贡献。在洋洋千言的办学"宣言书"中，详述了创办中医学校的目的，计其大要有四："国粹之可虞也"；"生命之攸系也"；"气质之不同也"；"利权之外溢也"。发出了"唯有争胜，奋起振奋""竞争乃出，优胜劣败"的呐喊，表达出了"昌明医学，保存国粹，中体西用""要求中医之发达，必先陶铸中医之人才，要陶铸中医之人才，必多设中医之学校，使本正源清，而后有良好种子"的办学宗旨，并立"精诚勤笃"校训。凡此，抒发了丁甘仁先生及其同道面对欧风美雨，中医危亡而痛心疾首的情感和忧虑，以及与之抗争的决心和韬略，其心系国粹的中医情结，由此可鉴。

上海中医专门学校办学凡 32 年，共 30 届，869 名毕业生。1926 年先生谢世后，由次子丁仲英、长孙丁济万，以及夏应堂主持学校工作，并于 1932 年改名为"上海中医学院"。学校硕果累累，桃李天下，如丁济万、程门雪、黄文东、秦伯未、章次公、严苍山、王一仁、许半龙、陈存仁、张伯臾、沈仲理、裘沛然、童少伯、徐嵩年、韩哲仙等等当代名医，皆师出丁甘仁门下，承丁氏之学，蔚然有"丁派"之誉，是海派中医中最具影响力的流派。在丁氏内科流派诸多弟子之中，有成为新中国成立后上海中医学院第一、二任院长者；有成为国家卫生部顾问者；有成为上海市文史馆、上海市中医文献馆员者；而成为上海中医学院及其附属医院、上海市

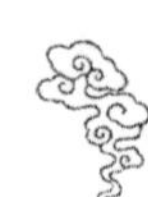

及全国诸多中医医院、中医学院、中医研究机构的资深教授、主任者更是不计其数；有的弟子更是名噪港台、海外，等等，不一而足。在中医学术方面，他们砥砺潜行，锲而不舍的追求，在继承的基础上，通过长期医疗实践的积累和体悟，探赜索隐，钩深致远，守常善变，取得了与时俱进的发展，在各自的临床领域中，形成了自身的学术风格和特色，进一步丰富了海派中医丁氏内科流派的学术内涵，深刻影响着上海乃至海内外中医学术传承与发展。同时，他们也为高等中医教育、各级中医院的建立与发展，为中西医结合工作的开展，为中医人才培养等方面对中医事业发展作出了应有贡献，其功莫大焉。

从20世纪90年代开始，在国家中医药管理局的领导下，在全国各地重启了中医师承教育工作，并与高等中医药教育及高层次中医药人才培养相结合，形成了具有鲜明特色的中医药人才培养模式。由此应运而生的是对地方医学流派的继承、整理和研究工作也得以如火如荼地开展。上海在市政府、市中医药发展办公室组织领导下，领风气之先，在全国率先全面开展对上海中医学术流派——海派中医的发掘研究工作，并积极支持各学术流派的基地建设，其集流派学术特色研究总结、流派团队培养、流派优势病种特色门诊的设立、流派相关文献的集成等等为一体，促进海派中医各学术流派学术经验特色的弘扬和发展。丁氏内科流派在先后二期上海市中医药事业发展三年行动计划中得到市政府的重点支持，并通过论证，根据是否具备研究条件的实际情况，遴选了丁氏内科流派内六个分基地建设项目（黄文东、严苍山、张伯臾、童少伯、徐嵩年、韩哲仙），以及六个学术思想研究项目（丁甘仁、程门雪、秦伯未、章次公、陈存仁、裘沛然）。尽管遴选过程中，不乏存在遗憾之处，有些较有影响的丁氏内科流派的医家因找不到传人或缺乏可查考资料而未能立项研究，如许半龙、王一仁等，殊深痛惜。然而，就当前研究项目而言，大致已能反映丁氏内科流派学术特点及其发展的基本面，尚属幸事。

在近六年的研究中，各项目的代表性传承人、项目负责人及其团队均不辞辛劳、长途跋涉，寻根访踪；焚膏继晷，爬罗剔抉、穷搜冥索，搜集遗秘，补苴罅漏，集腋成裘；刻苦研究，译慎不拘，刮垢磨光，去粗存精，全面总结，宣明往范，昭示来学……凡此，其有耗于呕心沥血，无累于名利得失，专心致志，几经寒暑，编著成以。其中，旧居家貌、传承谱系、先贤年谱、医案医话、医论学说、经验特色、文献影像，一应俱全，于继承与弘扬丁氏流派学术经验，功不可没。

200余万言，计12分册的煌煌著作——《海派中医内科丁甘仁流派系列丛书》，将付剞劂，面市问世。该书是首部反映丁氏内科流派医学全貌，又

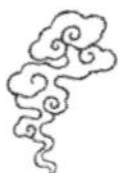

切合实用而富有研究价值的集成性著作，为今后深入研究、总结、弘扬丁氏流派学术经验奠定了基础。于此，心存感激于国家中医药管理局的创导，上海市政府、上海中医药发展办公室的鼎力支持，也深切感动于丁氏内科流派研究团队全体同道的不懈努力，成就该书的铸成。纵然我们付出了艰辛，但深知遗阙错谬之处尚属难免，祈同道仁人点拨赐教，以臻完善。

严世芸

二〇一七年八月

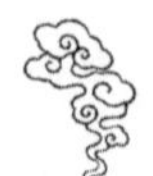

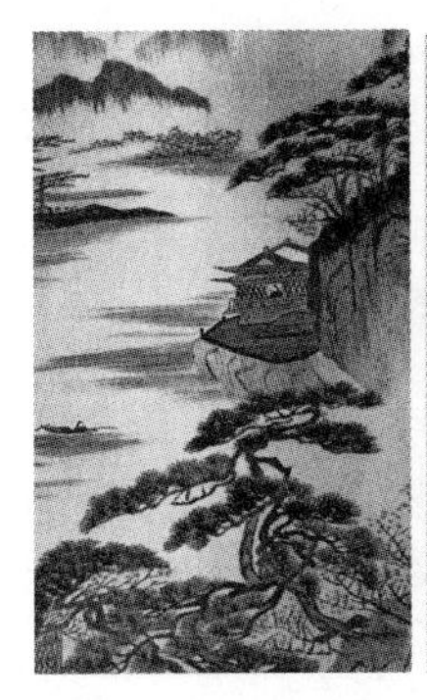

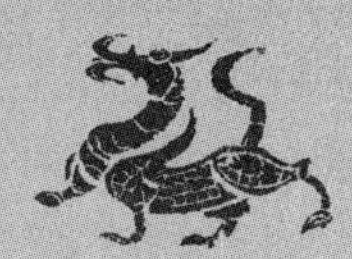

绪　言

吾生有幸，追随恩师裘沛然先生求医问道廿余载，白驹过隙，时光荏苒，每当夜阑人静，追思随师游学，往事历历，泛起阵阵思绪……

先生青年时代，正值军阀混战，虽有匡时经世之志，而当时的所谓“革新者”主张把中国古代文化扫地以尽，另一方面则力图维护封建礼制，均与其理想不合，世事蜩螗，乃移志于医学。先生20世纪30年代师从丁济万先生，自1934年起从业岐黄达75年，其除精于医学之外，对文史哲亦有深厚底蕴，临床早年精于针术，其后内科善治疑难杂病，医泽广被，名闻遐迩，活人无算。

先生于医道卓有建树，绝非出于偶然，“水之积也不厚，则其浮大舟也无力”。其在剖析医理，立方遣药，每能洞中窥豹，厚积薄发，“神明之妙贵在‘化’字”。先生治学主张“猛火煮，慢火温”，譬如煎熬中药，急火慢熬方能煎出味道。先生常说，读书不可草草滑过，医理深邃，欲入堂奥，必须“沉潜往复，从容含玩”，方能得其隐奥。凡读书尤当辨明名实，名实明则义理自得。“名者实之宾”，唯有循名以责其实，不可为“名”所惑。先生在半个世纪从事医学的生涯中，饱尝了昨是今非、今是昨非之甘苦，深深体悟到只有临床疗效才是检验是非的唯一标准。

先生尝云“医学是人学”，所以为医者当先做人，提出为人三则：以仁为本，以礼为节，以义为衡。关于仁，“仁者人也，合而言之道也”，仁为人之本性。“仁者，爱人”，仁的涵义就是“己欲立而立人，己欲达而达人”，“己所不欲，勿施于人”，此乃立身之本。医乃仁术，唯有有德之人，才可能“他人有病，若己有之”，视患者如亲人，大医精诚，救生命于水火，挽狂澜于既倒。礼，不仅是指礼制、法制等，实际就是人之行为规范，为实践“仁”的具体措施。有了“礼”，人才能脱离野蛮，趋融文明。义者，宜也，

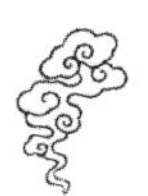

指处理事物至当不易之谓。孟子说“义，人之正路”，礼是否合于仁，必须以义为衡量的标准。即居仁行义，以义御礼。

中医学植根于中华文化，两者一脉相承，要研究中国传统医学必须认真学习中国传统文化，尝言“医学是小道，文化是大道，大道通，小道易通”。中医学是医学，也是文化。中医学对生命的解读，并建立了一整套认知体系，演绎和拓展了中国传统文化，两者血脉相连，互为融贯。学习研究中医学离开了传统文化就不能真正领会中医学理论的真谛，也无法厘清学术发展的根和源，就不可能深入中医学之堂奥。先生一部浸透着平生心血的《裘沛然选集》，汇医道、文道、人道于一炉，立意深邃，直掏心源，融会贯通，俯仰古今而雄视当世。

在长期的医学生涯中，先生博采众长，又经历了各种复杂病证的实践，认为“医有常道，法无定法”。一个医生能应变于错综复杂的病证，其关键是做到立方遣药之精。所谓“精”，即至当不易之谓，即善于法活机圆，药随证变，胸无成见，不拘一格。先生临床强调“治病先治心”，倡导“医患相得法”，医生对病人在药物治疗的同时，能不能采用心理抚慰不仅是一个医疗方法问题，更是一个职业道德问题。关于中医药的发展先生提出“中医特色，时代气息”八字方针。中医学必须在保持自身特色的前提下，努力撷取与之相关的科学新思想、新理论、新技术，为我所用，才能在挑战中立于不败之地。为培养优秀中医药人才，正如他的诗句所表达的对中医药事业后继者的殷切期盼：“焰续灵兰绛帐开，神州佳气拂兰台。老夫头白豪情在，要看东南后起才。”

先生晚年的心血之作《人学散墨》是“专门论述如何能做一个‘合格’的人而写的”，“我从事医疗事业已七十五年，向以疗病为职。但逐渐发现，心灵疾病对人类的危害远胜于身体疾患。由此萌生撰写《人学散墨》之念，希望为提高精神文明道德素养，促进经济发展，略尽绵薄之力”。他以良医而具良相胸怀，从疗人身体疾病，到治疗心灵疾病，充分体现了他忧国忧民的博大情怀和仁爱之心。痌瘝在抱，易世心长，上医之称，亦庶几近之矣。

先生辛劳一生，于2010年5月驾鹤西行，在追念先生的不眠之夜，思及1983年余协助先生在上海延安饭店参加《百科全书·中医内科学》统稿时，与老师对榻而眠，请教学问，订正辞章，“清灯榻伴犹存梦，往事风中已化烟”，“黄鹤不知何处去，我来只见白云多”。余曾拟诔辞纪念先生，云：“岐黄巨擘，仁心仁术，痌瘝在抱，橘井洒泉香；国医大师，亦儒亦医，道德衣冠，壶天留散墨。”

由上海中医药大学原校长、当代名医严世芸先生领衔的上海市中医药发展办公室重点科研项目“海派中医学术流派·丁氏内科流派研究”，经过六载寒暑，艰难困苦，玉汝于成。我们“裘沛然工作室”有幸承担了其中的分支课题“裘沛然学术思想研究”“裘沛然学术思想传承规律和模式研究”，值此裘沛然先生逝世6周年之际，出版《海派中医内科丁甘仁流派系列丛书·裘沛然学术经验集》，既是科研项目成果的总结，也是对导师裘沛然先生的良好纪念。在此当感谢上海市中医药发展办公室的鼎力支持，把上海中医学术流派的传承研究作为一项重要的科研项目立项，厥功甚伟，功垂千秋；衷心感谢严世芸教授对此项目的倾心关注与努力，期望丁氏学术得以传承、发扬、广大，造福民众。

岁次丙申仲夏受业王庆其谨记

注：本书系上海市中医药三年行动计划“海派中医丁氏内科学术流派·裘沛然学术思想传承规律和模式研究”项目（编号：ZY3-CCCX-1001）、国家中医药管理局王庆其全国名老中医传承工作室建设项目（编号：国中医药人教发2013年47号）

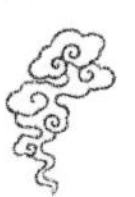

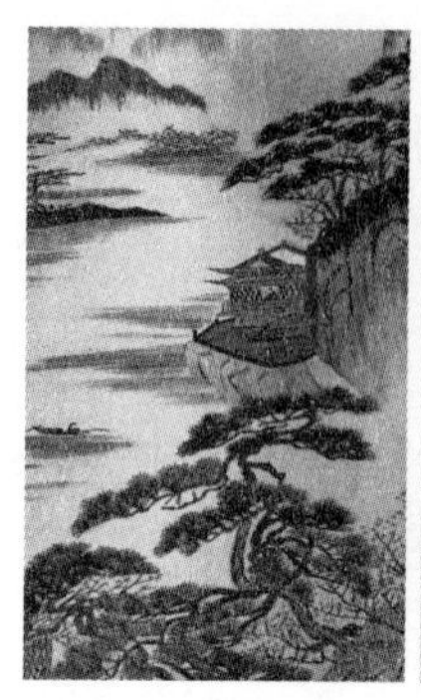

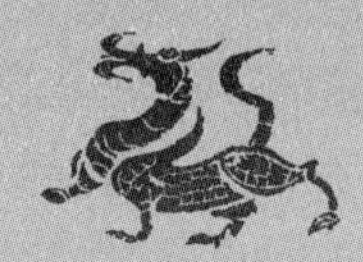

目　录

上篇　生平史略　/ 1

中篇　学术钩玄　/ 75

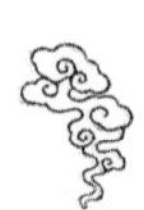

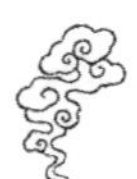

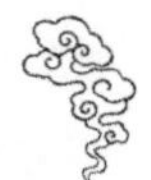

上篇

生平史略

一、裘沛然传略

裘沛然，原名维龙。1916 年 1 月 30 日出生于浙江省慈溪市裘市村。7 岁入私塾读书，11 岁师事姚江学者施叔范先生从学两年，1928—1930 年在家自学经史百家之书以及文学、历史和自然科学书籍，1931 年只身来到上海，求学于一代医擘丁甘仁先生创办的上海中医学院，在 1934 年毕业后至 1958 年先后悬壶于慈溪、宁波、上海，以行医自给。临诊之余，勤研中医学和历史、文学、哲学等。1958 年应聘进入上海中医学院（现上海中医药大学）担任教学工作，历任针灸、经络、内经、中医基础理论、各家学说教研室的主任。1980 年担任国家科委中医组成员，1981 年任卫生部医学科学委员会委员，1984 年任上海中医学院专家委员会主任。曾任上海中医药大学终身教授，上海文史馆馆员，《辞海》编辑委员会副主编兼中医学科主编，华东师范大学和同济大学兼职教授，安徽中医学院（现安徽中医药大学）顾问，浙江中医药大学学术顾问，是全国 500 名老中医药专家学术经验继承人的导师之一。1979 年被评为上海市劳动模范，同年担任上海市政协委员，1983 年任市政协常务委员，1988 年兼任市政协“医卫体委员会”副主任，1991 年被国务院批准享受突出贡献科技人员的特殊津贴。1993 年荣获英国剑桥国际名人传记中心颁发的 20 世纪成就奖。1995 年评为上海市名中医。2008 年获上海市医学贡献奖。2009 年 4 月被人力资源和社会保障部、卫生部、国家中医药管理局评为首届“国医大师”。

裘沛然是我国著名的中医学家，他在医学上有高深的造诣，临床以善治疑难杂病著称，活人无数，医泽广被。尤其难能可贵的是他还是一位通晓文史哲的学者和诗人，人称一代鸿儒大医。曾主持编写和主编的著作达 40 部。其中，《裘沛然选集》获中华中医药学会学术著作奖一等奖，《中国医籍大辞典》获国家辞书一等奖、教育部科技进步二等奖。所撰论文 30 余篇，其中《疑难病症中医治法研究》一文曾获中华全国中医学会颁布的优秀论文一等奖。早年主持研究的“经络玻璃人”模型及脉象模型，曾分别荣获国家工业二等奖、三等奖。

国事蜩螗志在医

裘沛然幼年就读于国学专修馆，当时在国学馆任教的为姚江施叔范先生。除诵读经史百家外，还涉猎诗词歌赋，凭借勤奋与刻苦学习，使他在文字、音韵、训诂等方面奠定了初步基础。他对施公的博学通达以及治学为人之道都深为敬仰，对他的一生影响极大，不仅学习施公如何做学问，更学习施公如何做人之道。施先生督学甚严厉，凡四子书及唐宋名家的文章诗词均须选读，并要求熟背成诵，故受学时间不长而获益很多。他一生之所以能坚持虚心好学、手不释卷的治学态度，以及仁爱好施之心，完全秉承了恩师的品格风范。他曾满怀深情地写下一首七律——《怀念叔范先生》："少沐春风旧草堂，沪滨重见菊花黄。僻居应是须眉朗，薄醉悬知意念伤。老去江湖艰跋涉，晓行风露湿衣裳。文章灵气归何处，好句还同日月光。"直至耄耋之年仍然深情地回忆说，"我今日能于经史词章略窥门径，盖得力于先生教育启迪之功，因在儿童时已对国学奠定了初步基础"，由此得以循序渐进。

在20世纪二三十年代，正值军阀混战，他虽有匡时经世之志，而当时的时代思潮，"革新者"主张把中国古代文化扫地以尽，另一面则力图维护封建礼制，均与他的理想不合，乃锐志于医学。其叔父汝根先生通晓针灸学，为广西名医罗哲初的弟子。他13岁时便在课读之余，从叔父学习针灸，并常侍诊左右，开始对中医古籍及针灸临床粗晓其理。1931年来到上海，求学于一代名医丁甘仁先生创办的上海中医学院。教师大多是沪上医学名家，在这良好的学习环境与氛围中，学习更为刻苦认真。为背诵中医古代典籍和中医理论，以及博览国学之经、史、子、集，"晓窗千字，午夜一灯"，是习以为常的。课堂学习外并在丁济万（丁甘仁之长孙）诊所临床实习，在丁师悉心指导下，凭借厚实的古文功底，以及博学强记的天赋，用心钻研，基本掌握了中医四诊八纲、临床辨证施治的要领，尤其对中医重要著作《内经》《伤寒论》《金匮要略》《神农本草经》《温热经纬》中的主要内容，都能熟读掌握。并用蝇头小楷抄录了10多种医籍和讲义，因时代变迁，抄本多已散佚，现存《读医抄本拾遗》一书，已在上海中医药大学出版社影印出版发行，书中汇集的"伤寒论""温病学""舌苔学""妇科学"四本抄本均是70多年前抄录的笔记讲义，是在2006年初整理藏书时偶然捡得的仅存之本。

经过3年的刻苦学习和细心领会，对丁济万先生的学术特点、遣方用药常规，以及经验效方，几乎熟极而流。故在侍诊之余，曾整理过丁师的临症处方，编成一本《丁方集成》，以便记诵，同学一时传抄，作为临证之助。临近毕业，在随师侍诊外，又常请益于海上名家谢观、夏应堂、程门雪、秦伯未、章次公诸先生，得到诸前辈指教，受益匪浅，使医术日见长进。

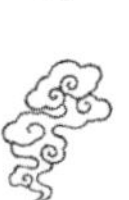

1934 年毕业后自开诊所，先后在慈溪、宁波、上海等地悬壶济世，既为民众治病，也积累一些经验。1956 年政府为贯彻中医政策，全国成立四所中医学院，于 1958 年应聘进入上海中医学院担任教学工作。从事中医教育、研究工作半个世纪，可谓桃李满天下。他为培养中医事业的后继人才，呕心沥血，忘我工作，数十年如一日。

精奇巧博起沉疴

裘沛然自 1934 年从事中医理论和临床研究工作至今长达 75 年，深得病家的拥戴。他对中医事业的敬业与执着精神，堪为中医界的楷模。其研究仲景方证药法，善于灵活变通，立方贵在“精、奇、巧、博”，在治疗疑难杂病顽症方面，有着丰富的经验。他精心总结的《治疗疑难病八法》，曾经荣获中国中医药学会优秀论文一等奖。

1. 大方复治建奇功　他特别服膺唐代医家孙思邈的学术经验，竭尽发掘之能事，为此，曾系统研究了《千金方》中近 6000 个处方，总结其处方遣药特点是简洁、平正、奇崛跳脱与杂而有章等，给人以深刻的启示。后世医家有嫌孙氏某些处方“庞杂繁乱”，但是具有睿智的目光和深厚的功底者，则深知孙氏其方之“杂乱”正是奥妙之所在，体现了处方“反、激、逆、从”之妙用。故在治疗重症顽疾时，多效法思邈，以大剂庞杂组方或奇特配伍而屡起沉疴危疾。

大方复治法是广集寒热温凉气血攻补之药于一方的治法。古代方书，列有此法，而后世在这方面似乎注意较少，以致良法日渐湮没，影响中医疗效的提高。裘沛然在行医早期时，多推崇丁氏处方平和轻灵，讲究丝丝入扣。经过长期的临床实践，使他渐悟“大方复治法”之奥妙。他曾治一例痢疾危症，在各种治疗无效的情况下，为其处党参、熟地黄、当归、白术、黄连、车前子、泽泻、黄芪、干姜、附子、芒硝、大黄、黄芩、防风、羌活、乌梅、诃子肉等一张“大方”，仅服两剂，其病即愈，疗效之速，出乎意外。对治疗慢性肾炎，有时也常用本法。总结多种方法可随证结合应用，即一为清热解毒，二为温补肾阳，三为培益脾气，四为滋阴补血，五为祛湿利尿，六为辛温解表，七为收涩下焦，八为通泻肠胃等等。一方之中，补血又祛瘀，补气复散结，培脾合攻下，温阳兼清热，收涩加通利，集众法于一方。看似药味庞杂，然而乱而有序，众法合一，治疗危疾大证，往往收到桴鼓之效。如于 2002 年治一患急性高热证的杨姓病人，在某大医院诊治，发热 39.5~40℃，经海上著名西医专家多次集体大会诊，各种医学检查，未能明确诊断，用了多种退热西药，而高热持续达 9 天之久，治疗竟无寸效。因该病人当时正在负责筹备一项重要的国际会议，责任重大，故不仅病者内心焦

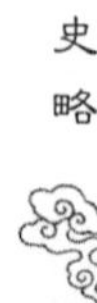

急异常，而且上级各有关部门亦倍加关切，所在医院已虑竭计穷，无奈之中乃以侥幸之心求治于裘。经过仔细询问并听取专家汇报病情，察色按脉后为其拟一方，以表里相合，气血双清，寒温反激，邪正兼顾，剂量亦较通常加重，以高热偏用辛温，痞满不避甘药，甫投一剂而高热退至37℃。次日又驱车医院复诊，病人喜形于色，惟告尚有虚烦感觉，嘱原方再服一剂即诸症全消。患者迅即出院投入工作，如期完成会议筹备任务。

2. 法无常法创新意　中医辨证论治，首在辨别阴阳与协调阴阳。考阴阳这一概念，其包涵实质内容极为广泛。医者对此宜作过细之辨析，否则将导致毫厘千里之误。例如辨症之表里寒热，脉之浮沉迟数，其他种种，皆有阴阳之别，知其偏胜，使之协调，为施治大法。故见脉迟为寒而用温剂，脉数为热而用凉药，固为施治常法。裘沛然则认为，对某些疑难重症或顽症，应跳出常规思维，要懂得“常法非法，法无常法”的道理。如在某种情况下见脉数可用温，脉沉亦可用寒。例如他治一王姓男病人远道来就诊，患心动过速症。诊脉时每分钟搏动达180次，自诉心跳不宁，神情恍惚，脉虽数疾而细软乏力，苔薄舌色淡红，面色苍白时有升火之感。诊为心阳式微而浮火上亢，心气不敛以致逆乱。以峻用温药治之，取法炙甘草汤加附子，药用桂枝达21g，炙甘草、干地黄、党参、麦冬、阿胶（烊化冲服）、熟附子，又加生姜、大枣。嘱服5剂。复诊时自诉脉搏已减至每分钟130次，心悸之症大减。效不更方，嘱更服5剂。三诊时病人脉搏跳动已恢复正常，每分钟为80次，诸症悉除。当时程门雪先生与裘对座，程老亲按该病人之脉，乃兴“此事难知”之叹。本案以炙甘草汤加附子治疗心动过速症，较之炙甘草汤治疗脉结代、心动悸的原意则更具创新，如根据脉数为热之说，拘守“桂枝下咽，阳盛则毙”之语而用寒凉，则其后果自可想象。

哮喘疾患好发于冬春季节，患者以老年与儿童尤为多见，亦有长年举发而不易治愈者。由于拖延难愈，长期缠绵，每每影响其他脏器而成并发症致治疗更感棘手，病者倍感痛苦，医生难有良策，常使临床医生感到困惑。例如他曾治一位好友之女，年方十岁，患此疾已历多年，备服中西药物迄未见效，发则日见加剧，常彻夜不能平卧，无咳嗽，痰质清稀，喉间鸣声辘辘，气息短促，胸脘窒闷难堪，已至形神萎疲，元气日衰，举家为之担忧。察舌苔腻白，脉呈细数。为拟一方，用麻黄、桂枝、干姜、细辛以温通，黄芩、黄连、龙胆草以苦泄，诃子肉、乌梅以收敛，甘草、大枣以缓中，剂量较一般稍重，嘱服二剂。复诊时，其女告知，服该药时既甜又酸又辣，甜酸苦辣俱备，实难下咽。然一剂甫下而哮喘顿平，累年之苦竟消于俄顷，嗣后再加调理而愈。本方配伍组方之意，已超越宣肺平喘、纳气补肾之常法，另辟蹊径，以温通收敛相激相合，独有见地。《内经》有“辛甘发散为阳，酸苦涌

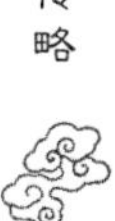

泄为阴”之说，二者如水火不相容，医者多恪守经旨，不敢轻越雷池。而裘沛然先生却以相反相成，竟收覆杯之效，可见医理之难明而实践之可贵。

3. 配伍相得多灵变　他治疗各种肾炎、慢性肾衰竭等具有独特的思辨方法以及独到的配伍治疗经验。例如慢性肾病的病机，多与水肿病相联系，并有“其本在肾，其制在脾，其标在肺”之说。裘沛然则认为，本病多为脾肾气血亏虚与风邪、水湿、热毒、痰浊、瘀血相夹杂。多有表里夹杂、寒热错综、虚实并存等情况。针对复杂的病机，临证遣方配伍立法，可单独采用一法，或以一种为主，旁涉其余，或数种配伍方法熔于一炉。其中补泻兼顾的配伍最为习用。如数年前曾治一位来自宁波的7岁男孩，经某医院拟诊为肾病综合征伴慢性肾衰竭。住院治疗2个月余，迭经各种西药治疗，未能收效，院方已数次发出病危通知，患儿家属焦急万分，慕名特来求救。当时，家人是抬着病孩进诊室仰卧于地，孩子的长辈数人叩求先生，能救孩儿一命。先生安慰家人云：“我一定好好研究，尽力救治。”当时年近九秩的衰翁随即俯身下跪一膝着地为病孩诊脉，见病人面色苍白，神气萧索，全身浮肿，腹大如鼓，胸膺高突，阴囊肿大透亮，小便点滴难下。按其脉细微欲绝，舌体胖，舌质淡，苔腻而滑。此乃正气大虚，气不化精而化水，水湿泛滥，流溢肌肤。病经迁延，形神俱败，证情险笃。少顷即拟一方：生黄芪50g，土茯苓30g，黑大豆30g，大枣7枚，牡蛎（捣）30g。患儿服药3剂后，大便通畅，肿势消退，神气略振，脉较前有力。服药有效，原方加巴戟肉、黄柏、泽泻，再服1周；患儿尿量逐渐增多，水肿亦大减，阴囊肿势基本退尽，神态活跃，脉细有神。孩儿家长登门致谢，连连称道先生是救命恩人！嗣以上方增减而连服3个月，诸症全消，体检化验各项指标均恢复至正常范围，随访2年未复发。

同样是肾病综合征患者，在数年前还诊治一位顾姓23岁的女性患者，患病已4个月，当时正值大学四年级临近毕业之时，家属和病人均焦急忧愁，经介绍求治到诊所。初诊时症见腰痛，浮肿，神疲乏力，时时耳鸣，面色灰黯无华，小便泡沫量多。化验检查：24小时尿蛋白4.8g/24h，舌质黯灰，苔薄腻，脉濡细。该患者病程较长，病机错综相杂，肾阴亏虚而下焦不固。治拟补肾健脾、益气养阴、淡渗利溲、清热燥湿。方用生黄芪、当归、生地黄、熟地黄、川黄连、黄芩、黄柏、牡蛎、泽泻、龟甲、补骨脂、白薇、漏芦。上方加减调治月余，证情渐有好转，面色转华，眩晕耳鸣消失，尿蛋白降至1.9g/24h。再拟一方：黄芪、羌活、白术、牡蛎、泽泻、黑大豆、龟甲、黄柏、仙灵脾。上方加减续服半年余，诸证平稳，精神较佳，面色红润，24小时尿蛋白1.2g/24h。嗣后偶然外感之疾，尿蛋白有反复，时升时降，继续调理近1年，尿蛋白降至0.9g/24h，逐渐康复而走上工作岗

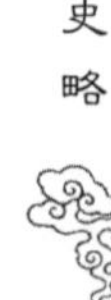

位，并能胜任正常工作。2008 年年底再遇此患者时，形体略胖，面色白里透红，告之尿蛋白检查已完全消退，恢复正常，若有感冒后检查仍有微量尿蛋白，经休息调养又全部恢复正常，并面有喜色告说“正在筹备婚事呢”。

此方配伍与宁波男孩之方比较，同中有异，体现灵活多变的配伍特色，然而同样体现了攻补兼施、寒热相应、利涩相反相成的特点。

4. 临证遣药究本原　宋代著名医药家寇宗奭在其所著《本草衍义》一书中指出：医生治不好病，多由“六失”所致。“六失”中的一条即是“失于不识药”。寇氏之言切中时弊，现在大多数年轻的中医师，对药物知识不足，加上古代本草学作者的某些臆测之论，代代相传，人云亦云，影响了治疗效果。例如，关于升麻的功用，金元时期的医学家张元素在论述升麻的作用时说：“若补其脾胃，非此为引用不补。”并以为升麻，其用有四：手足阳明引经，一也；升阳于至阴之下，二也；阳明经分头痛，三也；去风邪在皮肤及至高之上，四也。张元素论升麻有升阳于至阴的空前发现，其高弟李杲乃益加张扬其说：“升麻引甘温之药上升。”“人参、黄芪非此引之，不能上行。”后世医家，莫不遵循其法而加以宣扬。如《本经逢原》认为升麻升举之力特强，故设有一段危言耸听之语：“为其气升，发动热毒于上，为害莫测，而麻疹尤为切禁，误投喘满立至。”李时珍《本草纲目》也说：升麻引阳明清气上升。裘沛然在早年学医时，也曾信奉元素及后世诸医家附和之说，其后，读书渐趋深入，阅历与年俱增，通过自己长期的大量的实践验证，才始知道升麻升提阳气之说是大可商议的。试检《神农本草经》和《名医别录》有关升麻功用的记载，如“主解百毒，辟温疾，瘴气邪气，主中恶腹痛，时气毒疠，头痛寒热，风肿诸毒，喉痛口疮”。《本草图经》特指出：“肿毒之属，殊效。”凡是宋以前的本草所载内容基本一致，都没有片字只语载述该药有升阳作用。历代名医的处方中用升麻的，自仲景以下迄至《备急千金要方》《外台秘要》《肘后备急方》《小品方》《太平圣惠方》等方书，其主治病证为斑疹、咽痛、牙齿肿痛烂臭、疮疡、热毒下痢、蛊毒、壮热等症。宋代名医朱肱就早有“无犀角以升麻代之”的记载，说明这两种药的功用非常接近。以上众多名医、本草、方书的记载，都与元素所谓升举阳气说格格不相入。裘沛然先生在几十年的临床观察中，用升麻的适应症，一般不外咽喉红肿疼痛、牙根恶臭腐烂、发斑发疹、高热头痛、谵妄、热毒下利以及疮疡肿毒等症。药量 15~30g，有时还可加重一些。曾治疗过大量病人，觉得升麻解毒、清热、凉血的作用是确切的，从来没有所谓“升提太过而至喘满”的情况发生，并且未见有发生什么副作用，只是效果远不及犀角（现为禁用品，用水牛角代）而已。通过长期的实践，深深感觉有宋以前的方剂、本草著作，其记述内容较为朴实可信。

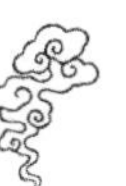

5. 医患相得利于病　医患相得法，既是治疗疑难疾病的一种重要方法，又是临床所应注意的一个问题。本法首先要求医生对病人具有高度责任感，从而使病人对医生产生坚定的信心。医生和病人的精神如能糅合为一，这将为治愈疑难危重病症创造最佳的条件。医生的认真负责态度，使病人精神得到安慰，并对医生的治疗充满信心。“相得”还要施用“治神”的方法。中医学理论指明：“神”即意、志、思、虑、智等心理活动，它与脏腑功能之间有密切联系。故精神安定者，疾病多呈向愈之机，而“神不使”则往往预后不良。《灵枢·师传》所述“告之以其败，语之以其善，导之以其所便，开之以其所苦”之旨，即系治神之法。医者应使病人对疾病具有必胜之心，并采用针对性的语言疏导，多方设法解除病人心中的疑虑、顾忌、执着、愤怒、恐惧等思想，使其心神安定，激发起正气抗病的能力，发挥病人自身具有对疾病的调控作用，然后药物才能起到更好的效果。通过 70 余年的临床实践，遇见的病人，病证各不相同，尤其是对心因性疾患，或危重顽症病人，都给予特殊的心理安慰，使他们树立战胜疾病的充分信心，确实对提高疗效能发挥很大作用，这样的病例多不胜举。

如 2005 年曾治疗一位张姓女患者，年近三十，因情志抑郁、失眠 2 年，病情日益加重。患者于 2 年前患皮肤湿疹，久治未愈，导致精神紧张、忧虑、失眠，当地医院诊为抑郁症，一度服西药好转后又复发，又继服抗抑郁药 6 个月未明显缓解，反逐渐加剧，失眠严重，伴全身乏力。遂慕名到上海，当时手捧《裘沛然医论集》一书到医院求诊。症见心悸、胸闷、精神易紧张，情绪低落，夜寐不安，仅能睡眠 2~3 小时。伴有眩晕头胀，纳食不馨，月经衍期，量少。此乃肝气郁结，郁而化热，心失所养。处方：炙甘草、桂枝、麦冬、西红花、黄连、生地黄、生龙骨、生牡蛎、常山、茯苓、茯神、郁金、党参、生姜、大枣。同时叮嘱患者放松心情，生活有规律，每天进行散步活动，避免劳累，并表示一定精心治疗，对此病证亦很有信心，并强调要患者坚定必胜之心，配合医生。四诊时患者仍有心悸和恐惧感，倦怠乏力，纳食欠馨，夜寐时好时差，月经衍期 40 天，遂又拟一方：野山人参、生牡蛎、生龙齿、藿香、紫苏梗、阿胶、炙甘草、桂枝、生地黄、常山、麦冬、五味子、郁金、益母草、丹参、干姜、生姜、大枣。药后 7 天，月经迅至，又在上方加减调治。经 2 个月中药治疗，抑郁症基本治愈。因月经失调，经期衍迟，婚后 3 年未孕，故治宜调理脾肾、益气养血、疏肝解郁为主，经数月调治，月经正常，不久又获怀孕之喜，十月怀胎后生下健康男婴，如今母子安康，并已迁至上海定居。

又如，近年来肿瘤患病率逐渐上升，为临床常见的一种危重病症。

裘沛然先生治疗肿瘤疾患的体会是：首先强调患者心态平静安定，同时对医生有笃信者，则往往效果较佳，甚至可完全康复，若一染此症即精神紧张，情绪恶劣者则每至不救。早年曾治一贾姓男病人，年近六十，为钢铁厂干部。经上海市两所著名医院确诊为肺癌，并嘱从速手术，或可救治。厂领导亦促其急赴医院切除，无奈患者坚拒手术，只要求到裘处诊治，谓一切后果均由自负云云。乃为之拟一处方：用二黄（黄芪、黄芩）、三山（山慈菇、山甲片、山豆根）、二术（白术、莪术）、二苓（猪苓、茯苓），加冬虫夏草、生晒参、麦冬、西红花，以及龟甲、白花舌蛇草、石见穿、木馒头诸药，并嘱每日服蟾蜍 1 只，服法是将蟾蜍去头及内脏，蟾皮亦剥除，唯留四足部皮肤，必须清洗非常干净，然后久煮成糊状（略加大蒜），每日数次分食。病人坚信不疑，汤药（略有加减）与蟾蜍共服食近 6 个月，再赴原两所医院复查，讵料结论一致，谓肺部病灶已完全消除，遂恢复正常工作，生活起居，亦一如平时，迄今已逾 9 年，安享退休美好生活。

读书苦乐有乘除

裘沛然读书除了医学外，还博览哲学、史学、文学等，并对儒学及古体诗造诣尤深。在他的数万卷藏书中，文史及自然科学书籍竟占其半。对于立志从事医学者，强调要做一名合格的好医生，除了认真奠定中医基础外，还要有中国文化和有关的自然科学知识，其中特别强调必须具备厚实的中国传统文化根底，这样，方能在医疗实践和辨证思维中将多种知识融会贯通，才能在多学科知识的渗透与交叉中悟出真知灼见。裘沛然先生在医学上的成就，也得益于专业外的广博知识。

根据长期的治学经验，还总结归纳了五点体会。

第一，读书先要弄清概念，循名责实。概念是从具体事物中抽象出来的，它有一定的内容作根据。在中医文献中，一个名词常常寓有多种含义，例如阴阳这一名词，就分之可千，数之可万，举凡气血、精气、脏腑、经络、上下、左右、前后、标本、升降、浮沉、表里、寒热、虚实、动静、水火、邪正等等，同一阴阳，含义可以全不相同，稍不经意，便致错误。例如刘完素、张元素、李杲、朱震亨、张介宾等都在相关问题上见解各有不同，其中有不少是由于概念混淆所引起的争端。裘则认为，“名者实之宾”，初学者必先弄懂各种“名词”的含义，重要的是循名以责其实，不可为“名”所惑，这是他在治学中非常重视的一个问题。他经常告诫学生：凡读书尤当循名责实，名实明则义理自得。学习古人之法决不能囫囵吞枣，并强调指出：那种不求甚解，学而不思，思而不化的读书方法绝对不可取。只有对书中知识充分领会，融化吸取，触类旁通，灵活运用，才能真正掌握其精神实质。

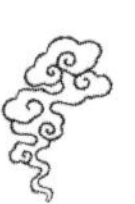

如对“医者意也”一辞，有人理解，“意”为医生诊病可以不循法度，随心所欲地作出臆断，因此必须加以批判。裘沛然并不轻从其说，他以大量的古今中外的文献资料说明，古代医家所提出“医者意也”，一语，乃是提示医理深奥，医生必须加倍用意，“思虑精则得之”，否则轻率马虎，稍有不慎就会“毫芒即乖”。他又列举许多著名科学家通过创造性思维而获重大发明的史实，提出“意”即是在反复实践基础上的科学思维，是科学工作者不可或缺的重要条件之一。通过循名考实，撰有《不废江河万古流》一文，一扫近世对“意”的诬蔑之辞，使“医者意也”的含义大白。

再如，对现代临床中的各种“炎症”，按现代医学理解是指局部组织充血、水肿、渗出和组织增生的病理现象。因“炎”字由两个火字组成，乃有不少中医竟把“炎症”完全理解为火毒引起，遂把“清热解毒”作为“消炎”的唯一治法。裘沛然认为，中西医学是两个不同的医学理论体系，不可牵强比附，更不容望文生义。中医对炎症的施治，应按照中医学的理论去辨析其症的寒热虚实，然后据证立法，选方议药。大量的临床事实证明，炎症并非尽属实热，而诸如温经散寒、活血行瘀、化痰散结、养阴益气、助阳壮元等治法，只要契合病机，都可能达到“消炎”的目的。中医应用不同方法治疗炎症，必将为西医学对消除炎症提供新的宝贵的启示。因此，只有通过循名而责实的方法，才能有效地进行辨证论治，并进一步促进医学的发展。

第二，读书要“猛火煮，慢火温”。所谓“猛火煮”，即在初学某一名著经典时，应下苦功夫，要熟读熟背，只有熟才能生巧，只有苦读才能甘来。对书中重要内容、学术理论要反复体验，认真思考，不断钻研，才能真正领会其中的秘奥要旨。裘沛然治伤寒之学着实下了一番“猛火煮”功夫。对历代重要注家作过苦心研究。皇甫谧说“仲景垂妙于定方”，他对此尤为心折。目前临床上有些医生用仲景方往往疗效不理想，其原因是对诸如《伤寒论》一类名著还欠缺一些“煮”与“温”的功夫。“慢火温”，指对书中重要内容要反复思考，认真实践，领会其中的道理。先生常说，读书不可草草滑过。医理深邃，欲入堂奥，必先勤学苦练，循序前进，方能逐步深入。如他在读到《素问·生气通天论》“阴者藏精而起亟也，阳者卫外而为固也”一句时，发现历代注释对“起亟”二字颇有歧义。如张隐庵释为：“亟，数也”，阴主藏精。“亟起以外应”；杨上善：“起亟”作“极起”，“阴极而阳起”，“阳极而阴起”，等等。裘沛然经较长时期的“慢火温”，方觉古人所注均未达意。他说：考“起”字在古代与“立”通；“亟”与“极”在训诂学上二字通用。“起亟”应训为“立极”，“立极”寓有坐镇守位，百体从命，比喻阳气的作用必须依赖阴精为基础的意思。因为“精者，身之本也”，正与《素问·阴阳应象大论》“阴在内，阳之守也；阳在外，

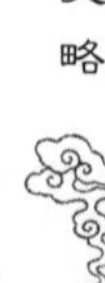

阴之使也”的观点若合符节。《内经》本义极为明晰，只因古今文义变迁，以致后世注释曲解附会而不能自圆其说。经他一点，这两句经文便怡然理顺，疑义亦涣然冰释。明代张介宾以擅长扶阳鸣世，而其所著的《真阴论》，即是禀承经旨，对阴为阳基的义理作了精辟发挥。

第三，读书贵在化。裘沛然在中医学术方面卓有建树，绝非出于偶然。“水之积也不厚，则其浮大舟也无力。”在中国医药学的宝库中，祖先为我们留下了许多防治疾病的理论和方法，但学习古人之法决不能生吞活剥，神明之妙贵在一个“化”字。

《素问·阴阳应象大论》有“阳之气，以天地之疾风名之”的记载，裘沛然从此句悟出：风即气的变化。叶桂曾概括中风的病因由“阳气之变动”。所谓“变动”，是指气的运行失常，或动窜过度，或阻滞不通。动窜太过则化火化风而发生中风、厥逆等症；阻滞不通则酿湿、生痰、停瘀而形成各种痹证。故理气药与祛风药在某种意义上说是相通的，人们对祛风解表剂中多用行气药有一定理解，而对应用祛风药以散郁结、调气机、理三焦、和脾胃的作用则似乎注意较少。其实如治疗土虚木贼泄泻的痛泻要方中用防风一味，秦伯未云能“理肝舒脾，能散气滞”，是颇有见地的，他临床常用防风、荆芥、羌活等祛风药，与白芍、白术相伍，治疗腹胀、肠鸣、泄泻诸症，收效满意。中药中有许多祛风药，先生常以巧妙的配伍作为理气药应用，每能收到较好的疗效。这就是“化”的功夫。

后世医家有中满忌用甘药之说，凡脘腹胀满者不敢用甘草。裘沛然从《伤寒论》甘草泻心汤主治“心下痞硬而满，干呕，心烦不得安”的记载中，领悟到仲景用大剂甘草可以治脘胀腹满，而后人之说恰与之相背。他力遵仲景之意并化裁运用于临床，辄投甘草、党参之品，非但无壅滞之虞，反而胀满若失。由此可见，古方今病并非“不相能”，其关键也无非是淹有众长而又善于化裁而已。

第四，学问求其博。一般的中医师要成为一名高明的专家，除了要打好扎实的中医理论基本功外，还应精通中国传统优秀文化和现代科学相关知识。他曾提出“中医特色、时代气息”为学好中医的八字方针，认为传统文化是大道，大道学通了，医道就较易理解。历代名家诸如张仲景、孙思邈、朱震亨、张介宾、李时珍等无不如此。李时珍历经 27 年编写《本草纲目》而成为医药大家，除了阅读大量医药著作外，还阅读了数百种文、史、哲书籍，即是明证。裘沛然在医学上的成就也得益于其在文史哲方面的深厚造诣。当学问达到某种高度时，其中道理往往是相通的，又如文理、医理都必须深思熟虑，方能领会其用意。裘沛然长于诗文，试以其所作《读孟子后作》为例：“予少年时读王荆公诗，有‘他日若能窥孟子，终身何敢望韩

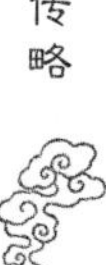

公’句，诗中“何敢望’三字一般读者都认为系荆公谦词，其实，乃是不屑为之委婉语。当时颇怪荆公何以如此尊孟而薄韩。中年以后，细绎两家之书，孟实胜韩远甚，尤其是孟氏所创导之‘民贵君轻’的人民至上思想以及‘富贵不能淫，贫贱不能移，威武不能屈’的高尚人格境界等等。这在封建统治社会中其言可以惊天地而泣鬼神，为中华民族之精神文明树立光辉典范。孟子更重视义利之辨，而如果‘上下交征利’，则对国家危害之严重性自是不言可喻。凡此皆远非韩愈所能及，王安石之尊孟轻韩，意在斯乎!”从“何敢望”三个字的理解，说出一番大道理，其博学深思，于此可见一斑；其学风，可为后人楷模。在其《读书苦乐有乘除》一文中，他总结了自己的治学格言是：“人说读书乐，我说有苦亦有乐，乐是从苦中得来的，小苦得小乐，大苦得大乐，未得其乐者由于不肯吃苦；深得其乐者，乐而不知其苦。”他勤奋读书，未尝释卷，是为了精熟文史，博极医源。为了深入研究中医学，一部《二十四史》也曾通读。对于中医学术更是反复揣摩，长达70多年，对中医的诸多术语概念循名责实，对辞旨意蕴钩玄索隐，勘谬正误，发前人所未发，见他人所未见。他对中医药事业作出了卓越贡献，这一切完全得益于他的博学。所以才成为既深诣岐黄之道、医德广被的医学大师，又是诗文史哲造诣颇深的学者。

第五，欲知甘苦要亲尝。医学是一门应用科学，前人的理论和经验必须经过躬身实践后才能成为自己的知识。他在半个世纪从事医学的生涯中，饱尝了昨是今非、今是昨非的甘苦，深深体会到只有临床治疗效果才是检验是非的标准。

例如，细辛是一味散寒、止痛、化饮、通窍的良药，但对其使用剂量历来有“辛不过钱”之说。如《本草纲目》载：“若单用末，不可过一钱，多用则气闭塞不通者死。”《证类本草》云：“不可过半钱匕。”（合今之1g余）《本草经疏》亦说：“不可过五分。”前人的戒律能否逾越？先生通过对仲景用细辛方的研究，发现其量一般在二三两之间，纵然古今度量有别，但从其组方中与其他药味剂量的比例来分析推算，无论如何均超过了一钱之限。中医界尊仲景为医圣，而处方用药则违反其法，这类似“叶公好龙”，必然会影响疗效。裘沛然经过小心论证，大胆实践之后，发现细辛入汤煎服可用至3~15g，他应用50年未发现有副作用（若用散剂吞服，必须减其剂量）。他曾用细辛合麻黄、附子等治愈屡治不效的顽固风湿痛、偏头痛，以细辛与麻黄、干姜、黄芩合用治愈不少重症痰饮喘嗽，对某些癌症患者用大量细辛在止痛消结方面有较好疗效，在补肝益肾药中配伍细辛还可以增强补益的功效。他曾感慨地说，用药贵在熟谙药性，通过临床而知见始真。古今学者之所以博学多闻，知识面宽广，就其治学特点而论，都具有勤于思考、勇于实

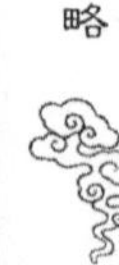

践的精神。裘沛然平生治学最服膺十个字二句话：十字即博学、审问、慎思、明辨，笃行；二句即为“纸上得来终觉浅，绝知此事要躬行”！

医道精微最难知

裘沛然先生经常告诉我们：在世界上有两门学问我们还知之甚少，一是宇宙，二是人体。我国元代医学家王好古曾经写过一本书，书名起得很好，叫做《此事难知》。王氏自谓：读医书已经几十年，虽然是寤寐以思，但总不容易洞达其趣，他很想寻访高明的老师，可是走遍国中而无有能知者。海藏老人的话引起了先生深深的思考。

裘沛然在学术上远绍旁搜，对灵素仲景之学及历代医学理论的沿革发展研究颇深，并发表了许多新的见解。

1. 关于中医药学术构建的基本思想　长期以来，学术界对中医学的性质认识不一。先生的观点是，中医学是自然科学与人文科学的综合学科，其内涵是科学技术与中华文化的结合体。故在掌握藏象、经络、病机、治则的基础上，还必须通晓我国的哲学、文学、史学等知识，才能全面掌握中医学术。例如，《易经》《老子》等学术思想也与中医学术相通；通医理必先通文理；因时代和环境的变化，风俗习惯的不同，其辨证论治亦不同。所以《内经》有医者必须“上知天文、下知地理，中知人事”的明训。

裘沛然认为，人既是自然的人，也是社会的人。中医学始终把人的生命放在自然界与社会人事的双重背景之下，考察人的生命活动轨迹以及在健康、疾病状态下的种种变化。人的生命活动受到自然变化的资生与制约的影响，并具有适应自然环境的能力。中医在强调人的自然属性的同时，也并不忽视人的社会属性，认识到人的社会活动对人体心身活动的影响。所以中医的辨证施治，除了识别各种辨证方法外，还必须因时、因地、因人制宜，强调心身同治。因此，中医学具有自然科学和人文科学的双重属性。

从中医学的性质而言，其精髓就是效法自然、研究自然，探索人体生命活动的规律，并创建相应的理论体系和防治疾病的原则和技术。在整个中医学术体系中，始终突出“以人为本”的精神，而人与天地列为三才，在中华文化的影响下，主张遵循自然界生长收藏的规律，“法于四时，和于阴阳”，以保持身体健康。在疾病状态下，希望通过扶正达到祛邪，或祛邪以安正，以调整营卫气血、脏腑经络之偏盛偏衰，达到气血冲和，阴阳匀平，为疾病防治的主要指导思想。这就是裘沛然对中医学的基本学术思想。

2. 倡导“伤寒温病一体论”　汉代医学家张仲景著《伤寒论》，为治疗外感热病树立圭臬；清代名医叶香岩创温病卫气营血理论，他以伤寒与温病为两门学问，形成对峙之局，倡言“仲景伤寒，先分六经，河间温热，须究

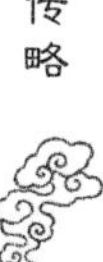

三焦”，以温病只须辨明卫气营血即可。后世不少医家，遂以卫气营血辨证为治疗温病的枕中鸿宝，习俗相沿，以迄今日。由此引起伤寒和温病两个学派长期的争论。先生的基本论点是：伤寒为一切外感疾病的总称，赅括温病。首先从《伤寒论》自序中可知，“死亡者三分有二，伤寒十居七”，说明仲景所指的伤寒，绝非仅指一般感受风寒的病症。再从文献记载来分析，《素问·热论》有“今夫热病者，皆伤寒之类也”之说。《难经·五十八难》云：“伤寒有五：有中风，有伤寒，有湿温，有热病，有温病。”晋代葛洪《肘后方》载：“伤寒、时行、温疫，三名同一种耳。”即使是温病学家王士雄也承认“五气感人，古人皆谓之伤寒，故仲景著论皆以伤寒名之”。由此可见，伤寒为一切外感疾病的总称。近世所称之温病，包括风温、温热、温疫、温毒、暑温、湿温、秋燥、冬温、温疟等，都基本揭示其端倪。所不同者伤寒还包括了外感寒性病，还有狭义伤寒等。

考伤寒、温病异途之说，创自六经叶天士、吴鞠通。叶天士倡“仲景伤寒，先分六经，河间温病，须究三焦”，继而吴鞠通亦说“伤寒论六经，由表入里，由浅入深，须横看；本论论三焦，由上及下，亦由浅入深，须竖看”，以此作为划分伤寒与温病的理论依据。裘沛然认为其说不妥，且不说“河间温病，须究三焦”之论查无根据，把完整的人体硬性分割成纵横两截，这是非常错误的。人体是一个完整的生命的有机体，脏腑经络之间不可分割。六经是有经络脏腑实质的，如果不承认这一点，就无法解释《伤寒论》的诸多原文。六经和三焦原本是不可分割的，它们之间在生理病理情况下是互相联系的。如太阳病可见上焦症状，传阳明则出现中焦病状，太阳随经，瘀热水邪结于膀胱，可出现下焦症状。可见太阳一经已具三焦证候，其他诸经岂可脱离脏腑而为病？故六经病证足以赅括三焦。

再者，卫气营血不能逾越经络脏腑。叶香岩创温病之卫气营血，其实叶氏倡导的卫气营血辨证提纲，都与经络密切关联。卫气营血循行于经脉内外，经络又络属于脏腑，它们是一个有机整体，不能须臾分离。温病学中所揭示的卫气营血的症状，虽然较汉代张仲景书中载述的有所充实发展，但此仅仅是六经病中的某些证候的另一种表达名词而已。就连叶天士本人也在《温热论》中明确说过，“辨卫气营血与伤寒同”，这恰恰是卫气营血不离六经的有力反证。

据上分析，温病只是伤寒的分支。温病学说在某些方面丰富和发展了外感热病的认识和证治，但不宜将两者机械地“分家”，而应从实际出发，使伤寒与温病互相补充，成为一个整体。至于伤寒温病的治法，初无二致，温病的辛凉、甘寒、淡渗，及凉血清营、芳香开窍等法，仲景的麻杏石甘汤、葛根芩连汤皆为辛凉解表之法，猪苓汤之滋阴利水，黄连阿胶汤之清热凉血

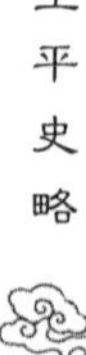

等，以及孙思邈的犀角地黄汤之清营，紫雪丹之芳香开窍，在汉唐时期早已应用。另有温病重在亡阴，伤寒重在亡阳之论，其实，伤寒对大汗与亡津液极为重视，叶天士“救阴不在血而在津与汗”之论，亦导源于仲景。研究学问须循名以责实，具体问题必须具体分析，温病方面的辨证与治法，确对前代有所充实和发展，但两者不能分家，须融会贯通，以提高外感热病的治疗，使之益臻完善。

3. 经络是机体联系学说　裘沛然首创此论，对针灸经络研究颇深。关于经络问题，历代文献以及当今现代都有诸多阐述和假说，如经络是“神经体液说”，经络是“血管系统说”，经络是“人体解剖结构说”，等等。诸多文献和实验观察所阐述的理论及种种假说，均未能全面理解和真正揭示经络的实质内涵。他通过数十年的经验积累和研究探索，发现：经络是中医学的机体联系学说，是阐述人体各部分之间的相互关系及其密切影响，说明这些联系是人体生命活动、疾病机转和诊断治疗的重要依据，它体现了中医学理论中的整体观和恒动观。

具体而言，经络是人体中具有特殊联系的通路，而这种特殊的联系，在活的人体功能表现中，主要体现三个方面：一是周身体表，从左右、上下以及前后、正中、偏侧各部分之间的联系；二是某些脏腑和另一脏器之间的联系；三是周身体表和体内脏腑及其他组织器官的联系。这一切都充分反映了经络是机体联系的学说。

经络除了在人体生理正常情况下担任着输转气血、运行营卫、联系脏腑、濡养组织等重要作用外，当机体发生异常变化时，经络更具有反映病候的作用。由于经络在人体分部循行的关系，故疾病的形证可从各该经脉的隶属部位发生不同症状，这个反映作用，有表现为局部性，也有属于全身性。如《灵枢·邪客》说：“肺心有邪，其气留于两肘；肝有邪，其气留于两腋……”经络脏腑的疾患也可反映于五官七窍等部位，如大肠经的齿痛、口干、鼽、衄、目黄等等；在全身症状方面，各经都有它不同的病候，在《灵枢·经脉》中有十二经病候的具体载述。近代医家所发现的压痛点及皮肤活动点与过敏带等，也是经络反映的印证和充实。

经络还具有传导作用，是基于经络的循行表里相通。它把人体体表和内脏密切地连接在一起，因此，当病邪侵袭人体后，就可循经络径路而向内传导。经络还具有接受体表刺激传递于脏腑及其他组织器官的作用，针灸疗法就是凭借经络的这个作用而达到治疗目的。

经络，总的来说，包括点、线、面三个部分。所谓点，除了三百六十几个经穴之外，还有很多奇穴，另有天应穴、不定穴等，所谓“人身寸寸皆是穴”，其多不可胜数。至于线，有正脉、支脉、别脉、络脉、孙脉、奇脉及

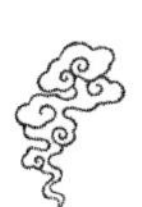

经隧等各种纵横交叉和深浅密布的循行径路。至于面，从肢体的皮肉筋骨和脏腑组织，都有一般的分布和特殊的联系。中医辨证论治的奠基者张仲景曾说："经络府俞，阴阳会通，玄冥幽微，变化难极。"正是说明经络学说的深刻内涵及其临床应用价值。

综合上述，经络有反映病候作用，传导病邪作用，接受刺激作用，传递药性作用，以及指导临床治疗作用。这些作用的产生都同经络的特殊联系分不开的，因此，经络是机体联系学说。

4. 中医理论的光辉特色——天人相参思想　20 世纪 80 年代以来，学术界对于什么是中医学的特色，仁智互见，众说纷纭。裘沛然认为，天人相参思想是中医理论的光辉特色的重要内容之一。

古代医家通过长期的实践观察，认识到人与自然界息息相通，自然界的运动变化无不直接或间接对人体发生影响。中医的这些理论，不仅是医疗实践和生活体验的概括，它还同古代各种哲学思想特别是道家、儒家思想在医学上的渗透分不开的。老子《道德经》中"人法地，地法天，天法道，道法自然"这个万物一元的理论，儒家《论语》中"天何言哉，四时行也，万物生也"的天人赞育思想，都在中医学有关生命现象、生理功能、疾病原理、治疗法则的理论和方法上有充分反映。《内经》有"善言天者，必有验于人"之说，中医学的阴阳学说、藏象学说、经络学说、精气神学说、运气学说等等，几乎无不根据天人相参的原理而阐明其所有的规律性。顺乎这个规律，则"以此养生则寿"；违背这个规律，则"逆之灾害生"。即以时间生物学为例，大量研究表明，人的生命和生理活动同外界环境周期性变化和日、月、年的节律性基本上是相似的。中医学在这方面有很多精辟论述，必将日益为现代科学所汲取而有新的阐发。

焰续灵兰绛帐新

1. 明堂事业费精神　裘沛然忧国爱民之心今犹昔若，尤为中医事业的振兴情怀耿耿，多方献计献策。1980 年担任国家科委中医组成员，1981 年任卫生部医学科学委员会委员，经常参加卫生部召集的论证中医工作和探讨医学的各种会议，提出过许多中肯的意见。早在 1958 年，当时兴起一股急于在短期内将中西医合流之风，裘沛然撰文《促进中西医合流的思考》，在文中建议成立祖国医学研究所，展开建设祖国医学新理论的研究工作，研究须遵循政府倡导的"系统学习、全面掌握、整理提高"之原则，合流需遵循发展规律，不可能一蹴而就。有一次在广州召开的全国医学辩证法研讨会上，被邀请作了《祖国医学的继承、渗透和发展》的长篇学术报告，提出中医发展有三条途径：首先是提高中医理论和临床水平；二是采用多学科发展中医

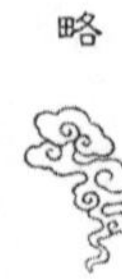

学；三是中西医要真正的结合。此报告受到与会者的一致好评。

裘沛然在1979年起担任上海市政协委员，1983年任常务委员，1988年兼任市政协“医卫体委员会”副主任，经常在上海及兄弟省市的医药单位及教学单位进行调查研究和考察工作，对振兴中医事业和教育、卫生保健等问题提出了不少有益的意见。1990年他以古稀之年率领市政协医卫成员及有关医药官员组团去外省各地考察市、县中医医院的情况，深感目前中医界的总体状况是“有喜亦有忧”。喜的是中医政策被纳入国家宪法之中，把中医和西医摆在同等重要的地位，国务院确定成立国家中医药管理局，这些措施为中医事业的发展提供了政策和组织保证；忧的是中医医疗单位普遍存在资金匮乏、设备落后、管理水平不高、人才短缺等问题，不少中医院的中医特色正在逐步丧失。为此他寝食不安，忧心忡忡，一边利用市级各种会议呼吁领导关心中医药事业的发展，一边积极提出改正措施，为政府献计献策。

裘沛然曾说，中医学在汉唐时代已达到很高水平，而后世的发展却何以如此缓慢？这一点，值得引起我们沉思：医学发展除了医界同道的勤奋努力、自尊自强以外，国家政策有力的扶持和社会人士的关心与重视，无疑具有极其重要的导向作用。1998年9月14日《文汇报》头版刊登了先生的中医药立法呼吁书（原题为“中医中药前途远大，盼望立法保驾护航”），文中指出：中医事业取得了空前的发展，但是，中医事业的发展也存在不少不利因素，影响了中医学术的提高和持续发展。由于缺乏法律的保障，中医政策的贯彻往往会因人、因时、因单位而差异很大。因此而盼望上海市人大中医立法的早日出台，为今后中医事业的发展和腾飞保驾护航。

“古训勤求宜致密，新知博采要精研。”“学如测海深难识，理未穷源事可疑。”诗为心声，从上述诗句中，可见他在时时关注中医药事业的发展。在当代科学技术迅速发展的今天，中医的路究竟怎么走？已成为人们普遍关注的问题。裘沛然先生经过长期研究和思考，旗帜鲜明地提出了“中医特色、时代气息”八字方向。认为中医学必须在保持自身特色的前提下，努力撷取与之相关的科学新理论、新技术和新成果，为我所用，才能在挑战之中立于不败之地。八字方向在中医界激起了热烈的反响和得到了广泛的认同。

司马迁所谓：“泰山不让土壤，故能成其高；河海不择细流，故能成其大。”他多次强调：“中医工作者要有民族自尊心，一定要牢牢掌握中医学的精髓，同时还要具有海纳百川的襟怀，要广泛吸取西方医学及其他有关高新科技知识，学习不止是为了充实，更重要的是为了超越。我以衰朽之身，竭诚希望我国医务工作者和有关科技专家，为了弘扬民族文化，为了替人民造福而共同携起手来，把我国传统医学提精撷粹，继承创新，缔造医学的明天。”

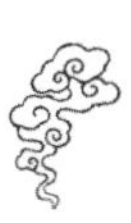

2. 要看东南后起才　裘沛然对中医药的教学事业和人才培养事业，更是殚精竭虑、呕心沥血。为了学校的发展，经常组织专家们调查研究，对教学、科研及临床医疗的改革提高提出积极的建议，并为中医工作列入国家宪法向国家卫生部拟具意见，发表文章向社会呼吁。同时，他还举办各种形式的学术讲座，大力弘扬祖国医学，为培养优秀中医药人才，倾注大量心血。正如诗句所表达的对中医药事业后继者的殷切期盼：“焰续灵兰绛帐开，神州佳气拂兰台。老夫头白豪情在，要看东南后起才。”

先生讲理论常常联系实际，如教授针刺手法，在临床亲自显示操作方法来训练学生，以及在临床带学生实习，还多次带领学生下厂、下乡，既提高学生感性认识，又以全心全意为工农群众服务的精神灌输给学生。他从早到晚，甚至在风雪交加之夜，奔走于泥泞道路到病家为危重病人治疗。这种身教重于言教的精神在学生中留下了深刻的印象。他长期从事中医教育和中医理论及临床的研究工作，广闻博学，在中医基础理论及历代各家学说方面颇多建树。

裘沛然曾在《中医院校办学的反思》一文中谈及目前中医院校遍布全国，各地均有中医研究和医疗机构，已培养出几十万中医药人员，中医事业可称盛况空前，可是在中医学术的提高与发展创新方面，却尚未见有突破性进展，这未免有负国家和人民对发掘、发扬中国医药学宝库和推进医学发展的殷切希望。究竟是什么原因？政府的中医政策是英明具有远见的，中医药界亦并非没有秀出之才，其关键是否在目前中医院校的办学方针和培养人才的具体措施有些问题。他说自己是一向主张中医现代化和国际化的人，曾记当年想在中医院校多设置一些现代医学课程而与卫生部副部长郭子化谈及此事，郭老则别有见解，认为多设置一些现代医学课程与多搞些实验室，难道我不知道？你应该了解，中医院校的首要工作是要求学生奠定中医学基础，要在系统学习、全面掌握的基础上，通过临床实践应用，树立牢固信心，然后再灌输他们一些有关的现代科学和西医知识，使之融会古今，达到取长补短，以进一步发展世界医学，这是我们长远的目标。而目前中医大学刚刚开办，如果多学西医，人心每喜新厌旧，见异思迁，必将损害中医院校高等教育继承发扬的根本目的。裘教授认为郭老看问题清楚、有远见。

上海中医药大学首任党委书记林其英同志和程门雪院长，都希望学生在学习西医课程及从事实验的同时，特别重视打下扎实的中医基本功。两位领导叫裘沛然负责此事，并成立“中医基本功训练组”，他欣然答应，并创造性地制订了“三基”（基本知识、基本理论、基本技能）训练项目，协助裘沛然工作的还有叶显纯等四位中年教师。大家夜以继日，连续奋战 120 多天，向各教研室老师及校内外中医专家广泛请教，大小研讨会议共举行了百

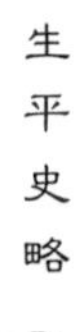

次之多，他与四位老师在星期天或炎夏之夜奋勉工作直至深宵始归。其后，把拟具的中医基本功训练项目的文本由林其英书记亲自携至哈尔滨全国中医教学会议上作交流，得到卫生部及各地中医学院领导的赞同。可惜的是，在中医三基训练工程的草案甫就之际，中华大地风云突变，中医学的三基训练文本尽被销毁。

“终信江河流泽远，源头活水自清新。”先生指出：中医要创新，首先要对中医学有较深钻研和正确理解，才能取精用宏，有所前进，有所发现。针对目前中医界存在的中医治疗的领域在逐渐缩小、中医的疗效有所下降、中医药人才的素质不高、中药的质量不尽如人意，以及中医医院管理中存在一些问题，有些人对中医药事业发展的前途悲观失望等等，裘沛然不无忧心地说“当前中医要念好‘三自经’”，即自尊、自信、自强。这三个“自”是中医兴废存亡的关键。身为中医人要有民族自尊心，中医药是中华民族文化的瑰宝，只有热爱中医学才能学好中医学；自信来自临床疗效，中医学流传千百年而不衰，靠的就是临床疗效，它是我们中医学安身立命之本，所以我们应该在提高疗效上下功夫；要自强就要刻苦学习，要学习中医、学习传统文化、学习现代医学和相关的现代科学知识；要勤于临床，勇于实践，不断提高，在继承中求发展，在吸收中求创新。他曾经为曙光医院题字，对中医学子用心良苦地提出要“精中通西”，即对中医“三基”知识的学习要做到精湛，对西医知识的掌握要做到通晓。“医之所病病方少”，为医者的关键在于“博”。所谓“博”，包括博览群书、博采众方、博采新知。

1990年由中央卫生部、人事部、国家中医药管理局共同发文，继承名老中医药专家学术经验，裘沛然成为全国首批500名导师之一，确定王庆其为学术经验继承人。经过悉心培养和教诲，王庆其目前已成为“上海市名中医”。2005年，上海中医药大学成立“裘沛然名师工作室”，王庆其、李孝刚、杨翠兰、裘端常、邹纯朴、梁尚华、王少墨、裘世轲成为工作室成员，聆听教诲，系统学习、整理先生的学术思想和临床经验。2006年国家科技部批准“裘沛然学术思想和临床经验研究”正式确立为“十五”攻关课题，2008年“裘沛然治疗喘咳病的临床经验运用研究”又确立为科技部“支撑”计划课题。

先生虽年逾九旬，但对中医药事业满腔热情，对中医后学的培养用心良苦。从他的诗中便可体察：“杏苑当年绝可怜，如何不惜此新天。奠基谁识前人苦，续绝惟望后起贤。医道难明须砥砺，良机易逝要勤研。眼中人物吾今老，记住忧危好着鞭。”

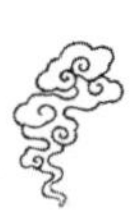

淡定从容颐天年

裘沛然年逾耄耋时，依然耳聪目明，步履轻健，并能作蝇头小楷，文思敏捷如少年，会客时谈笑风生，竟无半点龙钟之态，依然活跃在临床第一线，望问闻切，头脑清晰。亲朋好友度其必有养生囊秘之术，多有以此垂询者，他总是笑而答道："其实，我虽从事医学七十多年，对摄生之道，不甚讲求，更谈不上什么独到心得。养生保健方法，诸如太极拳、健身操、气功静坐、老僧禅定，均无雅兴；什么食品营养、药物进补，也无意尝试；庄生所说的'熊颈鸟伸'的呼吸延寿法，从来就没有搞过，年少时且孱弱多病，不知怎的能活到今朝。"那么，先生的养生奥秘究竟在哪里呢？

1. 养生且莫贪生　宋代张载说："生吾顺事，殁吾归焉。"裘沛然认为，万物有生必有死，这是自然规律，不用贪恋也无可逃避。宇宙无穷，天地寥廓，人在其中只占七尺之地，仅度数十寒暑，犹如沧海一粟，即使存活几百年，也不过是电光石火，一瞬而已，死亡是人生的必然归宿，死亡就是回归自然。孔子说："未知生，焉知死。"人应该立足于生，生命的意义在于为社会多作贡献。荀子在《礼论》中说："生，人之始也；死，人之终也。始终俱善，人道毕矣。"故衣可蔽体，食可裹腹，房屋可以遮风雨，短暂人生，能为社会多做些好事，亦已足矣。正因他不贪生，不干禄，一死生而齐得失，故心无外慕，胸怀洒脱，气血调和则疴疾不染。适如《内经》所言："恬惔虚无，真气从之，精神内守，病安从来。"

裘沛然所经历的一件小事可窥见其对待生死的态度。有一次赴京参加会议，由于当时航空事故频发，单位负责者为了开会人旅途的安全购买了火车票，裘先生不以为然，认为航空出事毕竟是偶然事件，即使万一适逢其会，则从高空中直坠大地，顷刻骨肉俱化，死得何其痛快！这比呻吟病榻，经年累月受尽折磨而终归一死的人，似乎要潇洒得多，可谓生的愉快，死的痛快！于是仍换机票而赴会。他有诗云："养生奥指莫贪生，生死夷然意自平；千古伟人尽黄土，死生小事不须惊。"

裘沛然在长期临床中，观察到有不少危重病人或身患绝症者，凡能坦然自若、乐观开朗地面对疾病，积极配合医生诊疗的，大多心宽体泰，抗病力增强，元气逐渐恢复，病情逆转渐入佳境，有的甚至完全康复。而越是忧愁恐惧怕死的患者，则精神崩溃，气血耗散，病情常加速恶化，偏多预后不良。中医学认为，病人的精神状态是本，医生的治疗措施是标。医生的治疗措施是通过病人的"神机"（抗病能力）才能发挥治疗效应，如果病人精神已经崩溃，那么再好的治疗措施也无济于事。所谓"标本不得，邪气不服"。

对待生死的态度，也即是对待人生的态度。白居易《浩歌行》云："既

无长绳系白日，又无大药驻朱颜。”他常说，人不必刻意地去追求健康长寿，重要的是珍惜生命的价值和意义，从容、淡定、坦然地面对生活，品味人生，乐天知命，以审美的眼光，打量这色彩缤纷的世界，诗意地活在真实的生命感受之中，那么健康长寿就悄然地不期而临。

2. 养生首先养心　古往今来，养生的方法甚多。裘沛然认为，养生最重要的是养心。中医学把心作为“君主之官”主宰“神明”（即精神心理活动），所以养生的关键在于调节精神和心态。传说唐代医家孙思邈寿至一百三四十岁，强调养生首要养性，主张“不违情性之观而俯仰可从，不弃耳目之好而顾眄可行”，告诫人们不要患得患失，一切听任自然。

先生还提出养心则全神的观点。凡人之生长壮老寿夭及诸多生理活动和情志调控无不依赖于“神”的主宰，“神”是人生命的内核。所谓“全神”，即重视修身养性，澄心息虑，积德行善，使心态保持宁静安乐、至善至美的境地。人如利欲熏心，沦为物质金钱的奴隶，而致穷奢极侈，醉生梦死，“神”乃涣散不全，病邪乘隙侵袭，难免性命之忧。故善“全神”者，必素位以行，知足常乐，居高不骄不贪，居卑不谄不邪，无论顺境逆境，皆能怡然自得，随遇而安，则精气充和而神全。我们见到裘沛然心如明镜而不为物染，瘦似梅花而风骨爽朗，可以相信他的养生理论是通过亲身实践验证了的。

先生提出养心要遵循“1+4”原则，并自拟养生方，名为“一花四叶汤”：一花，即指身体健康长寿之花；四叶，即一为豁达，二为潇洒，三为宽容，四为厚道。

豁达，就是胸襟开阔。《旧唐书·高祖本纪》云：“倜傥豁达。任性真率。”裘沛然说：“上下数千年，人生不过度几十寒暑；朝生暮死与存活百岁，不都是白驹过隙！东西数万里，而我只占七尺之地，‘寄蜉蝣于天地，渺沧海之一粟’。置于宇宙，不就是蚂蚁一只？”他又说：“荣华富贵有什么好稀罕的，即使你多活几十年，也只是一刹那间事。任其自然，何必强求。”他曾替著名画家唐云题牡丹图诗，有“乍看惊富贵，凝视即云烟”句，寓有“富贵于我如浮云”之意，唐见之狂喜，深深钦佩其高旷淡泊的襟怀。“生存华屋处，零落归山邱”，锦衣玉食能几时，只有“白云千载空悠悠”。襟怀何等坦荡！裘沛然说：“人生如梦，世事如烟，能为社会做些有益的事，使之心安理得，亦已足矣。”心态何其平和！

心态在一定程度决定了人的健康状态，心平则气和，气和则形神康泰，病安从来？正如先生之诗云：“心无惭疚得安眠，我命由吾不在天；利欲百般驱客老，但看木石自延年。”

潇洒，就是充满生机，超越自我，活得洒脱，生活充实，身心愉悦，有

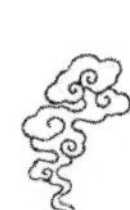

利于健康。诚如李白《游水西简郑明府》诗：“凉风日潇洒，幽客时憩泊。”裘沛然素好读书、吟诗，乐于交游。他年轻时就“不爱风月爱风云”。“读万卷书，行万里路”，及至老年，“浪迹书海一老翁”。读书是其一大乐事，他精熟文史，谈吐隽永，对《孟子》情有独钟，不少精彩的篇章至今尚能一字不差地吟诵，对古诗词的造诣也相当深厚。工作之余暇，或登山临水，感悟自然，留下了不少脍炙人口的诗词。如“影落清溪照眼明，云峰古木自浑成。老翁跋涉过千里，来听黄山瀑布声。云端谁把两峰安，奇景多从雾里看。天意为防浩气尽，故开磅礴倚高寒。”这是游黄山时所作。当代书画大家陆俨少读其诗后，爱不释手，欣然为诗配画，情景交融，一时传为佳话。嗣后裘老为谢陆翁又作一诗：“大好河山出手中，乾坤正气为谁雄。无端邂逅春江道，尚有高风是陆公。”高人相遇，诗往画来，其乐融融，好不潇洒。先生之善诗能文，在学术、艺术界闻名遐迩，常有佳作见诸报端，一本《剑风楼诗文钞》，索要者众。无怪乎前上海中医学院院长程门雪用“千古文章葬罗绮，一时诗句动星辰”的诗句极赞他的卓荦文才。

还有一件与胡司令对弈的故事。象棋特级大师胡荣华棋界人称“胡司令”，一日拜谒心目中的高人裘沛然。裘沛然年逾九秩，神清气爽，思路敏捷，棋风犀利，尤长残局，早年曾同扬州名宿窦国柱手谈过，而窦国柱恰是胡荣华的老师之一。他兴致一来，又免不了开掘楚河，垒筑汉界。横车跃马之际，轰炮进兵之时，其棋艺得到“司令”的好评。“司令”说：“裘先生您也是全国冠军。”他又补了一句：“是您这个年龄段的冠军，不仅是全国冠军，而且还是世界冠军。”闻此一言，裘老禁不住开怀而笑。若是像举重、拳击那样按照体重设置级别，象棋也来个依据年龄段进行比赛，举办个“元老杯”，他在耄耋段拿个冠军，或许犹如囊中取物，手到擒来。医苑泰斗，棋坛霸主，有此欢聚，存此妙语，也算是医界、弈林的佳话。先生的潇洒人生由此可见一斑。

宽容，即宽恕，能容纳他人。裘沛然还认为，宽容待人是人生的一种美德，也是处理和改善人际关系的润滑剂。宽容就是以仁爱之心待人，这也是儒家伦理思想的体现。《论语·里仁》曰：“夫子之道，忠恕而已。”朱熹注：“尽己之谓忠，推己之谓恕，而已矣者，竭尽而无余之辞也。”宽恕不仅要求推己及人，更要“严于责己，薄于责人”。这是一种高尚的情操，使人心旷神怡。宽容不仅能使人心宽体泰，气血调和，而且对于群体的结合、社会的和谐也是很有意义的。对生活的小小利害或些微过失，要善于谅解他人。气量狭小，难以容物，对人疑忌，会使神气错乱，受伤害的是自己的心与身。

厚道，就是为人处世之道要敦厚、仁厚。先生经常强调：“厚道对维护

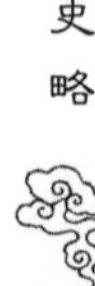

和培养人身元气有重要作用。与厚道相反的是薄德，薄德之人往往流于刻薄和凉薄，世风浇薄，人心不古，从而使人精气散漫和抵抗力减弱，就容易导致多种疾病的侵袭。”古哲有“水之积也不厚，则其浮大舟也无力”的论述，与《易经》“厚德载物”之说，都是很有深意的。

人是生活在社会之中的。所谓“鸟托巢于丛，人寄命于群”，人不能脱离群体，而宅心厚道，乃是群体组合的凝聚力量。在科技发达的今天，虽然我们的经济在不断增长，生活也在日益改善，但更应注意厚德以保持身心健康，社会和谐。

1948 年，世界卫生协会提出关于健康的概念是：“健康应是躯体、心理、社会适应、品德的良好状态。”这里就与养生首先养心的理念，可谓古今一辙。厚道最为重要的，就是做人要仁厚。正如孔子说的“己欲立而立人，己欲达而达人”。厚道就必须多为他人着想，要乐于助人和扶危救困。作为医者则要多为病人着想；还要常怀感恩与报恩之心，要常常想到“滴水之恩，涌泉相报”这句话，就不会去做忘恩负义的事。厚道还要不念旧恶，能多多帮助人，也是厚道的一种表现。先生常说“养生贵在全神”，就是努力使自己保持至善至美、恬淡宁静的心态。摒除邪恶和贪欲之心，不慕求浮荣。不损人利己，破除私心杂念，要有忠恕仁厚、纯一无伪的精神，这样，人体才能气血和畅，五脏安宁，精神内守，真气从之，达到应享年寿。

3. 养生贵在识度与守度　度，是衡量一切事物轻重、长短、多少的统称，后人引申为处理事物最适当时为适度。度，包括理度、法度、制度、气度、节度等，做人的一切，都得有个度，养生也不例外。裘沛然说，孙思邈提倡饮食应达到“饥中饱、饱中饥”为最合适，就是饮食之度；汉代华佗主张“人体欲得劳动，但不当使极耳”，就是劳逸之度；《内经》载起居有常，不竭不妄，就是房事之度；《论语》曰“惟酒无量不及乱”，就是饮酒之度；另如，“乐而不淫，哀而不伤”，就是悲欢之度；“君子爱财，取之有道”，就是理财之度；“亲亲而仁民，仁民而爱物”，就是精神文明之度；“仰不愧于天，俯不怍于人”，就是做人之度。

儒家所倡导的“中庸之道”，是指无过无不及，把握处理事物恰到好处。这是把握“度”的最高准则。《内经》曾提出“生病起于过用”的观点，诸如饮食过饱、情志过用、劳逸过度等均可成为致病之因。先生提出养生贵在识度与守度，可以认为是中庸之道在养生理论中的具体应用。他指出，“度”并非一成不变，可以根据体质、生活习惯、地区、时令和时代条件不同而作适当调整。如能“发而中节”，可葆身体康强寿考。精神安乐，社会和谐进步，世界和平繁荣，使人间重重戾气，化为天上朵朵祥云。

4. 仁术妙手心自安　医学是一种“仁术”。裘沛然不仅精于医术，而且

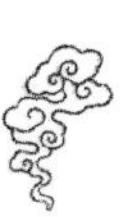

对于这个“仁”字，也有他的独到见解。仁是古代儒家一种独特的道德范畴。《礼记·中庸》：“仁者人也，亲亲为大。”就是说，亲其亲以及人之亲，人与人之间要互相亲爱。仁，就是博爱，要有海纳百川的气度，在自爱自律的基础上去爱人、爱社会、爱国家、爱民族，直至全人类。裘沛然始终以他的仁爱之心，为广大患者解除病痛。在非典肆逆的那个时期，有一位患者突发高热，心生恐惧，急来求治，当时各住宅小区、单位纷纷采取隔离措施，外人不准入内，先生为防小区群众有染，不顾个人安危，毅然徒步至小区外，在车中为患者诊治。2008 年四川发生了震惊中外的大地震，死伤惨重，裘沛然振臂一呼，率沪上名医 30 余人义诊募捐，捐得款项全部献给四川灾区。还有一次他身染小恙，仍不忍拒患者所请，在病榻之上为患者卧诊……裘沛然以自己的实际行动践行着孙思邈“大医精诚”的道德准则，这正是“人间万事且随缘，处处施仁寿有权。养得一身浩然气，春光布体日星悬”。

良医入世良相心

历代中医名家有一个良好的传统，勤求博采，身兼多艺，多具有较好的文史功底，医术与文章名满天下者代不乏人。先生继承了这一优良传统，他兴趣极为广泛，除医学外，对于文学、史学、哲学，乃至于自然科学均极有兴趣，用力甚勤，其诗文不止是在医界享有盛誉，也广为文史界专家称赞。《辞海纪事》曾这样描述他的文笔：“那一手精妙美文如同出自文学大家之手，而他深厚的古文功底，绝非当今一般作家所能比。”

吟诗是裘沛然终生的爱好。虽诊务繁忙，在悬壶济世之余，总是诗囊相随，七十余年，从未中断，写下了许多优美的诗句。

诗为心声。裘沛然生性颖悟，气度洒脱，其诗也风格多变，不拘一格。如写二过黄山的诗句“云松水石尽奇闲，叠嶂层峦策杖攀。是处高风皆浩气，怎能无句过黄山”，浪漫的想象与宏大的气魄，凸显作者的豁达与潇洒；调侃某人讲课枯燥乏味的诗句“灯光溜碧讲筵开，老佛频频叹善哉”，则幽默诙谐，令人莞尔；而《悼母诗》“一恸柴门逆子来，桐棺已闭万难开”，深情剧痛，读之令人垂泪；读陶渊明诗后所写“得酒怡然情意足，闲同邻里话桑麻”，则清淡之中洋溢着浓浓的田园气息；而他在江心寺的诗句“渡口换舟衣带水，抚碑无语忆前朝”，又凄迷哀伤，道不尽历史的沧桑……

在历代诗人中，裘沛然独推许杜甫、李商隐、陆游三人。其《论诗偶作》评道：“工部郁沉惟涕泪，义山绵邈入疑痴。笔端留得真情出，魂魄千秋绕《示儿》。”诗言志，亦言情，“笔端留得真情出”，也正是他写诗的宗旨所在。他的许多诗不仅情景交融，言之有物，且深寓忧国忧民之情。他尤其推崇孟轲“民贵君轻”的杰出思想。《读孟子后作》七律诗：“千秋卓荦

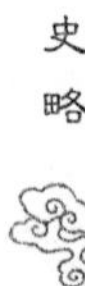

孟夫子，粪土君王一布衣。独创以民为贵论，直呵唯利是图非。育才先辨人禽界，止战宜消杀伐机。公使乾坤留正气，七篇遗著尽珠玑。”社会正义感溢于字里行间，对于国家、对于人类的爱心跃然纸上。

先生的诗名早已蜚声诗坛。其诗文集《剑风楼诗文钞》颇得海上文学艺术界的好评，60余位书法家欣然为其诗濡墨挥毫。上海市文史研究馆编选的《翰苑吟丛》收录了裘沛然15首诗歌，对其诗推许再三：“先生是当世大医，在中医理论和实践两方面都卓有建树，以善治疑难杂症著称，同时又具有深厚的传统文化及诗文造诣，以良医涉世，良相胸怀，好学不倦，老而弥笃。其诗沉郁而兼旷达，晚近之作理致与诗兴交融，臻浑成老境矣。”

在诗文怡情的同时，还经常以诗会友，留下了不少逸闻趣事。他与已故海派大画家唐云相交甚笃，但是二人相识却赖“诗”之力，有点“不打不相交”的味道。

唐云精绘画，擅书法，工诗文，精鉴赏，是海内外钦仰的艺术家，但他也以孤傲狂放著称，遇人求画、求字，不管对方是何来头，都视心情而定。就连他的家人都不敢轻易开口。

裘沛然对于唐云的书法极为钦佩，然亦有傲骨，不想仿照俗例，请人转托。某日外出，恰路过唐府，于是径直进门相访。

唐云适逢在家，但面对陌生来客，毫不客气。他踞坐高椅，生硬地问：“你是什么人，到我家干什么?”傲慢之态溢于言表。

裘答曰：“我有一首诗，要请你写字。”唐云依然视若无睹说：“把诗拿给我看看。”

唐云接诗之后，读之再三，蓦然起立，请裘就坐，并招呼保姆递烟送茶，坚持留饭，并言：“大作极佳，理当遵命。”宾主谈诗论艺，言谈甚欢，其后订交，成就艺坛一段佳话。

先生固然虽然喜欢吟诗作文，但他既非寻章摘句的陋儒，也不是只知吟赏风月的“闲人”。古语有云：“不为良相，便为良医。”他曾自谦：“世犹多病愧称医。”这里的“病”有多重含义，既指民众的“身病”，也可指“心病”，还可以包括社会的“道德风情病”。身为医生，有责任救治民众的身病，也有责任矫治民众的心病和社会的道德风情病，这也正是中国传统医学中的“儒医”的标准。

裘沛然在长期的医疗实践中逐渐发现：道德修养、心理健康状况对于疾病具有重要的影响。做了好事，心情愉快，气血调和，对于健康很有裨益；而如果做了亏心事，虽然人或不晓，但是自己却内心紧张、担忧，气血紊乱，自然有损身心。

他是一个有心人，这样的事情见多了，便开始思索“做人”与“健康”

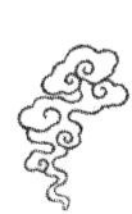

之间的关系。随着思考的深入与知识的积累，他思维的触角早已经超越了单纯医学的范围，而向史学、哲学领域延伸。对于现实生活中的方方面面，他也保持了高度的关注，特别有感于改革开放以来，虽然经济发展了，但是社会中仍然存在着许多丑恶现象，“仓廪实”却没有“知礼节”，这些都对他有很深的触动。因此开始了“如何做一个合格的人”的研究工作，这成了他晚年生活的重心。

2008 年岁末出版的《人学散墨》，是多年的思考、研究成果。

《人学散墨》“是专门论述如何能做一个‘合格’的人而写的”。在《自序》中，他阐明了自己撰写此书的缘由：中国在几千年前，人早已自称为万物之灵，在西方，也早有称人为万物之尺度之说。然而，人虽然贵为万物之灵，却“对自己的形体、心理、情感的调控和人与人之间的人际关系的处理显得异常笨拙，从历史记载到现状目睹，人群之间，总是那么难以和谐，小则尔虞我诈，明争暗斗，大则白骨千里，尸山血海”，引起无数大大小小的惨剧。这巨大的反差引发了他深深的思考，由此开始了人学探究的道路。

有关人学的研究，中外古今均有不少哲学家致力于此，留下了丰硕的成果，但既能够阐明做人处世的精髓，又能切中时弊，为现代社会所需要的著作，则为数寥寥。即便对于哲学圈内的人而言，这也是一块难啃的骨头。

裘沛然生来就喜欢迎接挑战。他是一个喜欢独立思考的人，善于从细节处发现问题。他发现孔孟所倡导的儒家学说中有许多关于论述做人道理的精粹思想，他们“既发现了人的可贵，又提示我们做人以和为贵的具体规范”，虽然有些具体的做法由于时代的变迁，在后世不适用了，但是孔孟儒学“以人为本”“以和为贵”等的人学原理却是超越时代的精粹，是做人应该遵循的永恒标准，对于个人在社会上生存、进取，国家间和谐相处、人类的未来的创造都具有极大的裨益。

令人扼腕的是，孔孟儒学在后世，遭到了种种歪曲和利用，特别是近百年来，在彻底否定孔孟思潮的影响下，孔孟儒学变得面目全非。近些年，学界对于孔孟儒学的“还真去伪”工作取得了不少进展，然而，要澄清孔孟儒学的原意，是一项需要长期努力的工作。在一些人的头脑里，孔子要么仍然是那个高高在上的“大成至圣文宣王”，要么是遭人嘲弄的“孔老二”。

在先哲时贤众多研究的基础上，结合自己的人生体验，对社会人情的思索，他形成了一整套完整的儒学观念。为孔孟儒学“拨乱反正”，阐发其“人学”思想的内涵，撰写《人学散墨》的想法就这样诞生了。

开始撰写这本书时，裘老已 87 岁。8 年间，“人学”在他的脑海里无时或忘，或请教专家，或博览群书，或灯下沉思，或聚友商谈……《人学散墨》花八年之功，集众人之力，是裘沛然带领他的助手们探索多年的结晶。

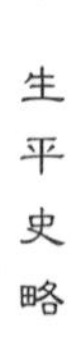

在《人学散墨》写作过程中，由于是跨专业研究，遇到的障碍与困难可想而知。但他具有迎难而上的精神，除了博览群书，深入思考之外，还尽一切可能向相关领域的专业人士请教，不管对方是知名博导，还是公司总裁，甚至是文化不高的村民，只要有一言可取，则不耻下问。

一位知名的哲学界朋友家住郊区，地方偏僻。按常理，凭辈分与交情，裘沛然完全可以请这位朋友到家里来商谈，但他不顾年迈，多次专程登门拜访晤谈。朋友家住六楼，而且没有电梯，但当时已经80余岁的老人仍然坚持上去，六层楼中间要休息好几次。等进了门，要休息好久才能开口说话。

由于写作经历了多年的深入思考，由于集思广益，是以《人学散墨》这本书一问世，就引起了社会各界的高度关注。《解放日报》《新民晚报》《文汇报》，以及东方卫视等沪上权威媒体纷纷予以详细报道。

《孔子大辞典》主编、著名学者、上海师范大学哲学系夏乃儒特地在《新民晚报》整版发表文章《一代儒医的"道德文章"》，评价《人学散墨》"是一部学术性与通俗性兼具的佳作"，"必然会对儒学的研究和普及，对社会主义精神文明的建设，产生积极的影响"。夏乃儒还从专业学者的角度，指出了《人学散墨》的三大理论创新之处：

1.《人学散墨》的核心是研究人之所以为人的基准底线，也就是要回答孟子所说的"人之所以异于禽兽者"，至于人区别于禽兽的体格特征、生理特征，显然不是人学的核心问题。

2. 关于人性善恶的论证是一个艰深的学术难题，《散墨》作者娓娓道来，引人入胜，颇有新意。论证的方法也相当机智。对于"性本善"，主要靠例证；对于性恶论，采取从逻辑上的驳斥加实例的反证。

3. 受儒家的"良知良能"说、"见闻之知""德性之知"说的启发，经过长期医疗实践的体悟，把医学的心理学、医学伦理学、医学认识论的观点方法与儒家学说结合起来，从而得出人天赋具有"灵慧潜能""良知潜能"和"感应潜能"的观点。

裘沛然说："医人之病我写《壶天散墨》，治人心灵之病撰《人学散墨》。"他平生著作等身，主持编写学术著作40余部，但两部《散墨》不仅集中反映了他的博识才学，而且充分体现了他忧国忧民的博大情怀和一片仁爱之心。

历来医生兼晓儒学的不少，然而像这样对儒学进行系统研究与长期思考，并留有儒学专著者，为古今医界少有。

裘沛然以良医而具良相胸怀，从疗人身体疾病，到治疗人心疾病，痌瘝在抱，易世心长，上医之称，不正宜乎！

（王庆其、李孝刚、裘端常、梁尚华、邹纯朴、王少墨、章原、裘世轲）

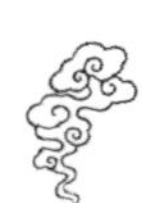

二、儒医结合的成才之路

在中医学术发展史上有一个现象值得我们关注，那就是“儒医相合”。历代涌现了许多儒医结合的著名医家，如宋代有许叔微、朱肱、郭雍、张杲、史堪等。在近代丁氏学术流派中有许多儒医相结合的著名医家，裘沛然先生是其中的代表人物之一。

少年时代的家学师承渊源

1. 从施叔范先生于国学专修馆修习诗文　裘沛然先生在后来的回忆中曾自述 7 岁入私塾读书，11 岁后师事姚江施叔范先生，施先生无疑是他童年时代的启蒙老师。到晚年，在所作《记爱国诗人施叔范先生》一文中，裘老对于自己经史词章之学的渊源更有过一段清晰的记忆：“他（施叔范）早年曾在慈溪北乡设馆授徒，我与族兄家风均在其书馆就学，虽侍门下仅二年，由于先生教学督责很严厉，凡四子书及唐宋名家的文章诗词均须选读，并要求熟背成诵，故受学时间虽短而获益很多。我今日能于经史词章略窥门径，盖得力于先生教育启迪之功，因在儿童时已对国学奠定了扎实基础。”裘沛然是我国当代著名的中医大家，在医学上造诣高深，悬壶济世。尤为世人称颂的是，他还是一位通晓文史的学者与诗人，所创诗作更是闻名海上。因此探寻施叔范与裘沛然早年师传授受的具体史料，可为了解裘老的诗学成就提供诸多线索。

施叔范幼名德范，生于甲辰年（1904）三月初六日姚北坎墩（今属慈溪直塘乡），1979 年 5 月 6 日卒于余姚郎霞。施叔范排行第三，由于自幼聪颖，故备受父亲重视，故虽家贫但不辍其学。其 6 岁入私塾，16 岁时已能得到父亲认可，亦执教于乡。直至 24 岁时，因生活所迫，先后受雇于上海香烛国业公会及上海友声旅行社等担任文秘工作。故由此可知，大体 1920—1928 年，施叔范执教于乡间，而正是在这段时间内，裘沛然从施氏二年，学习经史词章，打下国学根基。当时的同学读书场景，施先生曾有诗纪其事：“一钩淡月映窗纱，谱罢新歌静听蛙。别后家书难得到，残灯无语落寒花。”

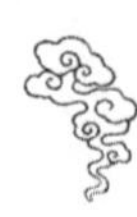

另据《裘沛然传记》记载，裘沛然幼年就读于国学专修馆，当时国学馆的任教老师正是姚江施叔范先生。故可推断施叔范早年任教之处，很可能就是国学专修馆。由于现存宁波地区的国学专修馆资料极为罕见，笔者仅在日本学者井上桂子的研究看到，在井上氏与蒋介石侍从张令澳所作口述中提到："他（张令澳）于1915年出生在浙江省宁波市的富裕文化人士家庭。父亲张世镳是西医，曾被推举为宁波国学专修馆馆长。"但井上氏对于张世镳的记述明显太过简略，西医身份也绝不能简单用来概括张氏的医学成就。据笔者考证，张世镳本名张俊义，世镳乃其字。张氏不仅是国学专修馆馆长，他还在1930年代创办过中国东方针灸研究社，用以培养针灸人才，传授针灸医学。因此，裘沛然先生幼年正是在这样的成长环境和师长教育之下，一开始便与诗和医种下因缘。

而回到施、裘师弟二人的交往本身，1928年后，虽与施叔范先生分道，但后来因二人曾同居上海，故裘沛然也曾数次晋谒，对施先生与海上文人交往以及诸人赋诗作文、风流文采仍多有熟知。1930年代，施叔范与沈轶骝、邓粪翁（散木）、火雪明等结诗钟会，因众人皆喜诵易顺鼎（号哭庵）诗而名曰哭社。当日施叔范荣居诗坛祭酒地位，大江以南，凡能文墨者，读施叔范之诗无不为之倾倒。遗憾的是，施叔范的大量诗稿在"文革"中惨遭焚毁，只是在"文革"结束之后到1979年去世之前，施氏凭借着自己的记忆和友人的帮助，尽力搜罗得存《施叔范遗诗》一册，近来已由宁波当地整理修订后以《施叔范诗钞》之名出版。而作为弟子的裘沛然，不仅在其本职医界蜚声海外，更是得到了施氏诗名之传。在裘沛然的诗作中，就有《怀念叔范先生》一首："少沐春风旧草堂，沪滨重见菊花黄。僻居应是须眉朗，薄醉悬知意念伤。老去江湖艰跋涉，晓行风露湿衣裳。文章浩气归何处，好句还留日月光。"诗中所追念的便是师弟二人相得相知，离别重见的景况。

诗文之外，裘沛然心目中的老师形象正如其纪念文章所言，乃是施先生的高尚人格和爱国情怀。裘沛然称赞乃师："先生岂止一诗人而已，其书法，其文章，亦佼佼不同凡响。尤其使人钦仰处，他襟怀磊落，志行高洁，当时十里洋场诱惑百端，他对于人所竞逐的荣华富贵、美名厚利，皆淡然于怀，有权贵相邀，辄婉谢，平生不干禄而以卖文为生，却有一颗炽热的忧国爱民之心。"凡如裘沛然先生钦仰施叔范之处，也在裘老晚年于医学流传之外，奋力创作《人学散墨》这部关照人类福祉的"道德文章"的思想源头之一。

2. 侍叔父裘汝根习医　在裘沛然少年的成长经历中，于医学方面，则是深得叔父裘汝根先生的指点。裘沛然在晚年回忆时曾说过："我少年在学校上学，当十三岁时即于念书之余跟叔父汝根学习针灸。吾叔为广西名医罗哲初先生弟子。"当时裘汝根先生对于裘沛然的学习督责很严，"不仅针灸要籍

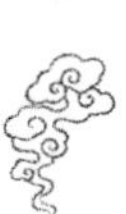

都要背诵，凡是中医古代典籍也都要择要背读”。当时除了在学校和从施叔范先生所受教育外，裘沛然家中还另请老师教授国学，不管其理解与否，总是要求背得朗朗成诵。而当日“时值国事蜩螗，日寇肆虐，生灵涂炭，予只身赴沪，以医自给”。故在当时国事日艰的情势之下，又因生计所迫，裘沛然不得不停辍心中喜爱的经史词章之学，转而从事岐黄之业，与杏橘为侣。

因此，从后来的记述探寻裘沛然医学上的源头，则须从裘汝根先生开始。裘汝根先生的个人生平几乎付诸阙如，唯一可知的是他乃广西名医罗哲初的弟子。罗哲初，字树仁，号克诚子，广西桂林人，生于 1878 年，卒于 1944 年。罗氏自幼勤学苦读，精研医理，兼善针灸，长于脉学和以古方治疗疾病。据后人为罗哲初整理遗著《脉纬》时介绍，其于 20 世纪 20 年代曾离开桂林，赴上海、南京、安徽和浙江一带行医，1935 年在南京中央国医馆供职，培养了一批中医人才。此处提示的罗哲初自 1920 年代在江南一带行医传授的经历，正与裘沛然先生早年（1931 年以前）跟随其叔父裘汝根行医的故事吻合。

有关罗哲初行医和学术的经历，罗哲初另一宁波时期所收弟子罗岐隐的记述则更为翔实丰富，可供参证。1947 年，即罗哲初逝世 3 年之后，罗岐隐撰写《哀罗哲初先生并喜古本伤寒之幸存》一文，刊登于《中国医药研究月报》之上以志纪念。文中云：“（罗哲初）少负才名，年十九，中广西某科举人，为广西省立师范学校国文教师。平居雅好医学，闭户精研，饶有心得……既挟其技，游大江南北，善用古方及针灸，所至负盛名。比至宁波，数十里内之病人，皆舆疾而至，从游弟子，凡数十辈。时甬下各医，以先生名出己上，颇倾挤之，先生乃去而至京沪。既又来甬，时余亦行医甬上，相遇甚欢，盖先生于医学之外，并工诗擅书画，又善操琴、舞剑、围棋、顾曲，以及星命卜筮，几于无技不精。”而于精通脉理之外，罗哲初对于中医学术的最大贡献莫过于保存了古本《伤寒论》等珍稀典籍，此本《伤寒论》即后来所谓的桂林古本。后来此本《伤寒论》在抗战国难之中辗转曲折而得以存世，可谓罗氏对于中医界的不朽贡献。而罗哲初不仅作为一代名医，其本人更是举人出身，担任过高等学校国文教师，因此于医学之外，琴棋书画无所不通，称之为儒医亦可谓实至名归。当时罗哲初在宁波行医设教，从游弟子有数十人之多，而上节所提国学专修馆馆长张世镳曾在宁波创办东方针灸研究社，罗哲初正是发起人之一，因其精通针灸脉学，故而在办社授徒的事业上能取得极大的成就。中国东方针灸研究社对发扬针灸学术产生了很大的影响，特别在汲取国外经验、编译成套针灸学教材等方面，开创了针灸学教学的先河。

由上述可知，裘汝根先生当时应也是于东方针灸研究社中随罗哲初等学习针灸之术，这些都为裘沛然后来进入上海中医学院（原上海中医专门学校）学习奠定初步基础。而裘沛然得以从叔父之后，且当时仍是该研究社创办期内，因此可说，裘沛然也是该社倡导学风的受益者和传承人。裘沛然后来对于针灸学多有心得，且留下诸多有关针灸学的文章著述，中华人民共和国成立后长期担任上海中医学院（现上海中医药大学）针灸经络等学科的带头人，都与其在少年时代所受的针灸教育和实践息息相关。

上海中医学院的求学经历

1931 年，裘沛然先生只身来到上海，求学于海派中医巨擘丁甘仁先生创办的上海中医专门学校（1932 年改名为上海中医学院），正式接受近代中医学校的正规教育。据《裘沛然传记》等所载，当时上海中医学院的教师大多是沪上医学名家，求学期间在良好的学习环境之中，熟记精研中医古代典籍和中医理论，并博览国学经典。同时，于课堂学习之外，在丁济万（丁甘仁长孙）诊所临床实习，因丁师的悉心指导，裘沛然凭借厚实的古文功底，以及博学强记的天赋，用心钻研，基本掌握了中医四诊八纲、临床辨证施治的要领。因而分析孟河丁氏与上海中医学院的教育理念与成就，了解裘沛然先生求学期间的学习环境与学业成绩，对于深入剖析裘沛然的成才之路同样有追根溯源的意义。

1. 近代变迁与民国上海中医学院的办学　近代中国自西力东渐之后，在社会结构和学术思想各个层面都发生了前所未有的变化，晚清士人多称之为“千古未有之变局”。而由于近代西学的传入，这一种非我族类而不能被原有话语体系涵括的种种语词和概念，则是近代的新特征，故以西学来重新理解和解释传统，也会带来诸多新意。当然就近代中医和西医的关系而言，其纷繁纠缠是无法清晰区分的。在近代进入中国的报纸、医书中，很早就对西医学有若干讨论，而后随着中国五口通商与门户开放，西医更广泛地传入中国，并成了中国求“富强”思想的一环。但正因为西医伴随着西方侵略的强力而来，其对于中医的眼光多有俯视的一面，故传统中医所遭受的压力的确也是前所未有。

因而在上述变革的背景下，1915 年由孟河医派丁甘仁先生开始筹备创立的上海中医专门学校及其相关的学术团体、期刊和中医院等，在近代中医教育占有极高的地位，其培养的一大批中医人才更是为传统医学的传承作出了极大的贡献。正如裘沛然先生所言，上海中医专门学校乃是孟河丁甘仁先生为保存传统医学，匡济民病以育人才所设。该校所培养的人才，很多在 1949 年之后参加国家医药机构，起了骨干作用。

在 1916 年 7 月、8 月的《申报》上，连续数十日刊登上海中医专门学校

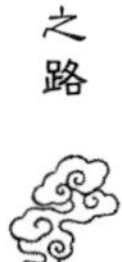

招生广告。在首版广告中，医校以总理丁甘仁和协理夏应堂、费访壶三位先生为发言人，“以昌明医学及保存国粹为宗旨”，开始招生运转。学校创办之后，秉持“精诚勤笃”的校训，在丁甘仁先生的领导和一大批学问渊博、医理精深的中医名家教育之下，开始了扎实严格的培养中医人材之路。但是到1926年夏，上海中医专门学校创办人校长丁甘仁先生不幸因积劳病暑而去世。仅在丁氏去世的一年间，由于失去了这样一位善于联合一切、从容大度而又努力热心的领袖，上海中医界就出现了诸多分裂不合的景象。此后数年间，上海中医专门学校的管理也一度因缺少主心骨而陷于离散。这一局面，直到丁济万先生于1930年开始实施学校体制改革，才得以改变。当时丁氏为适应新时期教育部政策，于1932年改名上海中医学院，从而进入新的发展时期。据1947年医界众推丁济万先生担任国大代表时刊发的《丁济万先生大事记》记载：“（丁济万）先生主政以后，精心擘划，改善教材，编辑讲义，生气蓬勃，日臻光大，莘莘学子，都负笈来归，令闻广播，驰誉全国，先生之名，亦于焉鼎盛。嗣后更因适合教育部订定专科以上学校之名称，改医专为上海中医学院。仍由先生任院长，并增设生理、解剖等西医课程，以应时代之需要。虽见仁见智，新旧之理解迥异，其后教育部颁布中医课程标准，却能不谋而合。盖先生高瞻远瞩，明察大势，初非舍本逐末，故示新奇。”丁济万融合新旧，兼采西医科学知识，打破壁垒，其行事风格也颇继承乃祖遗志。

而自上海中医学院的名称确立，当年刊登于《申报》上的招生广告便开始用此校名。同时伴随着校名变更前后这段时期，学校的教学举措也随之进行了一定的革新。如招生标准的提高，由1916年初的“以国文精通，书法端正，身家清白，身体健全为合格”的低门槛，到1925年8月，已开始要求“中学毕业或有同等程度国文精通者”，到1932年已要求“高中毕业或具有相当之程度者”，对于新生文化程度的渐趋提高。其他如课程设置等也发生较大更新，课程开设大幅增加。更为重要的是当时丁济万先生主持编写了新的课程讲义，其中20门课的26种讲义由任课老师新撰，包括医经、内经、病理学、喉科学、药物学、方论学、诊断学、温病学、急性传染病学、外科学、舌苔学、儿科学、妇科学、古今医案选读、古今医学名著选辑、治疗学、杂病学、疫病学、金匮要略、脉学辑义、解剖学等，而参加编写讲义的教师有程门雪、黄文东、戴达夫、管理平、费通甫、朱霖生、余鸿孙、包识生、王耀堂、贺芸生、虞舜臣、丁君达、沈仲理、严以平等等名家。同时，在原先上海中医专门学校创办时用以施诊实习的广益中医院外，1930年4月丁济万先生还在黄陂南路主持设立华隆中医医院，当时医院“分病房、门诊两部，聘各科专门医师主任医务，病房敞洁，空充气足，看护周到，设

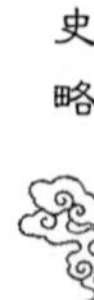

备完善。门诊送诊给药，完全慈善，并自办药部，实行‘道地药材’发挥中国药物固有之效用，病愈出院之人，同声赞美。于是华隆声誉崛然而起，深得社会人士之信仰”，故可为上海中医学院学生提供更多临床见习和实习的机会。

因而上海中医学院在丁济万先生的主持下，因其高瞻远瞩，明察大势，使得学校声誉日隆。历届培养的毕业学生也人才辈出，遍及全国。当时校务之发达，故也被称作全盛时代。

2. 裘沛然的求学经历　裘沛然先生是在1931年入学于上海中医专门学校，至1934年毕业。而裘沛然早年毕业于国学专修馆，当时年仅15岁，应是达到“中学毕业或有同等程度国文精通者”的资格入学。到1932年，上海中医专门学校已改名，故至1934年结业时，裘沛然已是上海中医学院的毕业生。

据1997年刘鸿泽访问裘沛然先生所记，当入学时，丁济万先生嫌其年纪太小，但在入学面试时，裘沛然居然能从容不迫地背《素问》、答《伤寒》，让丁先生不禁暗叹：“秤砣虽小压千斤。”此后更是将其安排在自己的诊所随医。又据《裘沛然传记》记载也是如此，在上海中医学院就读期间，经过3年的刻苦学习和细心领会，裘沛然对丁济万先生的学术特点、遣方用药常规，以及经验效方，几乎熟极而流。当年在侍诊之余，他还整理过丁济万的临证处方，编成一本《丁方集成》，以便记诵，同学一时传抄，作为临证之助。时随师侍诊，对丁济万灵方之精意，配伍之妙用，有了比较深入的理解，从而获得先生之赞赏。又因丁济万先生的诊所乃沪上名人聚合之地，海上名家如谢观、夏应堂、程门雪、秦伯未、章次公诸先生时常晤面，故得到诸前辈指教，医术日渐长进。

尤其是在求学期间，裘沛然精心整理抄录了当时读书期间的十多种名家讲义和多种医学典籍。当时抄录的讲义中早已多有散佚，故在2006年初裘沛然在整理藏书时偶然获得，使得这些珍贵的抄本重见光明。这些抄本后以《读医抄本拾遗》为名，于重现的当年由上海中医药大学影印出版。当日出版之时，裘沛然重新为《读医抄本拾遗》撰写前记一篇。裘沛然回顾，此稿乃“七十四年前（1932年）就读医校时所抄录诵读之书稿”。而以前人所言“购书读不如借书读，借书读不如抄书读”为训，裘沛然认为抄书之妙正在于“因抄录之际，每能殚精竭虑，加深领悟，此与泛泛阅览者，其收效迥不相侔”。裘沛然以其后来能对于伤寒温病之学获得的理论建树为例，正是得力于当年仔细抄录伤寒和温病二学经典，从而熟读深思获得创见。

而除了刻苦钻研医理、用心求教，编《丁方集成》和抄录讲义典籍之外，裘沛然在上海中医学院毕业时曾撰写毕业习作，名曰《针灸在国医界之价值》，刊登于1934年的《上海中医学院年刊》。如第一节中所论，裘沛然先生最早是于少年时侍从叔父裘汝根先生学习针灸，从而开始稍通中医古籍

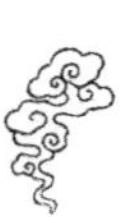

和针灸临床，因而此毕业习作，可知是裘沛然在早年习医和学校教育后的宝贵成绩。

在《针灸在国医界之价值》这篇毕业习作中，裘沛然首先历数针灸学的起源与效验。他认为“针灸之学，肇于上古，源自砭石，其发明远在汤液之前”，而成效则迥出药石之上，加上施治简单、奏效迅速、手续便利、费用经济等优点，古来名医无不兼通熟谙，来弥补汤剂的不足。但是到了后来，针灸之学因年代久远，多以绝学视之。裘沛然认为一方面是“神望术者”秘不轻宣，另一方面则是文人学术，“既贱其业而不肯学”，因此针灸之术反而沦为村夫糊口的技能。他痛惜大好学术日就沦亡，疾呼医界同人应当关注。

裘沛然因自幼熟读针灸书籍，并侍从叔父临诊，自信对于针灸手术穴法以及针灸学理经验，能知其概，能晓其妙。故于文中提出四点针灸学要点，贡献于当世学界。第一点是“针灸主要书籍”。裘沛然指出《黄帝内经》乃中医界必读之书，其中“《灵枢》九卷，特详脏腑经俞，为针灸之专书，故亦有‘针经’之名”，而《素问》中的《刺热》《刺疟》诸篇，也是开针灸治病的渊源。至于后世，则明代杨继洲的《针灸大成》，博览旁搜，蔚然可观。但归根到底，还是以《灵枢》一书为最基本经典。第二点是“针灸穴道为针灸之基本学理”。针灸穴道，乃是“藏腑精气灌输之处，气血周流回环之地”，因此针灸于适当穴道，便可病除，是针经所谓“欲以微针，通其经脉，调其血气，营其逆顺出入之会”之理。第三点是“针灸之要在施术与取穴”。在明了针灸穴道之理后，裘沛然便提出行针治病能出特效，必然要求“手术精到，取穴真确”。而“欲求手术之精到，须明补泻；欲求穴之真确，当辨经络”，凡此均须从事实习，否则难奏其效。最后一点是“针灸所治之病症”。裘沛然认为“中国医术，汤药长于治内，针灸长于治外”，而针灸擅治之病症有中风、霍乱、风痹、诸痛、痧症。

故裘沛然坚信针灸一道，补汤药之不及，驾西法而上之。因而在文末呼吁：“苟有志于发扬国粹，研究中医者，盍兴起而求之。”

裘沛然于上海中医学院学习期间，在少年时期的国学、医学基础上，在个人用功学习、发奋钻研下，又得师从丁济万先生临诊实习，转益多师而受教于当时校内诸多名医大家，因此在短短数年之间成长迅猛。裘沛然在民国时对于针灸学术的研究与弘扬，固然与其自身求学行医经历有关，但其痛惜疾呼的心愿与学术贡献，对于发扬针灸学之精粹尤有功绩。因此，后人在归纳裘沛然的中医理论建树时，经络针灸学上的成就必是最重要的组成部分。

行医沪甬与临诊实践

裘沛然先生于 1934 年从上海中医学院毕业，此后独自开设诊所，先后

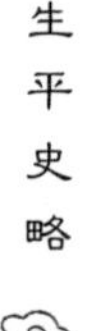

在慈溪、宁波、上海等地悬壶济世，既为民众治病，也积累了相当的诊疗经验。在此期间，裘沛然独立门户行医 20 余年，以医自给，直至 1958 年入重新设立的上海中医学院任教。在行医之余，裘沛然仍勤研中医学理与国学素养，着力于诗文、历史、哲学等始终兴趣所在的领域。同时在这一时期，裘沛然也已开始撰写学术论文和诗文创作，刊登于上海的报纸期刊，展露其人文素养和诊疗心得。

1. 行医沪甬　据裘沛然晚年回忆一生数十年从事医学的漫长教习生涯，这一段时期的经历对他而言，走过了不少曲折的道路。在毕业之初，裘沛然对于自己的开业行医是踌躇满志的。所以虽然在一开始，裘沛然先生确实也看好了不少疾病。但随着时间积累和病人的增多，在遇到疑难杂症时，问题便越来越突出。裘沛然回忆当时将“过去学过的理法方药、辨证论治的本领全用上了，经方、古方、时方、验方一套一套地都用上去，可是仍然有不少疾病不能解决”。裘沛然自认为当时对于中医理论已经讲得头头是道，开方用药，也可以丝丝入扣，如果绳以中医一般习用的理论和常规的治法，似乎是无可非议的，但临床效果却总是不理想。这些临诊治病的挫折，使得裘沛然对于读过的医学典籍和中医理论开始产生怀疑和动摇，对于学术和临床都到了“疑窦丛生”的境地。

但在此迷途彷徨之际，裘沛然回想起在学医侍诊之时，曾亲自看到海上名医如夏应堂、王仲奇、丁济万诸先生治好了不少西医所不能治的疾病，如程门雪先生曾治愈了一个经德国著名医师确诊并谢绝不治的结核性脑膜炎的病儿，用的便是《福幼编》中的一张方剂。而在近代著名学者郑传笈在为丁甘仁先生所撰墓表中也提到：“（丁氏）晚年名益重，道益行，不独沪地绅商，争相招致，即西商之侨居者，积资数千万，出其百一，足以尽集诸西医，而有疾必折衷先生。”这些经典事例，使得裘沛然猛然醒悟。他自己认识到：“自己看不好病，是我没有学习好，不是中医没有办法，其过在我而不在中医学。”从此之后，裘沛然开始重新磨砺苦学中医经典。例如对于《伤寒论》，他开始抛开各家注疏之说，专攻白文，“专用仲景之言，来解仲景之意”。而正因为通过如此锲而不舍的学习实践，将理论与实践相结合，使得裘沛然对于解决各种疑难杂症的办法日渐增多，日益娴熟，这也是他的成才之本。

裘沛然自身医术的来源，既有家传，又受过正规的中医学校教育。因此，在裘沛然身上，既可以看到家学师承教育培养所具有的基础理论扎实、临证经验丰富等特点，能够具体地继承一些名家特色，如裘沛然对于经络针灸学的心得体会，很早就展现无遗，同时正规的大学教育，学生可以接受较为全面的系统专业知识和相关技能教育。因此，学生的知识面会比较全面和

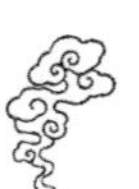

系统，这无论对学生的中医知识的积累，还是科研思路的形成发展，都是比较有利的。同时以理论与实践相结合，裘沛然在辗转曲折中体悟到诸多医学真理和诊断施药心得。

2. 早期的中医论文著述与行医心得　在医校毕业之后，独身涉足江湖，裘沛然的医术医理伴随着行医实践而逐渐精进。20 世纪 40 年代初期，当时处于抗日战争的动荡时代，裘沛然于行医之中，对于学术和理论的追求丝毫未曾停歇，创作发表了最早的几篇学术论文。其中就中医药建设、中药业发展以及中药使用经验等方面，提出了独到的见解，展现了裘沛然对中医药事业的极大热忱和理想。这几篇裘沛然早期（本文指民国时期）发表的学术论文，除了上一节所提到的毕业习作外，还有 3 篇，分别为 1940 年刊登于《国医导报》第 2 卷第 4 期的《中国医药之科学的整理》，1940 年刊登于《民生医药》第 44 期的《国药新径》和 1941 年刊登于《国医导报》第 3 卷第 3 期的《医事随笔》。其中第一篇《中国医药之科学的整理》曾由段逸山发现，并整理点校后再度刊发于《中医药文化》2011 年第 3 期，以飨读者。其余两篇论文，则均是笔者搜集资料时首度寻得。

《中国医药之科学的整理》首先综论我国医药之学的悠远历史和光荣史迹，而引出对当时国医国药之不振的担忧。在文中裘沛然指出“中国医药，胚胎于神农，昌盛于汉唐，遗传数千余载，其间名医辈出，代有发明，天产良药，遍地皆是，其博大宏深，足冠世界”，但嬗递至近代，反而愈显退化。探其现象，“学说则错乱纷纭，一是莫衷；药品则繁碎庞杂，日趋含糊。致使真理实效，反被湮没，以具优良价值之医学，而呈江河日下之势”。裘沛然追问其故，则在于“无科学之研究与整理”。而当时裘沛然已意识到一国医药的发展，关系国家经济与民族健康，整理发扬医学，不仅有裨于学术，更关系造福国家社会，因此呼吁政府当局和社会人士，能共加注意，切实努力，而裘沛然先生自己则提出八项意见：第一，“医学研究会之宜设立”；第二，“医校条例之宜确立与出版书报之宜审查”；第四，“实验医院之宜设立”；第五，“国药研究院之宜设立”；第六，“中华生药典之宜编纂”；第七，“国药检验局之宜设立”；第八，“成药制造厂之宜提倡”。

以上总共煌煌八点倡议，可以说，这篇文章乃是裘沛然早年对于我国中医药事业发展的计划书，在今日虽有诸多方面已经得到改善，但其中对于医学研究和中药事业发展建设的抱负和设想仍有诸多价值。故此文献也不仅有历史文献上的价值，同时还有实用意义，至今仍值得学界重视和发扬。在文中，可见裘沛然对于中西医素无成见，不仅中医功底深厚，同时深受西方近代科学影响，主张取长补短，兼容并包。只是可惜时届抗战动荡之际，该文的呼声所产生的影响受到限制。

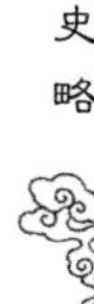

在《中国医药之科学的整理》发表的同年，裘沛然在《民生医药》期刊刊登《国药新径》一文，对于中药的价值、中药的效验和中药事业发展前景提出改良途径。在这篇短文中，裘沛然首先对于中医的治疗价值提出肯定，认为虽然当时西药已经证明其科学实力，但中医却能凭借落伍的医术，“施行治疗，居然有起废而续绝者”，因此即使是“迂旧之法，其治疗价值，亦极堪注意”。

而这些价值当中，裘沛然认为中医方药最为其长处。而所谓的方药，“乃经数千年之选择，亿万人之试验之所得，故施之对症，辄奏捷效”。只因旧医人士不知科学之研究整理，故价值日渐不显，因此亟宜改进。

同时裘沛然也注意到当时学界已对国产生药进行提炼加工，其中“如民生出品之安嗽精，乃系川贝、远志、桔梗提出之稠液。健美露乃当归之有效成分，皆已功效卓著，蜚声市上。他如麻黄精、杏仁水等，虽种类无多，不过国药之百一，然已卓有成绩”。此类生药的提炼加工，在社会上产生优良影响，使得中药的价值也为社会承认。而此类药品的提炼生产已突破如《中国医药之科学的整理》中提到的单品提炼，如“安嗽精”等已是多味中药配合的结果。裘沛然此时对于旧法一味以煎制为主的做法不甚满意，故对于提炼中药颇为赞赏。他认为如能提炼中药的有效成分，则当此成分确定后，“从而规定其用量标准、形状，及调剂方法与检验手续等，由药厂大量制造出品，医生处方后，示明调剂及服法，病家持方，径向药房配制，即可依法服用”。因此，裘沛然对于国产新药的前景也大为乐观，视此为中医改良的唯一途径。故若能以此为中药开辟新径，不仅有益于民生幸福，则于国家经济也有极大助益。

在上述二文刊发的第二年（1941 年），裘沛然先生受《国医导报》主编朱仁康先生约稿，发表了《医事随笔》一文。这篇文章的缘起在于裘沛然最先受朱先生邀请时，本拟以“国药科学之提炼法”为题，但因冗事缠身未能及早交稿。后又考虑若讨论提炼方法，则势必有高深的化学基础方能领悟，故为普及起见，最后只就中药的一般问题，分享其个人的心得体会。

首先，裘沛然讨论的是今人用古方可能遇到的五大问题。其中包括：一，分量问题，古今权量不同，但即使如学界考证，古之一两等同于当时的三四钱或一二钱，但古方中每种药动辄三四两，合当时为七八钱以上，可是这样每味药的分量又太过大了。二，不论古今权衡如何折算，方子里面药味分量的比例，则有章可循不可乱。三，药的味数问题，裘沛然认为古方组合是古人经验得来，只要病情相合，可以直接用原方，不必增加药味。而时人处方无论病情如何，总要增加到十多味药，裘沛然担忧会破坏古方内原有的平衡，反而于治病不利。四，中药的炮制问题，裘沛然以时人处理半夏、附

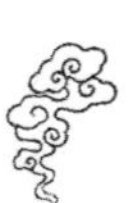

子、干姜等药不当为例加以论说。五，用法问题，裘沛然列举古方如麻黄汤、桂枝汤、五苓散、大黄黄连泻心汤等特殊用法，提醒今人使用时务必注意。以上五点，裘沛然认为是应用古方的紧要问题，亟需商改。今人用古方，若只用其方，而违逆其法，则可能适得其反。

其次，裘沛然据自己读书临诊体会，分享桂枝、麻黄、升麻三味中药的使用心得，力辟医界谬传之说，以求一改医风。此外，裘沛然鉴于中医的强心之药寥寥无几，而就附子作为强心药的利弊，以及清代叶天士一派温病论以芳香宣窍之药为强心之用，阐发其中精髓。裘沛然观点均与普通医籍和世俗观念相差悬殊，但均为其读经典做临床得来的宝贵经验。该文全以文献和经验为立论之基，其真理至上，摒弃中西、派别，力辟学界俗见，可谓真学者的态度。

3. 早期诗歌创作　如上所述，裘沛然先生少年在国学专修馆从爱国诗人施叔范先生学习经史词章之学，打下了深厚的国学功底。虽后来施先生离开宁波，但裘沛然与老师的交往并未断绝。在20世纪30年代施叔范与友人在沪上结诗社，与沪上文人多有交集，故可见裘沛然因老师的关系，也曾参与其中。而当时在民国时期，裘沛然先生就开始创作诗词，这些在留下的《剑风楼诗集》中便保存了数首。其中有大致系年或可考证的便有《游杭州玉皇观》《抗战胜利喜赋》《寄陈小翠女士》《无题》等。

就上述留下的几首早期创作的诗词，既有助于丰满裘沛然的早年经历，也可从中看出他对于词章之学的喜好与感知时事变迁的情怀。尤其是在1945年秋创作的2首纪念抗日战争胜利的诗中，既可以从“极目狼烟遍九州，洗街屠郭万家愁”和“燐燐碧血照春莱，八度花红野哭哀”这样的诗句读出裘沛然对于战乱年代国家和人民苦难的关怀和对日本侵略恶行的讨伐，同时“可怜举国狂欢夜，战骨如山尚未收”一句则记载的是对于阵亡将士的缅怀。而且由于战后国民党政府忙于抢占地盘与物资，狂发战利之财，裘沛然也痛加讽刺。他在诗中形象描画云：“昨夜天风机上急，受降新送大官来。”这与阵亡烈士尸骨未收形成辛辣对比。

另外《寄陈小翠女士》这首诗，是笔者所见裘沛然先生最早发表的诗作。据《裘沛然选集》收录的《剑风楼诗集》中裘沛然自记，此诗乃是1946年蒙陈小翠女士赠送《翠楼诗草》后为表感谢而作。而据笔者所查，该诗曾于1948年9月27日刊登于《申报》之上，原题为《读陈小翠诗草》。当时施叔范先生诗社同道便多在《申报》上刊发诗作，裘沛然此诗或许与此也有关联。诗中陈小翠女士（1902—1968）是近代著名女诗人、画家，浙江杭州人。她出身于亦儒亦商的家庭，父亲陈栩即天虚我生，近代著名诗人、报人，鸳鸯蝴蝶派著名作家，其兄陈小蝶也是文坛名家。由陈小翠诗集可

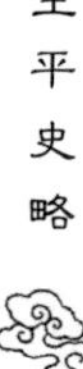

知，因受父教，13 岁时便能作诗，当时上海文坛中即使狂傲如冒孝鲁等也对其赞许有加。同时陈小翠不仅能诗，所作书画也是风格隽雅。裘沛然这首致谢陈小翠女士的诗共二联四句，不过比较《申报》刊登的《读陈小翠诗草》与《裘沛然选集》所录的《寄陈小翠女士》两个版本，可以发现除了诗题外，诗句相同。在诗的首联中，裘沛然以“六合玄黄万事非，中州诗教亦微微”感慨世事日非，而学术词章也式微。孔子所谓诗教，在《礼记》的《经解》篇中有过详细的记载：“孔子曰：入其国，其教可知也。其为人也温柔敦厚，《诗》教也。”故裘沛然感叹的万事非与诗教衰微其实是互为因果，这也是乱世下诗人的哀叹。不过下联，裘沛然一转激赞陈小翠的诗作，“千秋一点杜陵火，付与江南女布衣”一句乃是称其有杜甫遗绪，大抵是以诗纪实。

从裘沛然先生毕业到民国结束这段时期看，虽然其创作发表的论文著作在数量上并不多，但其在中医学理论和中药学上的才华已淋漓尽致地展现于学界。这些早年的论文，已展现其对于中医药事业发展的宏大抱负和理想，尤其对于中药事业发展多有建设的意见和计划。从中也可看出裘沛然对于中医文献经典的熟悉和临床经验的丰富，对于药理、医理的阐发结合文献与实践，绝非停留空泛，而是能破除成见和谬说，以事实说话。此外，裘沛然所作诗词也刊登于沪上第一大报《申报》之上，与施叔范先生有关的诗人群体也有诗词往还。可见裘沛然在医学和诗词上各自的才华已崭露头角，儒医两种元素也综合在其学术和人格之中。

“儒医结合”的为学成才之路

1. 新中国中医药事业的起步与上海中医学院的再建　与裘沛然先生在沪宁之间行医著述的同时，全国的形势和上海中医教育的办学状况也正在发生着剧烈的变化。首先，随着抗战的结束，照理全国百废待兴，理应休养生息，而国共内战的爆发，使得整个国家又陷于动荡战乱之中。同时在抗战结束后不久，上海的中医教育也面临着一轮前所未有的危机。

1946 年，国民政府教育部以“未经呈准，擅行设立”等理由，首先勒令上海中医学院和新中国医学院停止办学，并函知上海各大报纸不得登载招生信息。这一举动，在上海乃至全国中医界和教育界掀起轩然大波，许多中医刊物纷纷刊登文章质疑教育部的做法，并声援上海的中医学校。但教育部却坚持更为强硬的态度——勒令上海教育局取缔包括中国医学院在内的三所医校。此后，虽然上海中医界人士发起了更为激烈的请愿和反抗活动，但最终并未能挽回停办的命运，直至 1948 年最后在校的 27 名学生毕业，上海中医学院被迫关闭。

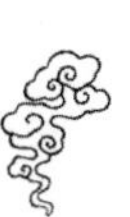

甚至在1949年中华人民共和国成立之后，原先国民党统治时期压制中医的思路和政策仍延续了相当一段时间，中医药事业和中医教育在中华人民共和国成立之初也经历了一段曲折的发展过程。所幸的是，1954年开始，党和国家领导人高度重视中医药事业的发展，扭转了原先的错误政策。到1956年11月27日，卫生部正式通令废除《中医师暂行条例》《中医师考试暂行办法》《中医诊所管理暂行条例》等压制中医的暂定条规。与此同时，全国各地相继成立中医学校和中医医院，新中国的上海中医学院（现上海中医药大学）正是于这一年在国家号召下筹备成立。

2. 从《剑风楼古籍书目》看裘沛然"儒医结合"的为学之道　正是在新中国中医教育拨乱改正的大背景之下，裘沛然先生于1958年应聘入上海中医学院担任教学工作，先后历任针灸、经络、内经、中医基本理论、各家学说诸教研室的主任。入校之时，学院草创伊始，缺乏现成的教材，裘沛然就带领针灸教研室教师，编写各种教材以应教学急需，并在短短的4年中主持编写出版了6种针灸书籍，推动了全国针灸学术的发展。可见裘沛然在入校任教之前，在医学和临床上的造诣已极深，在充足的理论和实践的基础上，可以说对于当时的上海中医学院乃至中医学界的振兴发挥了筚路蓝缕的开创之功。笔者新发现1957年裘沛然为自己所藏古籍所编印的书目——《剑风楼古籍书目》，因此在本章结束时，希望通过讨论和研究这本书目所反映的裘沛然治学思想，为其一生儒医结合的成才之路作一坚实的注脚。

《剑风楼古籍书目》是裘沛然于1957年手写油印，非正式出版。裘沛然在该书目的题记中云："不佞少好坟籍，阅读所需，随时购置，积年既久，所蓄稍多。而历岁以来，播迁遗佚、友朋借失者，亦不在少。乃就见存，爰加整理，计国学及医学书，共得卷二万，为册五千。是区区者未足云藏，假之序目，聊便检阅。夫古籍衺矣，新知益广，学诚何尽，生实有涯。此百不逮一之储籍，曰守约，适彰予陋而已。"从这则题记中可以看出，裘沛然自少年时便珍爱典籍，且有购书藏书的良好习惯。到1957年裘沛然自己统计时，其所藏国学和医学古籍书目"共得卷二万，为册五千"，积累不可谓不富。但他颇为自谦，作此书目非是显摆所藏，而是为了检阅便利之用，为的是拓展新知，博古通今。

裘沛然在编印《剑风楼古籍书目》时，根据自己所学和喜好，将所有藏书分为国学和医学两大部分，国学部分又细分为"簿录、经学、小学、史学、类书、子书、集部、杂录"八类，医学部分细分为"内难、本草、伤寒金匮、温病时感（运气附）、汇论各科、医方、诊法、针灸、妇儿科、伤外五官、医案、史话、丛书、辞典书目医刊卫生（西医书附）"诸类，因此由此书目可以想见裘沛然在医学和国学上的涉猎范围和治学门径。

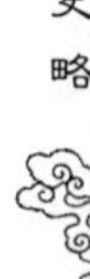

与此书目相合的是，在裘沛然晚年总结学医读书经验的文章《读医点滴》中，对于阅读中医文献的点滴体会便可以从这本中年时期编纂的书目中窥见端倪。裘沛然在这篇文章中首先指出了中医文献的重要性和阅读研究的困难性，尤其是困难性，由于“中医书籍浩瀚渊博，品种逾万，卷数有几十万卷之多”，且“医文献的绝大部分都是用古文写成的，其中有不少文义辞旨，都和现代语词不同，不仅阅读费解，有的甚至连断句和卒读都成问题。且历代医家的著作，各有它的特长和缺点，哪些是精华或糟粕，初学的人更是难以辨析……”这些都是裘沛然根据自己研读文献的经验而提出的疑惑与难题。因此缘故，裘沛然便在后文中分享了他一生研读中医文献的门径和心得。

裘沛然认为阅读文献的第一步，首先是要了解该书的基本精神和主要内容是什么，犹如读今人著作中的内容提要，但古代医籍没有这个款式，故需要从一些类似途径和线索加以入手。第一，可先读作者传记，因为“要了解某部文献的主要内容，首先应对作者的生平有所知悉……这样可以对所要阅读的书先有初步印象并可以较易找到其著作中的精粹部分”。第二，要多看书录解题，书录即目录学，书录解题是古代学者对历代文献所作的内容提要。第三，可先阅览序跋和目录。裘沛然指出：“在阅读文献正文之前，必先浏览一下该书的序文、题跋、目录与凡例……因为序文和题跋无论是作者自撰或别人所写，都对该书的基本特点有所说明，包括作者的时代背景和著述动机以及内容要点等。”

更进一步，裘沛然对于如何选择和看待古代中医文献记载的内容也给出一些提示。比如对于文笔较为拙劣，或者杂有妄诞的记载和粗俗俚语的某些医书，也不能从词藻的表象上加以取舍。裘沛然认为：“医学乃是科学而非艺术，但求临床有效，即文字粗俚一些，亦无损其医学的价值。”同时，医书中“某些生僻或者比较奇特难以常理解释的内容，也往往会是作者最宝贵的实践经验之所在，在选择阅读时也要多加留意，不可草草滑过”。因此资料的选择，不可“逐大流”，须亲读实践，摒弃成见，方能从典籍中获得独到之见。

最后在精读经典原著时，裘沛然也提出了三点心得体会。首先，他主张先读白文，“应着重精读原著，领会其精神实质，对原著中的学术观点，某些词义以及处方用药特点等，必须沉潜玩索，先后印证，初学时尽量少看或不读后人的诠注，这样易于掌握其原书的真实含义，可避免歪曲真相”。第二，弄清概念。裘沛然特别提醒后学切不可从概念到概念，从而忽略甚至弄错了概念包含的具体内容，应循名责实，放到文献和文献产生的具体语境中加以厘清。第三，掌握特点。裘沛然指出：“每一部医书总有作者的某些特

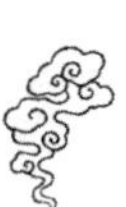

点，阅读时必须细心领会，找出其中的独特长处。”故他主张对于古代文献中的这些问题，甚至需要掌握一些“小学”知识，即传统学术中尤其清代特别发达的音韵训诂之学。

故裘沛然对目录学的重视，对于精读原著白文的强调，及提倡训诂之学以明字词之义，以求进而探知经典之妙。这种学习和研究文献的方法，本身已超出了医学的范畴，回归到传统学术的领域之中，将中医学和中医文献的精研，放到传统文化当中加以强调，本身就是儒医结合治学观的体现。

3. 发明“人学”与儒医大道　裘沛然自入上海中医学院任教之后，数十年如一日耕耘于中医学的研究，救济苍生；埋首于中医教育，培育人才。裘沛然一生的医学和教学成就，在他逝世后，广为后辈弘扬，受到社会各界纪念。而回首裘沛然晚年心力所在，则是《人学散墨》一书及其阐发的人学思想。裘沛然在 2008 年出版序言中回顾，《人学散墨》一书的撰写花去了足足 8 年时间，可以说是裘沛然在新世纪到来时，对于人类社会的过去、现状与未来的深度思考。尤其是裘沛然身上所具有的浓厚的道德理想主义和道德实践精神，也深深打动了广大读者。如为该书作序的夏乃儒先生，便称之为一代儒医的道德文章。

“人学”二字实非裘沛然最先倡用，在传统典籍和近代中西著述中多被提及探讨。尤其是 20 世纪 70 年代末以来，中国思想界一度曾掀起过“人学”研究的浪潮。当时学界是从反思“文革”开始的，针对的是特殊年代对于“人”的忽视和抑制，使得人们开始正视“人”的问题，肯定人的价值。而之后于 20 世纪 80 年代中期，随着现代化建设的开展，讨论的焦点来到第二阶段——“人的现代化”问题，即试图确立人在社会主义现代化建设中的主体地位。到 20 世纪 90 年代，焦点开始移到哲学层面“人的主体性”的讨论。从此之后，关于人学渐渐开始形成其学科体系，对于人学领域的许多重大问题开始进行系统而深入的研究和梳理。

但到了世纪之交，裘沛然作为一名耄耋之年的老中医，拾起“人学”这一概念大加发明，实在出乎许多学者和读者的意料之外。裘沛然创作《人学散墨》的用意并非仅仅是企图在学理上占得一己之地位，实则是希望通过通俗的语词，借用古今中西的实例，挽救在市场经济蓬蓬然发展背后的社会疾病。裘沛然首先是鉴于西方近代资本主义发展，进化论观念至上，因而提出对于人类创造的所谓“文明利器”自相残杀的深刻批判。正如孟子所言：“徒善不足以为政，徒法不足以自行。”裘沛然为之担忧：“法律规范的制定、执行、监督都离不开人的操作，在仁人手中，法是天下公器，如果被邪恶之流窃取，则良法也是残害百姓的利刃。所以，以法治国固然重要，但毕竟是第二位的，而学好做人乃是首要的。”这正是他编写该书的目的所在。

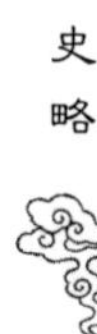

又如近代著名教育家蒋梦麟反思中国人反传统的历史："中国所吸收的现代科学已经穿越她那道德宇宙的藩篱，近代中国学人正深入各处探求真理。他们的思想越来越大胆，像一只小舟在浩瀚的海洋上扬帆前进搜寻秘密的宝藏。这种知识上的解放已经使年轻的一代对某些传统观念采取了批评的态度，对道德、政治和社会习俗予以严厉的检讨，其影响至为深远。"因此之故，裘沛然在《人学散墨》一书中广征博引古今中外的文献案例，古则先秦思想，今则时事大政，远则西方理论，近则社会百态。裘沛然将一生为人读书的全部所得，全盘放于此书之中，希冀以矫正世俗过激之偏。裘沛然认为：中国传统儒家的"天人合一"思想有契于可持续发展的原则，"和而不同"思想有助于促进文化的多样性发展，"以义制利"思想有益于化解人与人、人与群体间的矛盾，"成人之道"思想有利于理想人格的培养。

裘沛然在书中对于儒家思想的辩诬，对于儒家学说适于今日的阐扬，与晚近以来新儒家以及珍视儒家思想的学者多有不谋而合之处。如余英时在《现代儒学的困境》一文中提出的"游魂"一说，认为在经历近代天覆地载的变革之后，传统时代出于统治地位的儒家思想在今日已难找到安顿之所，而今日儒家价值的实现唯有在"人伦日用"之中，不能仅止于成为一套学院式的道德学说或宗教哲学。这与裘沛然倡导的道德理想和道德实践是一致的。此外，如海外新儒家杜维明曾就儒家学说来沟通中西文化时提出，孔子的"己所不欲，勿施于人"正可作为中西对话的基本原则，这与裘沛然所认为的"和而不同"思想也是相互吻合的。

4. 从裘沛然成才之路反思当代中医人才的培养　裘沛然先生一生的成才之路，本文以"儒医结合"之名冠之，其求学行医到后来成为一代国医大师，固然有家庭背景、个人禀赋等特殊因素，但其成才的经验之中也有诸多对今日中医人才培养启迪之处。

首先，有必要来考察一下当今中医人才培养的主要模式，尤其是存在的问题和弊病。借鉴学界诸多已有关于中医人才培养的研究，如 2011 年第三军医大学李青凌关于中华人民共和国成立以来我国中医人才培养模式的探讨，其以北京、重庆等地 5 名知名老中医的深度访谈为主要材料。该文归纳我国中医人才培养中存在的问题，主要有：一，有明确的培养目标，但支撑条件不够。具体所指是目前各中医院校缺少具体、细致的可操作性标准，来培养出"具备医思维方式，能够熟练灵活地掌握临床医疗技能，实践能力强，知识面广，综合能力素质强，有较强的自我创新意识，能够适应社会和医学发展需要的中医人才"。二，教学内容不断完善，但设置不够科学。固然现在的中医院校能够不断健全和丰富教学内容，导致学科分类越来越细，教学内容进一步扩展。但教学内容大同小异，而且多数中医院校"对自然科

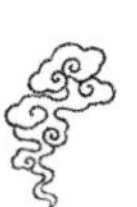

学、人文社会科学重视程度不够，课时一再压缩，由必修变成选修，造成这方面教学力量比较薄弱，其后果是学生走向工作岗位后，思维和视野不够宽阔，科学素质和人文素质相对偏低，创新能力不强。三，培养制度较为健全，但培养模式单一。具体而言，一方面，基础—临床—实习的“三段式”培养方式较为简单，对培养学生的创新能力、综合素质帮助不大；另一方面，各中医院校间流动小，处于自我封闭的办学状态，造成了缺乏学术争鸣，中医理论没有突破，阻碍了中医人才本身以及中医学的发展。四，管理经验比较先进，但矛盾仍很棘手。随着社会的发展，人们对中医的需求不断增大，现行的管理模式要亟待解决好中医教学与西医教学、知识传授和能力培养、拓宽基础与培养业务专长、知识能力培养与全面素质提高等多方面矛盾。

针对中医人才的培养模式，从裘沛然个人经历而言，其自身医术的来源，既有家传，又受过正规的中医学校教育，二者兼采。因此在裘沛然身上，既可以看到家学师承教育培养所具有的基础理论扎实、临证经验丰富等特点，能够具体地继承一些名家特色，如裘沛然对于经络针灸学的心得体会，便显露无遗；同时正规的大学教育，学生可以接受较为全面的系统专业知识和相关技能教育。因此，学生的知识面会比较全面和系统，这无论对学生的中医知识的积累，还是科研思路的形成发展，都是比较有利。

同时，面对当今中医人才培养的诸多问题，其中有教育体制和管理机制的矛盾，有其产生的历史现实原因，非能草率加以驳正。但个中原因，如中医人才综合素质较低，尤其是科学素质和人文素质相对偏低的困境等问题，从裘沛然的成才之路中恰可吸取经验。裘沛然的中医学理有承袭家学的便利，但自小的兴趣绝非限于医学一门，如他对于经史辞章之学尤为热爱。同时，裘沛然对于中西医学素无成见，从其早年疑窦丛生时的求知之路，以及中年的藏书目录可知，他对于自然科学和西医也均有涉猎。还有如门户壁垒和交流匮乏的问题，从裘沛然求学的经验之中也可找寻到借鉴之门和解决之道。裘沛然在上海中医学院求学和实习期间，当时受教老师多为沪上名家，从其抄录的讲义便可一窥究竟。同时在随丁济万先生侍诊期间，因丁先生的诊所乃沪上名人聚合之地，海上名家云集，故得到诸前辈指教，博采众家之长，医术日益精进。

中医学与中国传统文化本密不可分，中医整体观等说法历来为人所强调，但要实践起来，优先竖立中医的理论思维方式，是说易行难。研究裘沛然“儒医结合”的成才之路，不仅要借鉴他成为一代名医的经验，更要看到其对于世道人心的关怀和忧虑，这才是成就其为国医大师和鸿儒大医的关键。

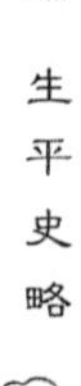

虽然自汉代儒学定于一尊，医学从属于丙部，其地位无法与儒学相比拟。但医学作为活人之术，仍有其明显承接的顺序和谱系，故如谢利恒《中国医学源流论》中将医学与儒学相比例，其着眼的也正是二者之间的整体关系，以及二者在文化上的同源性。而近代自学术分科之后，儒学本身已被拆分而散置于所谓人文诸科之中，要重拾“儒医结合”之道，则须如秦伯未为《中国医学源流论》作序时所言：“是以历史、地理、生物、自然、社会诸科学，攻医者皆必须略涉藩篱，方能会其通而观其变，而得医术之大全。此属于艺者也。医者固以艺术为职志，然昔人常以为应与修养道德共同砥砺，故《素问·上古天真论》等数篇，古圣首悬为教。吾人业医者，应如何惩忿窒欲以养肝肾之阴，勤动四肢以和周身之血脉，合修身养性为一途，成己利人为一事。”秦氏所倡人文、自然诸科的会通观变，修身养性与成己利人为一事，这些正好在裘沛然先生身上有充分的展现，故可以为今日从医者鉴。

（博士后：裘陈江，合作导师：王庆其）

参考文献

1. 裘沛然. 裘沛然选集［M］. 上海：上海辞书出版社，2004.
2. 裘沛然. 人学散墨［M］. 上海：上海辞书出版社，2010.
3. 裘沛然. 剑风楼古籍书目［M］. 油印本. 1957.
4. 施叔范. 施叔范诗钞［M］. 杭州：浙江古籍出版社，2011.
5. 王庆其. 国医大师裘沛然学术经验研究［M］. 北京：中国中医药出版社，2014.
6. 王庆其. 国医大师裘沛然人学思想研究及诗文赏析［M］. 北京：中国中医药出版社，2014.
7. 王群，夏文芳. 中医教育忧思录——国医大师“十老”谈中医教育［M］. 上海：复旦大学出版社，2014.
8.《名医摇篮》编审委员会. 名医摇篮——上海中医学院（上海中医专门学校）校史［M］. 上海：上海中医药大学出版社，1998.
9. 裘沛然. 针灸在国医界之价值［J］. 上海中医学院年刊，1934（1933年度）：13-15.
10. 裘沛然. 中国医药之科学的整理［J］. 国医导报，1940，2（4）：2-3.
11. 裘沛然. 国医新径［J］. 民生医药，1940，44：2.
12. 裘沛然. 医事随笔［J］. 国医导报，1941，3（3）：38-40.
13. 裘沛然. 读陈小翠诗草［N］. 申报，1948-9-27（6）.

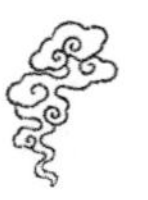

三、人物故事

忆画家唐云

杭人唐云以擅绘画精书法名满海内，尤其是他所绘写的花卉精妙无比，在当代画界堪称一绝，书法亦刚健挺秀，自成风格。书画界对唐翁作品无不啧啧赞美，故有艺术大师之称。其实，唐云的成就，岂止限于书画，他在文学方面的造诣，也是有深厚根底的。可是他具有孤高自赏的性格，不慕荣利，也不事权贵，特别在他晚年时期更不肯轻易替人绘画写字，所以有不少人要想求他的作品往往会有向隅之感。

由于我平素喜欢写写打油诗，还承蒙国内数十位书画家替我诗濡墨挥毫，却独少唐翁的墨宝。一个偶然的机会，有位朋友来看望我，他与唐云为至交，我遂转托请唐翁为拙句写个条幅。这位朋友似乎面有难色地告我：唐的脾气很高傲，他不管什么达官贵人，要看他是否愿意，且待我先试探一下。同时，他还告诉我唐云的一则故事：唐的儿媳（即唐逸览夫人）有一位境外亲友，要想求唐的一幅画片，其媳妇非常慷慨，就答应赠她一幅。后乃请于唐翁，唐以事先没有经他同意，敢贸然轻率答应他人，竟不允媳妇请求，断然加以拒绝，而媳妇因已答应赠画，于无可奈何中只得在拍卖名家书画的赈灾会上以重价购买了唐云的画赠给那位亲友。我也有一点傲骨，听了朋友这番话后，就告诉他不必试探，此事就作罢算了。事隔半年，适我车过唐府，我嘱舆人暂停一下，就径赴唐宅，登楼面唐，只觉他见我时踞坐高椅，目中无物，询问我是什么人？到我此地作甚？一种傲慢之态溢于言表。我也毫不客气地答复：我有一首诗，要请你写字。唐视若无睹地说：把诗拿给我看看。我就把口袋里的稿子递交给唐。唐反复读了三四遍，蓦地起立，请我就座，并即呼保姆递烟送茶，随向我说：大作极佳，我理当遵命。嗣后还请我解释郑板桥写的一副词语艰奥对联的含义，我为之一一破读，唐深表感佩。我因目的已达，即拟告别，讵料唐坚欲留饭，美酒佳肴，纷然杂陈，竟以此款待一个不速之客，真是艺林的一段佳话。

从上述事实分析，一般都说唐老孤傲狂放，而对我则先踞后恭，说明这位艺术大家从表面看来似乎很高傲，实则虚怀若谷，很有古道热肠的风范。

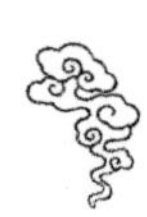

我们从此成为好友，如有半月不见，必函电相邀，煮酒烹茶，谈诗论文，可谓其乐融融。他替我写了不少书画，我没有花费一分钱，却享受了他多次的美筵招待。他别字侠尘，可真有点尘世中闪烁侠骨道义的光辉。他的艺术作品，固然很珍贵，但这算不了什么，最可钦佩的还是他的高贵纯洁的大家品格，相较目前某些书画家只认识阿堵物者，面对这种高雅艺术，听一听唐翁慷慨倜傥之风，怕不会没有一些思考吧。

（裘沛然）

西医名家邝安堃

西医名家邝安堃先生以精通内分泌学闻名医林。他在 1929 年获得法国巴黎大学医学院医学博士学位，回国后任职于上海第二医学院并兼内分泌研究所所长，从事内分泌疾患及机理的研究。他最早发现中国系统性红斑狼疮、西蒙-希恩综合征（注：席汉综合征）和原发性醛固酮增多症的病例，还最先报道异烟肼引起的男子乳房增大病例。他曾培养了很多医学人才，在医学上作出了很大贡献，允为西医界泰斗人物之一。先生特别热爱中医学，曾就教于甬籍名医陈道隆先生，他对中医学术研究之真诚与勤奋，使道隆先生为之赞许不置。邝医师并与程门雪先生及予友善，彼此交往较多，每相见辄以中医学若干问题相问询，我与程老常为之详细解答，我们中西医两家学术交融，晤谈甚为欢洽。邝老并时常向我谈及学习中医的心得体会，尤其对肾阴肾阳之探索研究，并告知附子、肉桂二药同是温壮肾阳，但中医典籍所载二药功效有别，他在实验中研究的结果，与医籍所载若合符节，说明他研究之深入，对中医学着实下了不少苦功夫。像邝老这样一位资深的西医专家，其信奉和研习中医有如此勤勉，比较我们的中医同道未免感到有些惭愧。

因我与邝老相识已久，交谈较为随便。有次我问邝老：你是西医，且在医学界资望很高，我见过不少从事西医工作者都无视中医学，而你何以如此虔信而勤研不倦？他回答说：我当初也不了解中医，是因在法国念书学成归国时，向一位很有名望的法籍老师辞行，并请求临别赠言，其师郑重告知：回国后要好好学习中医学，里面有很多值得吸收的宝贵内容，希望加倍努力。于是，邝老回国后就遵奉老师教导，开始专心致志学习中医学，当钻研到一定深度后，也开始认识到中医这门学问真是一个丰富的宝藏，故兴趣倍增，直至他垂暮之年还孜孜不息地从事肾阴肾阳的科研工作，并取得了相当的成就。

我听罢邝老这番话，既钦佩他虚心好学的精神，同时也浮想联翩，感慨万千。我国目前存在着中西医两门医学，虽然政府很早就发出西医学习中医

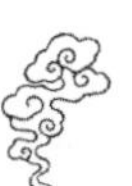

的号召，但除了有少数西医师对中医学得很认真外，一般西医师特别是较年轻的医生似乎大都对中医不很看重甚或目笑存之，而作为一位法国的医学权威学者却对中医学如此珍视，这只能说明越是高明的医家，越会感到医学的艰深，因此没有一点门户之见，而能虚心追求真理，要从中医学中探珠挖宝，以充实西方医学并补偏纠弊，这真是科学家治学的应有态度。而我国的一些浅学者仅摭拾现代医学的一般知识，便藐视自己祖先留下的这份宝贵医学财产，身为炎黄堂堂子孙，反不如碧眼高鼻者之卓识远见对中华优秀文化的重视，思之亦可慨矣！

（裘沛然）

记梁文骥先生

在交往的朋友家中，常常看到他们的客厅上悬挂着书法名家书写的立轴，写的都是唐宋著名文学家的诗句，印象中所见较多的是李白赠汪伦的一首诗。据小说记载：汪伦非常仰慕李白的才气横溢及其清新飘逸的诗作，想设法有以招致，乃修书与李白，函中有“先生好游乎，此地有十里桃花；先生好饮乎，此地有千家酒店”等语。李白果欣然应招而往。待到该地后乃知所谓“十里”“千家”者乃仅仅是店铺和地区名称，李白虽然上了一次大当，然而汪伦的盛意至为可感，故在分别时特赠此诗留念。这段风流韵事，也因李诗而流传至今。

四川梁文骥先生是一位研究古汉语的学者，对医史文献，亦钻研颇深，学识很渊博，性情淳朴，饶有古风，与我已故好友李重人先生友善。重人当年在川时，他们诗词唱和，时相过从，为文字相契之交。记得我早年赴成都开医学讨论会时，忽有一不速之客见访，来客形象很斯文，对我彬彬有礼，在互通姓氏后，询问来访事由，他告我因昔年曾读我所写的《壶天散墨》，心钦已久，只为地隔东西，无由识荆，今闻驾莅蓉城，特为拜访云云。这位不速之客即为梁文骥先生，予闻后深滋愧感，梁君次日即备车邀看川西风光，凡名胜古迹，山川形胜每到一处辄为讲解故事，又陪同参观当地名刹宝光寺，欣赏佛殿宏伟建筑，并在该处设丰盛筵席款待，盘桓竟日，谈笑若平生欢，直到深夜始伴我回旅舍，其古道热肠风怀，在今日世风浇漓之际是很难见到的，的确有点古代汪伦的遗风，可惜我不是李白则有负梁君之厚望耳。予临别亦有两绝相赠，姑志其诗如下：（一）风雨潇潇三十年，神交犹在蜀西边。李翁已逝裘翁老，下笔令人意惘然。（二）桃花零落水潭空，漓俗何由见古风。记取他年宝光寺，幢幢龛影忆梁公。此雪泥鸿爪，文字因缘，亦风尘中一胜事也。

（裘沛然）

叶天士趣事

我国医学绵延数千年，其间名医代出，著作如林，各有其临床独到体会与学术见解，成为我们今日发掘研究之宝藏。如清代温病名家叶天士尤为近百年中医界崇奉和遵信的重要人物。据史传所记，叶氏家世业医，秉质聪慧，好学勤求，他曾师事过十七位老师，能汇集众长，融会而化裁之，不仅其所提出之温病证治继承和吸取了张仲景、孙思邈、刘河间、盛启东等之理论经验，对外感热病有所裨补，在内科杂病方面亦宗法各家，对李杲、朱丹溪、张景岳、喻嘉言之说取法尤多。特别在其临殁时告诫子孙的一番话，如医可为而不可为，必天资聪颖读万卷书者……不然，鲜有不杀人者，及子孙慎勿轻言医等语，真能窥知医道艰深，医生责任重大，为语重心长的仁人之言。古人谓“人之将死，其言也善”，真确论也。

我少年时曾读过一部传记，内载天士一段趣事，因年代久远，其书已早亡佚，书名亦不能记忆，但其事迹则犹萦脑际，兹为追忆概况如下：

叶天士在苏州行医，已薄有医名。适江西道教教主张天师莅苏州，因患病，天士治之而愈，天师思有以酬叶，叶婉拒，乃与共商酬谢之事。因苏州河流纵横，桥梁甚多，一日天师出巡，乘轿至某条河边，将过桥，天师忽下令停轿，宣称有天医星将临，必须回避。此时观众如堵，争欲一睹天师丰采，万头瞻仰，众口喧哗，旋见河中一小舟摇曳而来，待过桥下，天师方命启行。众视小舟乘坐者即天士也，于是叶天士为天医星之名，大噪四方，而求诊者户限为穿云云。由此可见，天士操术之工，不仅止于医，即在自我宣传方面，亦有突过他人的独到之长。今日市场上的所谓轰动效应，在数百年前天士先生即已深得其奥妙，其聪明机智，洵非一般人所能及，宜其名之远播大江南北也。

（裘沛然）

玉皇观奇遇

我少年时读欧阳修为秘演和尚诗集所作的序文，其中有“智谋雄伟非常之士，无所用其能者，往往伏而不出，山林屠贩，必有老死而世莫见者”等语。又如苏轼写的《方山子传》，也是记述他的老友陈季常是一位风流倜傥、豪迈不羁的奇男子，因不能施展其才华，甘愿戴着道冠：徜徉于山中，佯狂垢污，虽遁世无闷。我平常曾听人说，社会上某些抱奇不遇或宦途、情场失意的人，往往看破红尘，投入空门，过着青灯木鱼、绣佛长斋的生活。如近代的弘一法师原是才艺出群的高手，不知怎的一下子舍弃美妻娇妾和万贯家财，投入释家怀抱，甘心情愿去做一个苦行僧，他也很可能碰到某些不如意

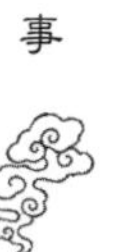

事，乃决意走上这条忘机息影之路。我从前曾有诗记其事："寂灭真言色相非，罗衣着尽着僧衣。祇园乱坠天花后，敢问禅师可息机。"

记得我早年游杭州玉皇观，也曾遇到一位高奇的老道。玉皇观群山环抱，林木滴翠，湖光如镜，云气空濛。我进入观内会客室，只见净几明窗，陈设古雅，室内还摆着文房四宝，专供游人乘兴挥毫。我当年兴致很高，遂挥笔写了一首七律："湖波一碧万山苍，中有楼台坐玉皇。富贵由来如梦幻，神仙修到亦寻常。玄机密语凭谁说，大化群生任尔忙。我与老聃同人梦，欲言道妙已相忘。"写就后只见有个道童来到我身边，说他的师父想看看你的诗作，是否交给他送去一观。我听了有点生气，觉得这个道士好大的架子，自己不出来迎客，却叫一个小童前来索诗，未免过于傲慢。片刻，突见一位身着道袍、长眉修髯的老人缓步而来，对我执礼甚恭，并致歉说，这里游客很多，大都杂乱涂鸦，故对先生驾临有失迎迓，又说读了我这首七律，非常钦佩。此时我们二人就品茗闲聊起来，凡涉道家玄旨、诗词三昧及历史故事，他无不精通，即议论风发地谈了一阵子。少顷，道童们端出一席丰盛素斋款待来宾，老道敬酒劝餐殷勤备至。午膳后，我按寺规惯例，略作资助，老道竟怫然不乐，说他到此观已有几个年头，今日见到先生很为高兴，如果也来这个俗套，未免太小看贫道。于是，彼此又开怀畅谈了许久，直到夕阳西斜，我才告别离观，这位老道一直伴送我到山下，始依依挥手而别。我常听说和尚道士吃四方，今天我因题首诗却饱餐了他们一顿美食，但这不算什么，使我感到庆幸的是，在这个熙来攘往的尘埃迷漫中居然见到了不同凡响的一位高人！

（裘沛然）

裘沛然先生二三事

时光倏忽，2015年5月3日是断肠之日，恩师裘沛然先生逝世已经五周年。忙忙碌碌之余，及至夜深人静，不时忆及与老师相处20余年间的点点滴滴。

（一）在延安饭店统稿

我认识老师裘沛然先生多年，但真正近距离的接触，是在1982年的12月。《医学百科全书·中医内科学》在上海延安饭店统稿，主编是金寿山、潘澄廉及裘老，由于年事已高，需要几位中青年专业人员协助。我有幸被选中，并被安排与裘老师同室。有一次我在查阅《简明中医辞典》时，裘老说你把《辞典》中有关伤寒的著作报给我听，我能说出这些书的作者、年代、内容特点等。我有点将信将疑，当我连续报出30余部著作名称时，老师真的几乎无一遗漏地正确说出这些书的作者、年代、内容特点等，令我钦佩得无话可说。古人说"读书破万卷，下笔如有神"，老师的学术造诣都是在年

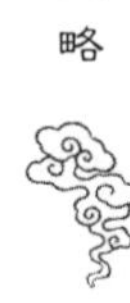

轻的时候打下的扎实基础。

老师的诗才在业界颇有名气，往往信手拈来，随口而出。1月28日夜晚看《百科》稿至深夜1点，我劝老师早点休息，他忽然来句“日暮撑灯观细字，眼花执笔到长眠”。当看到有的稿件写得太糟糕，简直无法修改时，老师生气了，有句曰：“处处遭逢鬼打墙，老夫肝气化肝阳。平生愧乏回天手，只向岐黄哭一场。”2月6日晚，窗外寒风凛冽，我正在修改《百科》中“中暑”这篇稿时，老师当场来句“寒宵挥暑笔，大作倚中年”。每天晚饭后，我与老师常常迈步在延安饭店绿树成荫的小花园中，面对高耸的松柏，老师欣然得句“霜打雪飞色尚青，岁寒松柏不凋零”。3个月的统稿即将结束，1月18日夜深人静，我与老师修稿至深夜，难以入眠。老师感慨地对我说：“他日若忆及与我相处在延安饭店统稿的日子，可用以下两句志念：‘清灯榻伴犹存梦，往事风中已化烟。’”2010年5月3日裘老逝世时我即以“清灯榻伴犹存梦，往事风中已化烟”为题在《中国中医药报》发表了纪念文章，“在追思先生的不眠之夜，想起1983年我协助先生在延安饭店参加《百科全书·中医内科学》统稿时，与老师对榻而眠，请教学问，订正辞章，‘清灯榻伴犹存梦，往事风中已化烟’‘黄鹤不知何处去，我来只见白云多’……”在延安饭店统稿的日日夜夜，老师的音容笑貌，至今历历在目。

（二）火车上对赋

1991年6月，我陪裘师赴江苏常州参加国家中医药管理局召开的“中国病证诊断疗效标准二期工作计划会议”，事毕乘火车返沪。同车的有张镜人和蔡小逊两位名老中医。旅途中闲谈，窗外风景如画，阳光和煦，三老谈兴甚浓，裘老话锋一转，提议面对此情此景，每人当场赋诗一首，以增趣味，两老欣然同意。既然裘老倡议，自然应由裘老先开张：“常州三日雨丝中，胜会高贤议一通；行过东坡洗砚池，用钱江上买清风。”常州三日连绵阴雨，会议结束回沪时天气已转晴，会议期间曾经参观东坡洗砚池胜地，“用钱江上买清风”，突现作者之用心。裘老巧妙用句，信手拈来，记景抒情。未及些许，蔡小逊先生随即奉和：“辘辘车声吟哦中，心有灵犀一点通；矍铄精神松常茂，清词丽句凭高风。”不过10分钟左右，蔡老出句之快，诗意淡雅流畅，令人折服。不等蔡老吟毕，张镜人先生神情踌躇，已经成竹在胸，有诗曰：“顷刻吟成行旅中，诗心息息总相通；裘翁自有生花笔，何必楼高舞剑风。”国医大师张镜人老，出身名门，才华横溢，此脱口成章，着意深邃。另外，诗意中显现三位沪上大家，相互之间十分了解，友情非同一般，“诗心息息总相通”一句直捣心源。裘老书斋名“剑风楼”，自喻“剑风楼主”。张老后二句，一以褒扬裘老有“生花妙笔”，一以运用裘老书斋名阐发作者

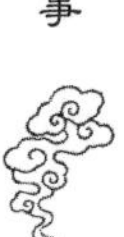

意味。寓意深刻，令人回味。

常州到上海，路程不远，吟咏之间，车已经到站。三位名家的诗作、才华，及其精神风貌，令我终身难忘。

（三）治病先治心

2005年某日，裘老的诊室来了一位女性患者，此人年近三十，当时手捧《裘沛然医论集》一书，自称从香港慕名到上海来求医。诉因情志抑郁、失眠2年，病情日益加重，久治少效，已经没有信心了，看了香港出版的《裘沛然医论集》后，遂信心倍增，专程来沪要求加号门诊。裘老对这一类患者从来都怀着恻隐之心，不会拒绝的。仔细询问患者病史，患者于二年前患皮肤湿疹，久治未愈，导致精神紧张、忧虑、失眠，当地医院诊为抑郁症，一度服西药好转后又复发，又继服抗抑郁药六个月未明显缓解，反逐渐加剧，失眠严重，伴全身乏力，症见心悸、胸闷、精神易紧张，情绪低落，夜寐不安，仅能睡眠2~3小时。伴有眩晕头胀，纳食不馨，月经衍期，量少。裘老经望闻问切，认为此人乃肝气郁结，郁而化热，心失所养。处方：炙甘草、桂枝、麦冬、西红花、黄连、生地黄、生龙骨、生牡蛎、常山、茯苓、茯神、郁金、党参、生姜、大枣。同时叮嘱患者放松心情，生活有规律，每天进行散步活动，避免劳累，并表示一定精心治疗，对此病证亦很有信心，并强调要患者坚定必胜之心，配合医生。四诊时患者仍有心悸和恐惧感，倦怠乏力，纳食欠馨，夜寐时好时差，月经衍期40天，遂又拟一方，经2个月中药治疗，抑郁症基本治愈。因月经失调，经期衍迟，婚后3年未孕，故治宜调理脾肾、益气养血、疏肝解郁为主，经数月调治，月经正常，不久又获怀孕之喜，十月怀胎后生下健康男婴，如今母子安康，并已迁至上海定居。

裘老说："治病先治心，既是一个医疗方法问题，更是一个职业道德问题。唐孙思邈将'大医精诚'置于《千金要方》卷首，其意义值得我们深思。"《读素问钞》说："药非正气不能运行，针非正气不能驱使，故曰针石之道，精神进，志意治，则病可愈；若精神越，志意散，虽用针石，病亦不愈。"他倡治疗疑难病八法中有"医患相得法"。此法首先要求医生对病人具有高度责任感，从而使病人对医生产生坚定的信心。医生和病人的精神如能糅合为一，这将为治愈疑难危重病症创造最佳的条件。医生的认真负责态度，使病人精神得到安慰，并对医生的治疗充满信心。只有"医患相得"才能取得良好效果。

（四）中医学是治人的学问

裘老经常对我们说，中医学是治人的学问。《素问·宝命全形论》载：

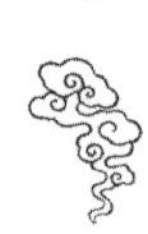

“天覆地载，万物悉备，莫贵于人。”《灵枢·玉版》：“人者，天地之镇也。”充分体现了以人为本的思想。当前，由于医疗水平的限制，尚有许多疾病还缺少理想的根除办法，但是中医药扶助保护人的正气，不失为延长生命、提高生存质量的良好对策，也充分体现了“以人为本”的医学理念。面对临床那些十分棘手的难治之证，先生主张采用“养正徐图法”，即应用调养扶助正气，使正气得充而驱邪有力的一种方法。《医学源流论·元气存亡论》把保护元气为“医家第一活人要义”，“若元气不伤，病虽甚不死；元气或伤，虽病轻亦死。”“诊病决死生者，不视病之轻重，而视元气之存亡，则百不失一矣。”老师强调治病先治人，通过治人达到治病的目的；治病不忘顾护正气，主张“留得一分正气，便有一分生机”。《内经》云：“无毒治病，十去其九。谷肉果菜，食养尽之，伤其正也。”“大积大聚，其可犯也，衰其大半而止。”同时主张食补与药疗同时进行：“五谷为养，五果为助，无畜为益，五菜为充，气味合而服之，以补精益气。”任何治疗措施都是为了保护人体的正气。“养之和之，静以待时，谨守其气，无使倾移，其形乃彰，生气以长，命曰圣王。”老师曾治疗一鲍姓肝癌患者，初诊时病情正逐渐恶化，情绪悲哀。先生一方面积极鼓励患者，增强患者与疾病抗争的信心，另一方面精心辨治，立方遣药以扶助正气为主，待正气来复时，再佐以祛邪散结。随着精神的好转，病情也逐渐改善。至今先生已驾鹤西去，我在宁波遇到此患者，他十分感激裘老的精心调治，至今十年余，患者情况仍然稳定。

（王庆其）

追思裘沛然先生往事

2005年，上海中医药大学成立裘沛然名师工作室，我蒙裘老垂爱，和梁尚华有幸加入工作室跟随裘老学习中医。自此，我二人风雨无阻，随时侍诊左右，直到2010年的最后一次门诊，那是2010年2月11日，离2011年春节还有2天。

向裘老学习的日子，是我人生最值得怀念的时光。裘老是我临床学习的几位老师中，年纪最长、学问最高、成就最大的老师，也是我请益时间最长的老师。从裘老那里，我不仅学到了中医治病救人的技术，更领略了医者的德行、儒者的仁爱、诗人的洒脱。

打开书架上厚厚的《裘沛然选集》，扉页裘老赠书的题字又映入眼帘，不禁又回到了与裘老相处的日子……

初次和裘老抄方，心中不免局促不安，且裘老处方似乎颇为驳杂，难索其深意。裘老见我茫然，遂送我《裘沛然选集》，嘱我细读，方药大略皆在此中。经过反复研读发现，裘老处方的奥妙，在著作中论之甚详，我读到精

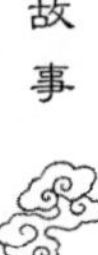

彩处，大有拨云见日之慨。如我受传统教材影响，对苦寒药畏惧如虎，用药一贯谨慎，每观裘老处方，黄柏、龙胆草之类使用较频，不解其意。关于黄柏的应用，裘老引多本本草著作阐明这是一味补肾良药。《用药发明》：“肾虚者，熟地、黄柏补之，肾无实不可泻。”《医学起源》说黄柏“补肾气不足，壮精髓”。《本草经疏》载黄柏“补至阴之不足，虚则补之，乃肾经要药，非常药可比”。《药品化义》说：“知母与黄柏并用，非为降火，实能助水。”可见，黄柏用意较教科书所言存在明显不同，学者如果学而不广，囿于教材，又怎能用好这味补肾良药呢？

裘老在书中为我们揭示了一些用药的奥秘，但有的并没有提及，可能是时机不成熟，或者是没有来得及撰文，这就需要裘老所说的“化”字诀来理解。如裘老对龙胆草的应用甚广，但最奇的用法是用于治疗顽固性咳喘病，常与麻黄、干姜、五味子、诃子、细辛等配伍。我对其用龙胆草的目的甚为不解，世人皆知“病痰饮者当以温药和之”，此方前几味药皆是治疗风寒水饮凌肺之喘咳病，为何用此清肝火呢？裘老著作没有名言其用药思路。我在阅读裘老《选集》中发现，裘老在治疗一咳喘病时，诸方药无效，一筹莫展之际用反佐以取之，用黄芩、龙胆草、生地黄仅三味药，与服两剂，竟奏意外之功，咳嗽十减其九，又复数剂收工。该病系属痰饮，无明显热象，用此三药实无任何理论依据，获此良效，实为意外之喜。自此裘老常将龙胆草引入治疗咳喘病。然我对这一明显违反中医理论的用法还有许多疑问，但后来读张锡纯《医学衷中参西录》始有领悟。张氏说：“龙胆草，味苦微酸，为胃家正药。其苦也，能降胃气，坚胃质；其酸也，能补胃中酸汁，消化饮食。”思《素问·咳论》云：“胃咳之状，咳而呕。”和《素问·痹论》云：“肺痹者，烦满喘而呕。”皆言及肺与胃关系之密切，肺胃之气皆以下行为顺，气机上逆则肺胃相互影响。龙胆草一味若是胃家正药，且能健胃消食，世人所云苦寒败胃之说不攻自破，其降胃气之功可兼降肺气，对治疗咳喘自然有效。

此我亦尝试在咳喘病治疗中加入龙胆草，果能提高疗效，未有不良反应。

裘老常常慨叹：“我们今天所了解的中医理论，恐怕有不少是人为的和机械的东西，禁锢了我们的思想，至少可以说还只是管窥一斑而未见全貌吧！”所以裘老精于对医理进行深入探微，常不拘一格，很多方药突破了常规，应用范围更加广阔。裘老认为，读书不可“先带成见，学而不精，学而不广，学而不化”，应牛溲、马勃兼收并蓄，方能渐入化境。裘老鼓励我们对中医理论要敢于质疑，要有所突破、创新，这是我向裘老请益的最大收获之一！

（邹纯朴）

一个有心寿世无力回天的老人

裘沛然1934年9月起从事中医临床工作，2009年4月入选首届“国医大师”。他对中医药理论有深湛的研究，并有丰富的临床实践经验，出版42部著作，包括医学理论、临床经验、养生保健、经络针灸、各家学说、文学诗词以及各种辞典，在国内外具有较大影响。

（一）澄心息虑　重在全神

中医学中的“神”，是人生命的内核。裘老所提示的“全神”不仅是通常所说的感觉思维、神色、神气，而是指“神明”的妙用。《荀子·天伦》说：“万物各得其和以生，各得其养以成，不见其事而见其功，夫是之谓神。”《淮南子·泰族训》又说：“其生物也，莫见其所养而物长；其杀物也，莫见其所丧而物亡，此之谓神明。”裘老指出，“神”实际上就是目前科学家远未了解的宇宙界的自然运动变化的规律，它是“妙万物而为言”的。人为万物之灵，得神最全，故凡人体的生长衰老寿夭以及气血精髓的充养、喜怒哀乐的调控、对外界环境的适应等诸多生理活动，无不赖“神”所主宰。他比喻说：人有似一部最精密的“自动机器”，具有自我调节、自我修补、自我适应、自我控制四大功能，但这四大功能只有在精神完美不受损害的情况下才能充分发挥其作用。因此，养生首先要全神。

所谓“全神”，就是努力使自己的精神完美无缺，要运用各种修心养性、澄心息虑的方法，使自己的心态保持至善至美，恬淡宁静的境地。这里所说的“澄心息虑”，并不是说人不要思维。作为社会的人，不可能没有思维，问题在于“思”一定要“纯”，能纯则“全”。精神纯真专一，潜心学术研究，为人民为社会做有益工作，心安神怡，乐而不疲，虽殚精竭虑，对身体没有什么大碍。相反，心术不正，勾心斗角，嗜欲无穷，声色劳神，往往导致食不甘味，夜无酣寐，神气受伤，影响了自我调节功能，所以难以达到人应享的年寿。中国历代有修养的名家，大都长寿，就是明证。因此，要做到“全神”，就必须具有一种高尚的思想境界，摒除邪恶和贪欲之心，不慕求浮荣，不损人利己，破除私心杂念，要有忠恕仁厚，纯一无伪的精神。只有在心神极其安宁，碧海无波的情况下，“神”的功能才能得到高度发挥，从而使人体气血和畅，五脏安宁，精神内守，真气从之，这是得享遐龄的关键。

裘老提出，要“澄心息虑”，保养心灵，必须要遵循“1+4”原则。他创造出一张养生的精妙方剂，名为“一花四叶汤”，对健康长寿具有很好效果，是他总结古今养生学家的精粹，并通过现身实践而制定的名方。一花，即指身体健康长寿之花；四叶，即一为豁达、二为潇洒、三为宽容、四为厚道。

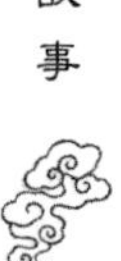

裘老说，“养生贵在全神”，就是努力使自己保持美好的心态。四叶中的豁达：遇到挫折想得开，心胸辽阔，大度能容。潇洒：如书画消遣、文学欣赏、登山观海、良友清谈等。宽容：即责己从严，责人从宽。处处能体谅别人。厚道：即忠恕之道，古贤所谓“己欲立而立人，己欲达而达人”，“己所不欲，勿施于人”。

裘老曾作诗：“养生奥指莫贪生，生死夷然意自平；千古伟人尽黄土，死生小事不须惊。”充分表达了他超脱生死的豁达心态。至于要求生存，希望健康长寿，乃是人之本能。裘老在长期临床中，观察到有不少危重病人或身患绝症者，凡能坦然自若、乐观开朗地面对病情，积极配合医生诊疗的，大多心宽体泰，抗病力增强，元气逐渐恢复，病情逆转渐入佳境，甚至完全康复；而越是忧愁恐惧怕死的患者，则精神崩溃、气血耗散，病情常加速恶化，偏多预后不良。中医学认为，病人的精神状态是本，医生的治疗措施是标，医生的治疗措施是通过病人的“神机”（抗病能力）才能发挥治疗效应，如果病人精神已经崩溃，那么再好的治疗措施也无济于事。正如《内经》所谓“标本不得，邪气不服”。

对待生死的态度，也即是对待人生的态度。裘先生常说，人不必刻意地去追求健康长寿，重要的是珍惜生命的价值和意义。从容、淡定、坦然地面对生活、品味人生、乐天知命，以审美的眼光，打量这色彩缤纷的世界，在社会中多做些力所能及的好事，诗意地活在真实的生命感受之中，那么健康长寿就悄然地不期而临。

（二）情发“中节”气血调和

人为万物之灵。人生在世总有喜怒哀乐之情志变化。喜怒哀乐为人之常情，也是人对客观世界的内心体验和反映。裘老认为，七情之发贵乎“中节”，就是注意不要超过精神活动的“临界度”，也就是古人所说的“乐而不淫，哀而不伤”。七情活动不可不发，不可过用，不发则隐曲不伸，郁而成病，过用则神散气耗，同样足以致病。因此，人若能把握“中节”之道，识得个中真谛，则身心健康有了基本保证。如能“发而中节”，可葆身体康强寿考，精神安乐，社会和谐进步，世界和平繁荣，使人间重重戾气，化为天上朵朵祥云。

唐代孙思邈在《备急千金要方》的“道林养性”篇中就曾指出 12 种过度情志变化的危害性：“多思则神殆，多念则志散，多欲则志昏，多事则形劳，多语则气乏，多笑则脏伤，多愁则心慑，多乐则意溢，多喜则妄错昏乱，多怒则百脉不足，多好则专迷不理，多恶则憔悴无欢。”可见造成人体伤害的关键在于“多”，“多”则超过了常度，破坏了人体的自我调节适应

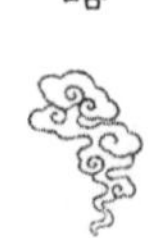

能力，从而导致气血逆乱，脏气戕害，形成种种病变。这是告诫人们对于七情之用要保持“中节”，使之冲和为度。诚如嵇康在《养生论》中所说的：“爱憎不栖于情，忧喜不留于意，泊然无感，而体气平和。”

现代心身医学认为，内外各种因素所诱发的适度中节而又较为短暂的情志波动并不害生致病，即使劣性刺激所激起的一时性的较为剧烈的情感波动，经过机体的自身调节机制作用后也不一定伤及人体，故有“随怒随消未必致病”之说。能导致躯体病变或损伤的是那些超过个体生理适应和调节能力的情感波动。中医理论中致病情志表现出两类基本形式：一是波动过于剧烈，如狂喜、暴怒、大悲、猝惊等勃发的激情冲动；二是持续过久，如抑郁、久悲、失志、过忧、郁怒以及长期的紧张焦虑等不良心境状态。因此，加强自我调节或控制，是防范心身疾病的关键。

裘老说，养生贵在识度与守度。度，是衡量一切事物轻重、长短、多少的统称，后人引申为处理事物最适当时为适度。度，包括理度、法度、制度、气度、节度等，做人的一切，都得有个度，养生也不例外。孙思邈提倡饮食应达到“饥中饱、饱中饥”为最合适，就是饮食之度；汉代华佗主张“人体欲得劳动，但不当使极耳”，就是劳逸之度；《内经》载起居有常，不竭不妄，就是房事之度；《论语》曰“惟酒无量不及乱”，就是饮酒之度；另如“乐而不淫，哀而不伤”，就是悲欢之度；“君子爱财，取之有道”，就是理财之度；“亲亲而仁民，仁民而爱物”，就是精神文明之度；“仰不愧于天，俯不怍于人”，就是做人之度。因此，裘老对饮食多少倡导七分饱，而对于食品营养、药物调补等皆向不重视，故很少尝试。他还曾写养生诗曰：“饥餐渴饮七分宜，海雾龙腥未足奇。益寿金丹非药石，休教病急乱投医。”

儒家倡导的“中庸之道”，是指无过无不及，把握处理事物恰到好处。这是把握“度”的最高准则。《内经》曾提出“生病起于过用”的观点。诸如饮食过饱、情志过用、劳逸过度等均可成为致病之因。裘老提出养生贵在识度与守度，可以认为是中庸之道在养生理论中的具体应用。裘老强调，“度”不是死板的规定，而是一种圆机活法，可以根据体质、生活习惯、地区、时令和时代条件不同而作适当调整。

裘老强调养生要坚持一个“啬”字。他完全赞同唐代孙思邈以焚“膏用小炷与大炷”可以延长生命的比喻，认为人的精神气血是有限的，不可浪用，必须处处注意摄养爱护，要尽量减少它的消耗。老子说：“五色令人目盲，五音令人耳聋，五味令人口爽，驰骋田猎令人心发狂。”五色、五音、五味等皆是人之本能所必需，但如纵情于犬马声色，必然耗伤精气神而损及年寿。所以，“治人事天莫若啬”。所谓“啬”，就是要摄神、葆精、爱气、养形。《韩非子·解老篇》也说：“书之所谓治人者，适动静之节，省思虑

之费也。所谓事天者，不极聪明之力，不尽智识之任。苟极尽则费神多，费神多则盲聋悖狂之祸至，是以啬之。”

上述的《内经》所提出的“生病起于过用”的观点，实际上与裘老所强调“啬”的论述是一致的。如七情过用就成为致病之因，“怒伤肝”“喜伤心”“思伤脾”“忧伤肺”“恐伤肾”等均是。饮食的大饥大饱，或过寒过热，或偏嗜，皆是“过用”现象，足以成病。所谓“饮食自倍，肠胃乃伤”。《内经》所说的“久视伤血，久卧伤气，久坐伤肉，久立伤骨，久行伤筋”，也是“过用”所造成的损害，均违反了“啬”的要义。

“啬”与“中节”既有联系又有区别，中节是指不要超过身心活动的范围，而啬的含义则是指人们对自己精气神的消耗希望能减少到最低限度。

（三）仁为医本　勤为学舟

裘老在童年时曾就读于国学专修馆，师事过著名学者施叔范先生。就学虽仅二年，然已初步奠定了古汉文的基本知识。其后他在家自学经史百家之书，旁涉新文学和自然科学书籍，学习颇为勤苦。其叔父裘汝根通晓针灸学，裘老在深读的同时，挤出一定时间从叔父学针灸，故对中医古籍及针灸临床亦粗晓其理。他在1930—1934年，进入丁甘仁先生所创办的上海中医学院学习，并在名医丁济万诊所临床实习，又常请益于谢观、夏应堂、程门雪、秦伯未、章次公诸先生之门，深得海上诸名家的青睐。1934年起开始悬壶生涯，临诊之余，勤研中医学和历史、文学、哲学等，家中藏书数万卷，寝馈其中20余年。1958年进入上海中医学院担任教学工作，长期从事中医教育和中医理论及临床的研究，广闻博学，在中医基础理论及各家学说方面颇多建树。

裘老是全国著名中医理论家、中医临床学家，并一直坚持勤奋学习。他深感人生有涯，知识无穷，常自觉学识浅薄，曾感赋一绝——“学如测海深难识，理未穷源事可疑。诗到换年浑是梦，世犹多病愧称医”。裘老治学极为严谨，有时近乎执着，不论是行医、还是治学，这位“杏林”老人，把这一人生态度奉为圭臬。作为医界翘楚的裘老，行医七十余年，医德广被，著作等身，他担任《大辞海》《辞海》副主编及中医学科主编达数十年，还编纂《医籍大辞典》及其他辞典多种。最为人们所喜阅和乐道的为《裘沛然选集》和两本散墨——《壶天散墨》《人学散墨》，特别是裘老耗费八年之功于最近出版的《人学散墨》，对发扬中华优秀文化，提高群众道德素质，促进社会友好和谐，保证人民身心健康，受到广大读者欢迎和有识之士的好评。此书不但有益于人体身体健康，更重要的是提高人的心理健康，是影响深远、有益人类的一本名著。

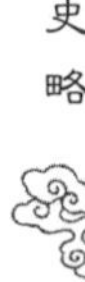

裘老在自己的养生观中说过："天人合一"的思想有助于人与人的协调和可持续发展；"和而不同"的思想有助于促进文化的多样性发展；"以义制利"的思想有益于化解人与人、人与群体间的矛盾；"成人之道"的思想有利于理想人格的培养。这四个方面是相辅相成的。同时，他还提倡"以仁为本""以礼为节""以义为衡"的道德规范，树立这样的养生观，既可寿人，还可寿世，这是养生的最高境界。

最后，以裘老早年一首小诗作为本文的结束：

灯火连宵梦寐长，剑风楼外月如霜。中华儿女多豪杰，祷我炎黄一炷香。

（梁尚华）

怀念祖父裘沛然

今年5月3日是我的祖父裘沛然先生辞世2周年的纪念日。祖父离开我有2年了，但他的音容笑貌时常浮现在我眼前。他丰富扎实的理论学养，活人无数的临床实践，博学多识的儒学功底，善诗能文的艺文才情，高德大义的济世仁心，是他这位鸿儒大医一生真实的写照。作为他孙儿辈中唯一继承其学术经验的孙子，回忆起祖父对我的教导和关怀，往事历历在目。

当初我报考上海中医药大学的时候，祖父曾问过我："你真的决定学习中医了吗？学医不是一件轻松容易的事，它需要吃苦耐劳且收入不高，更需要一辈子的付出，你要想想清楚。"听了祖父的话我对医生的职业有了心理准备，仍毅然决然地报考了上海中医药大学。在课余时间，我便在祖父的指导下攻读各类中医经典著作，他对我学习要求十分严格，如要求我熟背《汤头歌诀》《药性赋》等经典，还时不时会问我一个方剂的组成及配伍，教我在临床上如何变化应用等。某日，有一病人就诊，在诊完病情后，祖父嘱我以半夏厚朴汤及良附丸开方，当药方交到其手中，发现有一味中药开错，祖父不顾旁边有多位病人在，对我严厉批评，"那么基础的一张方剂都背错，实在不应该，你过后给我抄五十遍方歌"，顿时我脸面通红，深感羞愧。病人走后，祖父语重心长地说，"你现在在我这里坍台，总比以后做了医生在外面坍台好，一定要牢牢实实打好基础"。祖父的这番话将永远铭记在我心里，基础十分重要，根深才能叶茂。

祖父喜欢下象棋，空闲之余会和朋友下下棋，以此作为一种休闲养脑。我则时常坐在旁边观战，同时也慢慢学会了下棋。他老人家从让我车、马、炮开始，随着我棋艺逐步提高，最后可以"公平"地和他对战了。甚至偶尔也能赢他两盘，这使得我的自信心满满，难免有轻敌的时候。记得有一次和祖父对弈过程中我起先很顺利，后来变得不顺，局势在不断地逆转，最后崩

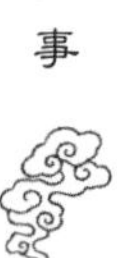

盘了。我输得很窝囊，心里不服气，要求再来一局，但还是同样的结局，当时我的言谈表情中流露出不服气的样子。祖父看到了我这一现象就对我说，"输了棋要找找原因，加以改进，要沉着应战，要胜不骄，败不馁，越挫越勇，要学会反败为胜，你心浮气躁，焉有不败之理。吃过饭后你要写一篇作文，题目就叫'为什么我会输棋'"。从此我逐步明白了，祖父不仅在教我下棋，更是在教我做人。

祖父精研岐黄之学，深通历史、儒学、诗文，同时高度重视和评价现代医学。他认为中西医各有所长，要互相学习，取长补短，要求我精中通西，并希望我熟练掌握英语，把传统医学的精华推出中国，为全世界人民的健康作出贡献。受到他的鼓励之后，我决定西渡英国留学。出国前夕，祖父亲手为我写了座右铭："少壮不努力，老大徒伤悲。"我把它带在身边去了英国。在那里我没有忘记祖父对我的希望，向当地人士介绍中医药知识，使很多人对它产生了浓厚兴趣，不少还有远赴中国学习的意向，这让我十分自豪。现在这墨宝压在了我写字台的玻璃下，每天我坐在写字台前就可以十分醒目地看到，以此激励我不断奋进。

祖父很少给我讲大道理，但他对我的教育和影响都是渗透在生活中很多具体的事情之中，他的一言一行本身就对我是一种教育。如今我学成归来，一定要努力学习和继承好祖父留下的宝贵学术思想和临床经验，同时我也要向我的导师以及前辈老师们和我的父亲好好学习，接好中医的班，发扬光大中医药事业，我想这也是对祖父最好的一种纪念吧！

（裘世轲）

裘老书事二则

光阴荏苒，不觉裘老去世已经两年了，但他的教诲与音容笑貌，依然时常浮现在眼前。

这或许是许多人的共同感受。不久前，一位晚年和裘老来往颇多的学者还发来短信，他在杭州西湖游玩，睹物思人，想到了和裘老在西湖边谈文论书的美好时光，他说深深地怀念那段日子。

"望之俨然，即之也温。"裘老看上去严肃，但实则极为风趣，这或许就是大师魅力所在吧。裘老的趣事极多，这里记录的两则均与读书有关，似尚未见诸他人笔端，故撰文以飨读者。

（一）"最老的读者"

裘老爱书是出了名的，他在《新民晚报》上所写的文章《读书快乐有乘除》脍炙人口，可谓深得读书三昧。

他自青年起就不断购买，日积月累，到晚年时，藏书已然极多。虽然在“文革”中被抄走不少，后来还捐给故乡图书馆上万册图书，即便如此，他自己剩下的图书依然极为可观，数目达数万册，可说是“坐拥书城”了。

不过，他总感觉不满足，特别是他晚年转而对人学进行研究后，对于图书的需求量就更大了。虽然此前他的藏书中文史哲类的图书已经很多，差不多占据藏书半壁江山，但他总是想要看到更多、更好的图书。

虽然朋友和学生都帮他买了不少，单儒学方面的书几乎摆满了两个大书柜，其中有些他觉得有参考价值，但也有不少觉得很不满意，毕竟读书是个人的事，假手他人总归是不能完全领会他的旨趣。

2009 年初夏某日，裘老突然说想去上海书城自己选书。我们听了都不太赞同，因为当时裘老已经 94 岁高龄，虽然精神和身体都还不错，但毕竟年纪摆在那里，书城人多，空气也不好，更何况他当时住在较为偏僻的郊区，去书城的话开车单程就得大半个小时。

不过，裘老脾气很倔强，他再三坚持要亲自前去。当时，正好一位出版社的朋友在座，先与书城取得联系。书城方面得知裘老的情况后，主动提出安排专门的房间来请裘老坐在里面选书。

于是，约好时间，我们陪着裘老来到了上海书城。这里的工作人员已经在一旁等待，扶着裘老到了安排好的房间坐下。裘老表示主要想看些哲学类书籍，于是，大家用书蓝帮他提了很多过来，东方哲学、西方哲学……在桌子上堆了好几大摞，供他选择。

裘老选书极为认真，他坐在那里慢慢的翻阅着，看得极为认真，目录、前言、作者介绍都要大致浏览。有些觉得很中意的，更是格外仔细，收起来的时候，似乎还意犹未尽；而对于自己感觉不满意的，则边看边摇头，粗粗一看，便放到一边。

时间不觉过去了，原先想着为他身体计，一个小时选书时间差不多了。但裘老一见到书，便似乎忘记了疲倦，也忘了时间，坐在那里不休息地一直看下去。大家催了几次让他休息一下，他虽口头答应，但依然翻阅不停。其认真和专注程度就连书城的工作人员都不由赞叹，说他或许是来书城挑书的最老的读者了。

就这样，裘老一直在书城待了 3 个多小时，其间偶尔喝口茶之外，始终在书山间徜徉。最后在大家一再催促之下，方终于停手，高兴地带着十几本“战利品”满载而归。

（二）“考考计算机”

裘老虽然年事已高，但对于新兴事物总是兴味盎然，特别是计算机等

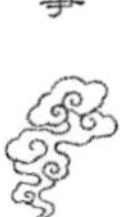

"高科技"的东西，他总是很有兴致。

记得刚认识裘老的时候，他书房里还没有这些设备。在谈到作学问的方法的时候，他总是提醒我们要勤动手，多做数据卡片。

记得他每次和我们说这些的时候，我们都回答说现在有计算机和网络，许多数据性的工作都无需人工进行。裘老每次总是不以为然地摇头，似乎觉得不太能理解，也可能他心理面觉得我们是在偷懒也不一定。

记得后来有一次聊天的时候，他谈到陆游某首不太常见的诗，其中一句有些不确定。正好我计算机上装有相关软件，于是便帮他搜索了一下，不但解决了这个小问题，还引起了裘老的好奇心。

特别是他知道计算机里装得下《四库全书》的时候，更是惊异不已，于是，他说要"考考计算机"，看看到底灵不灵。

他先出了一句《内经》的"心为君主之官"，我帮他输入之后，一检索，结果自然清清爽爽地出来了，包括不同的版本都呈现在屏幕上。

然后，他又想了一句《史记·孔子世家》的话，也查出来了。他似乎还不太敢相信，让我去把书橱里拿出中华书局的书来相对照。

这个小游戏让裘老乐此不疲，一直查了一上午各种各样的句子和材料，每次他都要把计算机抱到跟前仔细看屏幕。

不过，裘老判断力确实过人，没多久，他就发现了计算机检索的大缺点：计算机毕竟是死的，如果是同义词的话，计算机是没法准确地判断。

发现了这一点，裘老颇为高兴地笑了："还是人脑比电脑聪明，它是死的。"

不过，他也确实感到了计算机带来的种种便利，自此陆续各种办公设备，如复印机、打印机、扫描仪等在他的书房的一角安了家，甚至还开通了网络。

用裘老自己话说，算是"和世界接轨"了。

（章 原）

散墨人间泣星辰

2010年5月3日5时，裘沛然教授与世长辞。惊闻噩耗，悲痛万分，作为"裘沛然名师工作室"的成员，我们有幸跟随裘老学习，聆听先生教诲，体会大师风范，感受人格魅力。而今先生突然辞世，我们不禁悲泪如泉，哀思悠悠。

多年来，裘老对学生一方面传授知识，一方面传授做人的道理。"学高为师，身正为范"，裘老用自己的医、德、言、行时刻感化我们，多年的言传身教，先生的教诲我们将永记心间，先生留给我们宝贵的精神财富，我们将受用终身。

（一）医理圆通的引路人

裘老“传道，授业，解惑”半个世纪，桃李芬芳，自不待言。我等跟随裘老，耳濡目染，颇为受益。“学须静也，才须学也，非学无以广才，非志无以成学。”名师工作室的寓意在传承、发展、育人。工作室成员长幼参差，学识、基础各不相同，每位成员以往所在的学科及临证经验各异。裘老治学严谨，处事务实，在工作室启动之初，即静思潜想，为每位成员制订了翔实的工作计划和培养方案，体现了因人而宜、循序渐进、夯实基础、拓展能力的特点。大家遵照培养计划，按部就班，点滴积累，定期汇报，相互交流。我们感到个性化的、缜密翔实的培养方案使每位成员都收获颇丰，受益匪浅。

我们常至裘老处所“茅庐”请益。裘老教学常以“清谈”的形式进行，颇为别具一格。裘老的许多学术观点、精辟言论、临证要旨或用药经验，常常是在与他交谈中所获得。裘老每喜卧谈，烟茶随伺，谈兴浓时会扶衣而起，神采飞扬，少时又复卧于沙发之上，沉思静想。探讨的题目不一而足，古今中外、医文史哲、临证各科，皆有企及，学生们在不知不觉间增长了见识，对中医理论的理解亦日渐深入。

如他对《内经》经典的评价，认为《内经》是一部先秦时期的各家学说，并非一人所作，书中确有许多精华，但也存在糟粕。至于后人将许多经典言论加以曲解或误解，他深感惋惜；对于《内经》中某些非精粹内容，却被捧为经典之论，他总为我们详加分析。

记得有一次，裘老问我们：“你们谈谈中医基本理论的精华到底是什么？”我们杂七杂八说了很多，裘老皆摇头不语。最后，裘老总结：“中医基本理论的核心思想可体现在‘五观’，即整体观、辨证观、动态观、邪正观和心神观。”一语中的，令人折服。裘老还嘱查阅资料，详细表述“中医五观”，可择时发表。然文章未就，而师生阴阳两隔，心中之恸，吾谁与说！

（二）修身怀仁的训诫者

“正心，修身，齐家，治国，平天下”是儒家的人生理想，裘老也是用一生践行这一目标。裘老著作等身，盛名卓著，但为人谦和、达观，在生活中是一位淳厚长者。我们几个学生，经常造访打扰，裘老都热情相接，盘桓至饭口，裘老亦诚恳相邀，余等盛情难却，故也却之不恭。我们有的学生甚至与裘老孙辈年龄相仿，无论是谁，辞别时裘老必送至门外，令人十分感动。

裘老不仅医技精湛，他高尚的医德也深深地感染着我们。他诊治时，总是设身处地为病家着想。有一次，他坐诊的医院装葺一新，准备统一提高服务档次和规格，专家的挂号费也拟由原来的200元提高到500元。裘老坚决

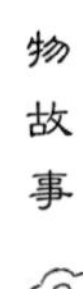

反对，他认为病家已经为病所苦，再大幅提高挂号费，会额外增加病人负担，因此屡次和医院领导反映。在裘老的一再坚持下，医院最终对裘老的病人维持了原先的挂号费，病人们感动至极，自发写了感谢信赠给裘老，并纷纷签上了自己的名字，准备寄给上级领导，裘老再三劝阻方才作罢。至今这封信还压在裘老的案头，成为大医精诚的珍贵历史见证。

（三）勤勉求真的牧马人

裘老除了临证，最大喜好便是读书、吟诗、对弈。裘老家中藏书以十万计。裘老一生勤勉，手不释卷，读书已成为了他生活的重要内容。裘老在书中汲取营养，去芜存菁，求真务实。同样也要求我们，做任何事，要用心精微，兢兢业业，研究学问要博极医源，精勤不倦。如他多次谈到对升麻、细辛等中药的评价和心得体会，世人多认为升麻有升提之功，裘老却不以为然，认为纯属望文生义。《神农本草经》明示："升麻，主解百毒。"宋代朱肱亦有"无犀角用升麻代之"的记载，可见升麻乃清热解毒良药，验之临床，确非虚语。对于细辛剂量问题，后代医家有"细辛不过钱"之说，经裘老反复考证，认为细辛用量不过钱是针对散剂服用的剂量而言，并非指中药汤剂中的用量，通过裘老长期的临床验证，在汤剂处方中用的细辛 9~15g 已是常规用量了。实践是检验真理的标准，裘老认为学习古代文献一定要循名责实，不可人云亦云，更不能混淆视听。现在我们在临床也学着用细辛，从 6g 起步有时到 12g，从未偾事。

裘老喜读书，也督促我们读书，为我们列出书目，定期考核。至今回想在裘老面前朗朗背诵的情景，声犹在耳，仿佛回到了前代先生对弟子们严厉训导的私塾古宅，心中泛起一丝甜蜜。我们至今保留着裘老亲手书写的便笺，上书苏轼的诗句"好书不厌百回读，熟读深思子自知"，告诫我们好的书籍是开启心灵的钥匙，要常备案头，反复学习体会，读得越熟，理解越深。

（四）志在济世的殉道者

裘老对中医事业的发展也是殚精竭虑。在陪护裘老的日子里，裘老在病榻上经常做的一件事是向我们招招手，把我们叫到床边坐下，想和我们探讨一个他经常萦绕在脑海中的问题："中国有这么多中医大学，为什么却出现中医人才的断层现象？中医教育怎么个搞法才能达到培养优秀中医人才的目的？"

"中国有这么多中医大学，为什么却出现中医人才的断层现象？"这应该是中医界的"钱学森之问"了吧？作为中医教育工作者，这是每个人应该深思的问题……

裘老晚年，集思广益，收集素材，以八年之功撰写出版了专门讨论如何

做一个“合格”的人的著作《人学散墨》。裘老更像一位理想主义者，以唐·吉诃德式的勇气践行缔造他心中和谐共存的“大同社会”。“达则兼济天下”，一位早已功成名就的大医，一位年逾九秩的老人，始终不忘对中华传统文明的“救赎”。先生虽逝去，文章遗世功千古。《人学散墨》的出版引起学界的热议与好评，必将对我国社会主义精神文明建设及国民道德教育起到积极的推动作用。

“往事勿追思，追思多悲怆。”走笔至此，泫然泪下。如今，裘老突然离开了我们，我们再也不能聆听他老人家的教诲，再也听不到他老人家用慈溪乡音抑扬顿挫地口述方药了，对于我们而言，真是今生无比巨大的遗憾。

于呼哀哉！悲恸之情无以言表，谨以此文寄托我们的哀思！

（邹纯朴　梁尚华　章 原）

裘沛然人学思想探微

国医大师裘沛然先生是我国著名的中医学家。他热爱中华文化，对儒学钻研尤深，其晚年的力作《人学散墨》，在学术界获得了很高的评价，显示出对于优秀传统文化的慧眼与独居匠心的思考。他认为医学就是人学，世界上人是第一可宝贵的，无论做什么工作，首先要做好人，这是一切事业的根本。从早年沉潜医学到晚年关注人学，彰显了这位鸿儒大医的博大情怀和仁爱之心。

（一）医学的本质是人学

裘沛然先生从事中医工作70余年，经过长期的实践和思考，认为医学的本质是人学。那么，何谓人学？

在整个人类的认识中，人对自己的认识是最落后的，尽管两千多年前希腊人就提出过“认识你自己”的课题，但对人的综合认识迟迟未能形成严整的科学。因此，人学作为一门科学至今还没有真正建立起来，但古今思想家们都提出了许多关于人的思想，即人学思想。至于人学的概念及其内涵、外延，学界颇有歧义。有认为“人学是关于人的存在、本质及其产生、运动、发展、变化规律的新兴科学”；有认为人学是以整体的人的本质及其生活世界为研究对象的学问。人学主要研究内容有两方面：人的本质，包括人的地位和人的发展问题；人的生活世界，包括人与自然、人与社会、人的历史、人的社会生活和个人生活问题。

人学不同于人的科学。人的科学是泛指一切以人为对象的各种自然科学和人文社会科学，它们都只研究人的某一层次或方面。如生物学研究人的自然生理层次，经济学研究人的经济关系，伦理学研究人的伦理关系等等。而人学则是在各学科分门别类研究的基础上，对人进行综合性的考察和研究。

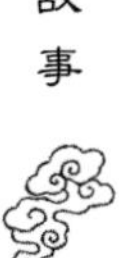

一方面，人学离不开各门人的科学，必须吸收它们的最新科研成果作为自己研究的出发点和立论根据；另一方面，任何一门具体的人的科学都不能代替人学，相反，要有人学给予理论指导。人学应是与科学相对的概念：科学探究客观事物，追求普遍的知识；而人学主要针对主体自身，提高个人的心灵境界与智慧能力。人学坚持对人的本质的认识，挖掘人与世界的内在联系，追求精神的超越。它面向主观意识，促进个体的成长，帮助人实现自我。它要弄清生存的意义何在，以及人应怎样生活才能达到真正的幸福。

为什么说医学就是人学?

复旦大学医学院王卫平教授说："医学所研究的对象是人类本身；导致人类疾病或影响人类健康的因素不仅涉及自然科学领域，而且也紧密联系到社会和人文科学等领域，通俗地讲，医学是人学。"美国生命伦理学家佩雷格里诺《医疗实践的哲学基础》也说："医学不是纯科学，也不是纯艺术，医学是艺术与科学之间一门独特的中间学科"，"医学是人文科学中最科学的，是科学中最人道的"。

传统中医一向认为，医学就是"活人之学"，"人命至重，贵于千金"，"医乃仁术"，为医者最重要的是应有仁爱之心。明代龚廷贤在《万病回春》中说："医道，古称仙道，原为活人。"晋代杨泉《物理论·论医》说："夫医者，非仁爱之士不可托也。"德国柏林大学教授胡佛兰德在《医德十二箴》中指出："医生活着不是为了自己，而是为了别人，这是职业的性质所决定的。"医生的道德水平是为医者必备条件，医生的道德修养集中体现在以人的价值为核心价值的职业精神，这种精神专注于生命的价值和对个体自由及尊严的尊重，并处处体现在医疗实践活动中人性化的处理的方式。

裘老从事中医教育工作近五十年，认为培养选拔医学人才的原则是德才兼备，然德才之间，德是首位的，德比才更重要。有德有才者，必将对事业有贡献，而有才无德者，其才越大则弊越多，才，适足以成其作恶的本领。因此，无论是培养学生，还是评价良医和良师，首先要衡量他的德性，只有先做好一个人，才能做好应做的事情。为此，先生常以《论语》"为政以德""道之以德"，以及《道德经》"是以万物莫不尊道而贵德""重积德则无不克"等先贤名句来教导学生。裘老常以孙思邈的《大医精诚》之说教育学生并要求将其视作座右铭："凡大医治病，必当安神定志，无欲无求，先发大慈恻隐之心，誓愿普救含灵之苦。若有疾厄来求救者，不得问其贵贱贫富，长幼妍媸，怨亲善友，华夷愚智，普同一等，皆如至亲之想，亦不得瞻前顾后，自虑吉凶，护惜身命。见彼苦恼，若己有之。深心凄怆，勿避险巇、昼夜、寒暑、饥渴、疲劳，一心赴救，无作功夫形迹之心。如此可为苍生大医。"裘老既是这样教导他的学生，他自己也力求做到身体力行。

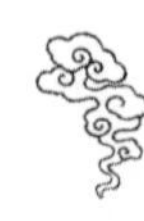

（二）从沉潜医学到关注人学

裘沛然先生作为一个著名的中医学者，晚年为何关注人学研究?

裘老说："我从事医疗事业已七十五年，向以疗病为职。但逐渐发现，心灵疾病对人类的危害远胜于身体疾患。由此萌生撰写《人学散墨》之念，希望为提高精神文明道德素养，促进经济发展，略尽绵薄之力。"他在《自序》中阐明了自己撰写此书的缘由：中国在几千年前，人早已自称为万物之灵，在西方，也早有称"人为万物之尺度"之说。然而，人虽然贵为万物之灵，却"对自己的形体、心理、情感的调控和人与人之间的人际关系的处理显得异常笨拙，从历史记载到现状目睹，人群之间，总是那么难以和谐，小则尔虞我诈，明争暗斗，大则白骨千里，尸山血海，引发无数大大小小的惨剧"。这巨大的反差引发了他深深的思考，由此开始了人学探究的道路。

裘老是一个富于社会责任感和善于思考的人，他思维的触角早已经超越了单纯医学的范围。对于现实生活中的方方面面的情况，先生保持了高度的关注，特别有感于改革开放以来，虽然经济发展了，但是社会中仍然存在着许多丑恶现象，"仓廪实"却没有"知礼节"，这些都对他有很深的触动，促使他开始思索"做人"与"健康"之间的关系。

（三）真正的儒学就是人学

随着思考的深入与知识的积累，先生开始了"如何做一个合格的人"的探索，这成了他晚年生活的重心。他认为，真正的儒学就是"人学"，并以"人学"立言，提出"天人合一"的思想有助于人文环境和自然环境的可持续发展，"和而不同"的思想有助于促进文化的多样性发展，"以义制利"的思想有益于化解人与人、人与群体间的矛盾，"成人之道"的思想有利于理想人格的培养，认为这四个方面是相辅相成的。

裘老认为，经济全球化是人类征服自然能力发展到相当高程度的产物。在这同时，它也进一步强化了人类对自然的控制、改造、支配的欲望。这种欲望的过度膨胀导致了20世纪出现全球生态危机。西方哲学传统的主流是把人与自然的关系看作主体和客体的对峙，注重的是探索自然的奥秘并进而征服自然。儒家所讲的"天人合一"思想，强调天-地-人三才一体，人与自然要和谐相处，协调发展。既要"尽人之性"，又要"尽物之性"，则可以"赞天地之化育"。儒家思想开创了"可持续发展"之先河。

中国传统文化特别强调"和"的观点。《国语·郑语》："和实生物，同则不继。"《论语·子路》："君子和而不同。"意思就是尊重差异，崇尚和谐，反对不同事物之间的冲突和对抗。借鉴儒家"和而不同"思想，有助于

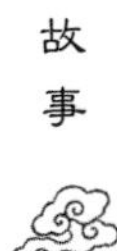

消除所谓的“文明冲突”，促进全球文化多元化的发展繁荣。

在市场经济条件下，面对物质财富的巨大诱惑，往往会激发起人们对物质利益的贪欲，引发出人与人、人与社会的诸多矛盾。裘老认为，儒家的“以义制利”是调整义利关系的价值标准和协调人类社会价值取向的普遍原则。面对物质利益，义以为上，见利思义，以义制利，这有可能成为构建新世纪共同价值观、公共道德准则的基础。

儒家把关于培养理想人格的学说叫作“成人之道”。作为生活在世俗社会里的人，很难完全摆脱世俗的富贵、贫贱、威武的牵制而自主地追求理想人格。《论语·子张》说：“君子之过，如日月之食焉。过也，人皆见之；更也，人皆仰之。”它启示我们，对理想人格的追求，既要超越世俗，又植根于世俗生活。

（四）人道三大絜矩

2008 年岁末出版的《人学散墨》，是先生多年思考、研究的成果。《人学散墨》“是专门论述如何能做一个‘合格’的人而写的”。他发现孔孟所倡导的儒家学说中有许多关于论述做人道理的精粹思想，他们“既发现了人的可贵，又提示我们做人以和为贵的具体规范”，虽然有些具体的做法由于时代的变迁，在后世不适用了，但是孔孟儒学“以人为本”“以和为贵”等人学思想却是超越时代的精粹，是做人应该遵循的永恒标准，对于个人在社会上生存、进取，国家间和谐相处，乃至于人类未来的创造都具有极大的裨益。但是，令人扼腕的是，孔孟儒学在后世，遭到了种种歪曲和利用，以至于本来面貌反而难以识别。近些年，学界对于孔孟儒学的“还真去伪”工作取得了不少进展，然而，这是一项艰苦长期的工作。在一些人的头脑里，孔子要么仍然是那个高高在上的“大成至圣文宣王”，要么是遭人嘲弄的“孔老二”。为了替孔孟儒学“拨乱反正”，阐发其“人学”思想的内涵，先生在先哲时贤众多研究的基础上，结合自己的人生体验及对社会人情的思索，形成了一系列自己关于人学的观点。他结合自己对儒学的研究，提出了“以仁为本，以礼为节，以义为衡”的为人三大絜矩。

关于仁，孟子说：“仁者人也，合而言之道也。”仁为人的本性，是一切道德的纲领或最高的道德原则。“仁者，爱人。”仁的涵义，就是“己欲立而立人，己欲达而达人”，“己所不欲，勿施于人”，此乃立身之本。以爱人作为仁的基本规定主要有两方面的内涵：一是从人和物的关系而言，前者比后者更为重要；二是从人与人的关系而言，应当互相尊重和互相敬爱。这两方面的内涵凝结成普遍的人道原则：肯定人的价值和尊严。

先生认为，医学是一种仁术，只有有德之人，才能尊重生命的价值和患

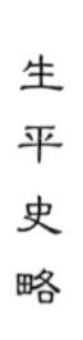

者的尊严，具有敬业精神，对病家高度负责，大医精诚，拯救患者生命。林通《省心录·论医》说：“无恒德者不可以作医，人命死生之系。”西方医学鼻祖希波克拉底认为：“医术是一切技术中最美和最高尚的”，“它的目的是解除病人的痛苦，或者至少减轻病人的痛苦”。医学是治病、救人、济世三位一体的仁术。

礼，不仅是指礼制、法制等，实际也是人的行为规范，为实践“仁”的具体措施，是维护社会有序、和谐所必不可少的。有了“礼”，人类才能脱离野蛮，趋向文明。礼的核心就是“节欲”，古代所谓“以礼制欲”，“不知礼，无以立”。诚然，社会发展到了今天，以古代的“礼”来要求现代人来遵守，无疑是不合适的。但礼的精神是永恒的，是人作为智慧的理性产物。今天我们仍然需要用法制、规章制度来约束人的欲望，规范人的道德行为。“礼之用，和为贵”，用礼的最终目的要达到普世的和美，人们能和睦相处，这是礼用的最高境界。

义者，宜也，指处理事物至当不易的称谓。孟子说：“义，人之正路。”礼是否合于仁，必须以义为衡量的标准。即居仁行义，以义御礼。“义”的含义有二：第一，“义”指“道义”，也即仁义之道。孔子把义规定为人的生活意义和一切行为的根据所在，要求人们必须“行义以达其道”（《论语·季氏》），“君子义以为上”（《论语·阳货》），“不义而富且贵，于我如浮云”（《论语·述而》），在“富贵”面前必须“以义衡之”。《孟子·滕文公》说：“富贵不能淫，贫贱不能移，威武不能屈，此之谓大丈夫。”第二，“义者宜也”（《中庸》），即行而宜之谓之义。在《论语》中常常表示正当性和恰当性。行义就是为所当为，《孟子》说：“人皆有所不为，达于其所为，义也。”

人学研究关系到每个个体的思想、感情、智慧才能和品格形成，对于每个人正确选择自己的道路和发展自己的潜能具有重要意义；对于整个社会精神文明的构建和发展具有重要的现实意义。在倡导“以人为本”，构建和谐社会的今天，裘沛然先生关于人学的研究与探索寓有深刻的现实意义。

（王庆其）

参考文献

1. 黄楠森，夏甄陶，陈志尚. 人学词典［M］. 北京：中国国际广播出版社，1990.
2. 辞海编辑委员会. 辞海［M］. 上海：上海辞书出版社，2010.
3. 王卫平. 医学教育中的人文回归［N］. 文汇报，2010-12-4.
4. 裘沛然. 人学散墨［M］. 上海：上海辞书出版社，2008.
5. 裘沛然. 裘沛然选集［M］. 上海：上海辞书出版社，2004.

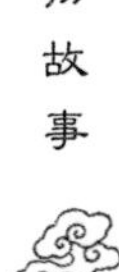

四、主要传承人简介

王庆其

王庆其，1944 年 12 月出生于上海嘉定六世医家。现为上海市名中医，上海中医药大学名师、终身教授、主任医师、博士生导师、博士后合作导师，享受国务院政府津贴，国家中医药管理局全国名老中医药专家学术经验传承导师。1981 年毕业于中国中医科学院研究生院，师承著名中医学家方药中，获医学硕士学位。1991—1993 年拜国医大师裘沛然为师，成为国家人事部、卫生部、国家中医药管理局首批名师的学术继承人。以第一负责人承担上海中医药大学“裘沛然名师工作室建设项目”、上海市卫生局“裘沛然名中医工作室建设项目”、国家中医药管理局“裘沛然名老中医工作室建设项目”、上海市中医药发展办公室“海派中医丁氏内科学术流派·裘沛然学术思想研究”“海派中医丁氏内科学术流派·裘沛然学术思想传承规律及模式研究”等项目。主持编写研究裘沛然先生著作《裘沛然传记》《裘沛然医论医案集》《国医大师裘沛然学术经验研究》《国医大师裘沛然人学思想研究及诗文赏析》《裘沛然先生诗钞选》（书法作品）等。发表裘沛然先生学术经验整理研究论文 30 余篇。以第一负责人承担国家科技部“十五”攻关项目子课题“裘沛然学术思想及临证经验研究”、科技部“十一五”支撑计划子课题“裘沛然治疗喘咳的临床经验应用研究”、上海市教委高水平特色发展项目“中医学经典预防治疗重大疫病研究”等重要科研课题。

历任上海中医药大学内经教研室主任、研究生部主任、中华中医药学会内经专业委员会副主任、上海市中医药学会内科分会副主任等。从事中医内科临床 40 余年，擅长治疗各种胃肠病、慢性肝病、神经精神疾病等，积有较为丰富的临床经验。发表学术论文 250 余篇，主编或副主编学术著作 40 余部。代表著作：《内经临证发微》《内经临床医学》《杏林散叶——王庆其医话医案集》《杏林散墨——王庆其医论医案集》等。主编教育部新世纪高等教育“十五”“十一五”“十二五”规划教材《内经选读》，获得上海市优秀本科教材一等奖、全国中医院校优秀教材奖。科研项目获得国家中医药管理局科技成果二等奖、中华中医药学会科技进步二等奖、三等奖、上海市中医药学会首届科技著作奖等。

曾荣获上海市劳动模范、上海市模范教师、全国师德师风先进个人、中华中医药学会“名师高徒奖”、国家中医药管理局中医临床优秀临床人才研修项目优秀导师奖等。培养硕士生、博士生、博士后 40 人。

现兼任上海中医药大学专家委员会委员、中华中医药学会内经学分会顾问、上海中医药大学中医药文化研究与传播中心顾问、国家中医药管理局内经重点学科学术带头人、《辞海》中医学科主编、上海第二军医大学中医系兼职教授、美国加州中医药研究院学术顾问等。

李孝刚

李孝刚，1949 年出生，任职上海中医药大学，研究员，曾任《上海中医药杂志》专职主编，国医大师裘沛然学术继承人。

1978 年毕业于上海中医学院，留校“中医各家学说”教研组，从事教学、科研与临床带教。同年 10 月与教研组主任裘沛然先生结为师生对子，并担任裘沛然的助手，长期跟随裘沛然临床学习。1979 年随裘沛然到“中医文献研究所”工作两年余，专门从事中医辞典条目的编撰；从事中医各家学说教学科研 17 年。1995 年上海中医药杂志社任编辑，曾任专职主编，兼职《医古文知识》（后改为《中医药文化》）副主编。

发表学术论文 10 余篇，代表论文有《名家成才之路探寻——裘沛然教授从医之路》《裘沛然学术思想探微》《国医大师裘沛然运用膏方经验》《宋代医家方书初探》《医具哲之理，复为哲所用——从朱丹溪医学与方以智哲学谈起》等。

参与国家中医药管理局、上海市卫生局、上海科委、上海市教委等各级研究课题 10 余项。涉及丁氏流派裘沛然国医大师的临床辨证思路与方法的学术传承以及各家学说。学术著作与获奖成果有：《中国医籍大辞典》（任副主编和学科主编）获中华人民共和国教育部科学技术进步二等奖，获国家图书奖辞书一等奖；《中医学术发展史》（任主要编委）获中华中医药学会科学技术进步奖（学术著作）三等奖；《中国医籍通考》（任编委）获中华中医药学会科学技术进步奖三等奖；《宋代医家学术思想研究》（任课题负责人）获上海市卫生系统科技进步三等奖等。

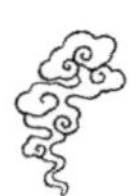

裘端常　裘世轲

裘端常，66岁，国医大师裘沛然之子，裘沛然学术经验家传者。毕业于上海中医药大学，就职于上海交通大学医学院附属仁济医院中医科，主任医师，上海中医药大学兼职教授。自小受家父医学熏陶，青少年时代就习诵《中医基础理论》《汤头歌诀》《药性赋》及《医古文》等。长期在家父教诲下学习继承家父的临床经验。曾任中华中医学会会员、《河北中医》杂志特邀编委、加拿大世界中医药学会理事。发表学术论文11篇，参与编写学术著作3部。获奖论文《顽固性哮喘的论治体会》《裘沛然临证验案拾遗》。

裘世轲，男，36岁，国医大师裘沛然之孙，裘沛然学术经验家传者，上海中医药大学附属龙华医院内科主治医师。毕业于上海中医药大学，医学博士，导师谢建群。自小受家庭氛围影响，立志继承祖父及父亲的衣钵，做一名优秀的中医医师。从入上海中医药大学学习开始，便在祖父教诲下学习中医理论及跟随祖父抄方临证，受益匪浅。现为上海市医师学会会员，上海中医药大学裘沛然名师工作室成员，发表论文1篇，著作1本，参与课题5项。

邹纯朴　梁尚华

邹纯朴，男，1971年出生，医学博士，副教授，硕士生导师。现为国家中医药管理局重点学科内经学后备带头人，上海中医药大学内经教研室主任，中华中医药学会内经学分会委员，中华中医药学会亚健康学分会委员，中华中医药学会中医基础理论分会委员，上海中医药学会经典理论分会常委，上海中医药大学首批杏林优秀团队负责人，上海中医药大学金牌教师，加拿大阿尔伯塔大学访问学者。自2005年加入裘沛然工作室跟师侍诊，收集整理先生手稿、诗文、照片、音像等资料，挖掘先生的学术思想和临床经验，并在先生指导下涉猎文史哲等知识，受益良多。现主要从事中医经典著作《黄帝内经》《中医养生学》《中医经典导读》等课程的教学工作。研究方向：黄帝内经理论临床应用。主持或参与国家及省市级课题7项，获得省级教学科研成果6项，主编《黄帝内经十日谈》《中医经典导读》《内经学习记忆手册》《图表解中医备考丛书——内经选读》等著作，参编著作18部，发表学术论文50余篇（发表有关裘沛然的文章3篇）。

梁尚华，男，1970年出生，医学博士，上海中医药大学副教授，硕士研究生导师，现任上海中医药大学中医文献研究所所长，上海中医药大学科技人文研究院书记，上海市高校优秀青年教师联谊会副理事长，中华中医药学会基础理论分会委员，中华中医药学会中医药文化分会委员，上海市中医药学会中医临床经典分会常委。目前担任《中国中医药年鉴》（学术卷）副主编，《中医药文化》及《中医文献杂志》常务编委。1994—1997 年于上海中医药大学获硕士学位、师从方肇勤，获医学博士学位、师从童瑶，2005 年起师从国医大师裘沛然先生。长期从事中医基础理论的教学与科研工作，勤求古训，融汇新知，主持参与各级课题 10 余项，发表学术论文 50 余篇。

中篇

学术钩玄

一、裘沛然学术思想

裘沛然先生早年在私塾和国学专修馆读书，师事江南著名学者施叔范先生，从而奠定了传统文化的基本知识；青少年时自学经史百家，旁涉新文学和自然科学书籍；当时，午夜一灯，晓窗千字，是习以为常的。1931—1934年在丁甘仁先生所创办的上海中医学院学习，读书刻苦勤奋，经过丁济万先生悉心培养和指导，打下了扎实的中医学根基，又常请益于谢观、夏应堂、程门雪、秦伯未、章次公诸先生之门，深得海上诸名家的青睐。经过几十年的治学磨砺与治医经历，终于成为一代鸿儒大医、国医大师。尤其是以人道、文道、医道熔为一炉的治学理念，以及循名责实的治学方法，既值得推崇，又是我们后辈效法和学习的榜样。

恩师裘沛然先生一生手不释卷，博览群书，勤奋钻研，对传统文化和中医经典理论功底深厚；他善于远绍旁搜、融会贯通，并擅长精巧构思，灵活变通。在中医学基础、各家学说、伤寒温病、辨证论治等理论领域颇多建树。

天人相参整体论

《灵枢·岁露论》记述："人与天地相参也，与日月相应也。"《素问·宝命全形论》也说："人以天地之气生，四时之法成。"说明古代医家通过长期实践观察，已经认识到人与自然界存在着极为密切的关系，自然界的运动变化，无不直接或间接对人体发生影响。

中医的这些理论，不仅是医疗实践和生活体验的概括。它还同古代各种哲学思想特别是道家、儒家思想在医学上的渗透分不开的。儒道两家学说都非常重视天人相参这个重要问题。老子《道德经》中"人法地，地法天，天法道，道法自然"这个万物一元的理论，儒家《论语》中"天何言哉，四时行也，万物生也"的天人赞育思想，都在中医学有关生命现象、生理功能、疾病原理、治疗法则的理论和方法上有充分反映。人作为一个有机的整体，有它生长衰亡的一定规律，自然界一切物质的运动变化，也同样有其一定规律。它们所具的基本规律，本来是相通的。古代各个学派所起的名词则各有不同。如道家称为"玄"和"道"，儒家称为"诚"或"神"，医家又

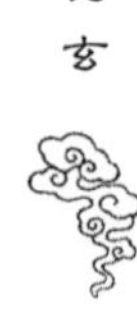

称作“道”和“阴阳”，其实质内容基本上是一致的。

中医典籍《内经》则称“在天为玄，在人为道”。由于“道生阴阳”，故“阴阳者，天地之道也，万物之纲纪，变化之父母，生杀之本始，神明之府也”。这个源于一本、散为万殊的理论，具有“类同相召，气同则合，声比则应”的微妙作用。天人相参这个学说，也就基于这一原理。所以，《内经》有“善言天者，必验之于人”之说。中医学中的阴阳学说、五行学说、藏象学说、经络学说、精气神学说、运气学说等等，几乎无不根据天人相参的原理而阐明其所具有的规律性。顺乎这个规律，则“以此奉生则寿”。违背这个规律，则“逆之则灾害生”。《灵枢·本神》：“天之在我者德也，地之在我者气也，德气相薄而生者也。”这无疑是奠定中医理论的主导思想。至于具体内容，则分散载述于人体形神、生理、病机、诊法、治则和养生以及方药、针灸、按摩等各个方面。因此，先生认为天人相参整体观是中医学重要的学术理论。

继承渗透发展论

中医学自从汉代有了辉煌的成就以后，随着时代的发展和医疗实践经验的不断丰富，不断向前发展。就中医学科本身有一个继承和相互渗透与发展的关系。例如：刘河间阐发火热病机，善治火热病症，故以主火论、寒凉派著称。他的学说，首先继承了《内经》的病机十九条，作为他提出火热论的理论依据；同时，由于官府大力提倡《局方》，致使香燥药广泛流行，因此出现火热证增多，加上当时热性疾病大流行，给他的火热论提供了实践基础。至于解释为什么火热证偏多的理论，河间是从当时盛行的运气学说的渗透中提炼出来的。

刘河间的理论脱胎于运气学说，着重在“火”与“气化”的概念中发展起来的。运气学说强调五行中火有二个，即君火、相火；在六气中，火亦有二，即热（君火之气）与火（相火之气），于是得出结论是火多于其他各气。他变换了运气学说的“气化”概念，又提出了风、寒、燥、湿各气相兼存在的“兼化”理论，最后发展成为他的“主火论”，并创用辛凉解表、清泄里热等多种方法，打破了过去“发表不远热”的常规。他的学说理论和治疗方法，对后世如张子和、朱丹溪的学说及温病学派的产生，都有密切影响。

李东垣的脾胃学说受到张洁古脏腑病机学说很大的影响。加上当时处于中原战争不断，人民饥饱失常，苦役劳累，在民不聊生的情况下，致使人们体气虚弱，疾病丛生。由此，使他的脏腑病机学说中特别重视脾胃的作用，创立“脾胃内伤学说”。他认为脾胃为元气之本，“真气又名元气，乃先身生之精气

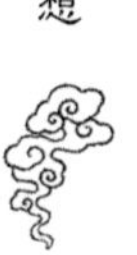

也，非胃气不能滋之”，“夫元气、谷气、荣气、卫气、生发诸阳之气，此数者皆饮食入胃，上行胃气之异名，其实一也”。李氏所述的各种气，具有物质与能量相互转化的含义。他又认为“脾胃之气既伤，而元气亦不能充，而诸病之所由生也”。但是李东垣也同样受到了刘河间主火论的影响。故在其所用方剂中除用补脾胃升阳气之外，有泻火药物如黄连、黄芩、黄柏的达 160 余方之多，竟占李氏全部处方的极大比例。东垣与河间两家学术思想差异的界别，在于河间主火论，主要是外感实火，李氏接受了“火”的观点，又补充了内伤“阴火”的一面，其所受刘氏学说的渗透也是细可寻味的。

朱丹溪的滋阴学说成就，主要根据《内经》中阴精方面的理论。如“年四十而阴气自半也，起居衰矣”“阴精所奉其人寿”。此外，还同当时各家理论的渗透，有不可分割的关系。首先同河间的“主火论”有重要影响。例如肾主水而三焦为相火，河间有“三焦无不足……肾脏难得实”之说；同时还受金元诸家的影响，据丹溪自述：“因见河间、戴人、东垣、海藏诸书，始悟湿热相火为病甚多”。特别由于丹溪目睹当时《局方》香燥伤阴的流弊，故特著《局方发挥》，并提倡养阴法以补偏救弊。最后遂发展而建立滋阴学说。丹溪学说的主要论点是：其一是主动论。朱氏认为：“天之生物，故恒于动；人之有生，亦恒于动”，“其所以恒于动，皆相火之为也”。其二是“阳常有余，阴常不足”论。他认为阴精的亏损是引起疾病和衰老的主要因素。由于以上各家学术流派的广泛渗透，到了明代的医学家张景岳总结了先前医家的不同观点，吸收其精华而补充其不足，于是发展成较为完整的阴阳学说。他十分重视阳气在生理上的重要作用，又强调真阴的不可缺少，提出“阳常不足，阴本无余”的著名论点。他认为“万物之生，由乎阳，万物之死，亦由乎阳……阳来则生，阳去则死”。他这种阳常不足论，实际上是接受朱丹溪“人非此火，不能有生”的论述，同时又对刘河间的“主火论”和朱丹溪“阴常不足论”的纠偏，如他在论“阳常不足”的同时，提出重视真阴的论述，如“不知此一阴字，正阳气之根也。盖阴不可以无阳，非气无以生形也；阳不可以无阴，非形无以载气也。故物之生也生于阳，物之成也成于阴，此所谓元阴元阳，亦曰真精真气也”。实际上张氏是进一步补充了丹溪之说。

景岳还吸收了脾胃学派的论点。他赞赏东垣的脾胃元气虚而诸病所由生之说，并指出“命门为精血之海，脾胃为水谷之海，均为五脏六腑之本”“脾胃为灌注之本，得后天之气也；命门为生化之源，得先天之气也”。这样，就较为正确地阐明了脾肾之间的关系。

先生一再强调，历代各医家的学术理论都是在继承、渗透中相互影响，再进行了去粗取精和补弊纠偏。他认为各家学说在相互联系、相互促进和相

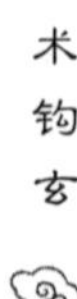

互补充的基础上，才进一步完善和发展了中医学理论和临床治法。

伤寒温病一体论

汉代医学家张仲景著《伤寒论》，为治疗外感病树立圭臬；清代名医叶香岩创温病卫气营血理论，他以伤寒与温病为两门学问，形成对峙之局，倡言“仲景伤寒，先分六经，河间温病，须究三焦”，以温病只须辨明卫气营血即可。后世不少医家，遂以卫气营血辨证为治疗温病的枕中鸿宝，习俗相沿，以迄当代。由此引起伤寒和温病两个学派长期的争论。先生以为：对于伤寒和温病、六经和卫气营血，不能只听其名，而应仔细分析两者所表现的具体证候及治法的异同，两者究竟是否截然不同，或同中有异而异又在哪里。裘沛然的基本论点是：

1. 伤寒为一切外感疾病的总称　首先从《伤寒论》自序中可知，“死亡者三分有二，伤寒十居七”，说明仲景所指的伤寒，绝非仅指一般感受风寒的病症。再从文献记载来分析，《素问・热论》有“今夫热病者，皆伤寒之类也”之说。《难经・五十八难》云：“伤寒有五：有中风，有伤寒，有湿温，有热病，有温病。”晋代葛洪《肘后方》载：“伤寒、时行、瘟疫，三名同一种耳。”即使是温病学家王士雄也承认“五气感人，古人皆谓之伤寒，故仲景著论皆以伤寒名之。”由此先生认为，伤寒为一切外感疾病的总称。近世所称之温病，包括风温、温热、温疫、温毒、暑温、湿温、秋燥、冬温、温疟等，都基本揭示其端倪。所不同者伤寒还包括了外感寒性病，还有狭义伤寒等。

2. 六经本自包括三焦　叶香岩倡“仲景伤寒，先分六经，河间温病，须究三焦”之说。继而吴鞠通亦说：“伤寒论六经，由表入里，由浅入深，须横看；温病论三焦，由上及下，亦由浅入深，须竖看。”以此作为划分伤寒与温病的理论依据。对此裘沛然颇不赞同。且不说“河间温病，须究三焦”之论并无根据，把完整的人体硬性分割成纵横两截，这是非常错误的。人体是一个完整的生命有机体，脏腑经络之间不可分割。六经是有经络脏腑实质的，如果不承认这一点，就无法解释《伤寒论》的诸多原文。六经和三焦原本是不可分割的，它们之间在生理病理情况下是互相联系的。如太阳病可见上焦症状，传阳明则出现中焦病状，太阳随经，瘀热水邪结于膀胱，可出现下焦证候。可见太阳一经已具三焦证候，其他诸经岂可脱离脏腑而为病？故六经病证足以赅括三焦。

3. 卫气营血不能逾越经络脏腑　叶香岩创温病之卫气营血，其实叶氏倡导的卫气营血辨证提纲，都与经络密切关联。卫气营血循行于经脉内外，经

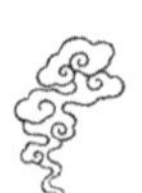

络又络属于脏腑，它们是一个有机整体，不能须臾分离。《伤寒寻源》谓："五脏之道，皆出于经隧。"说明经络与脏腑具有不可分割的关系。裘沛然认为温病学中所揭示的卫气营血的症状，虽然较汉代张仲景书中载述的有所充实发展，但此仅仅是六经病中的某些证候的另一种表达名词而已。就连叶香岩本人也在《温热论》中明确说过，"辨卫气营血与伤寒同"，这恰恰是卫气营血不离六经的有力反证。

据上分析，裘沛然认为，温病只是伤寒的分支。温病学说在某些方面丰富和发展了外感热病的认识和证治，但不宜将两者机械地"分家"，而应从实际出发，使伤寒与温病互相补充，成为一个整体。

至于伤寒温病的治法，初无二致，温病的辛凉、甘寒、淡渗，及凉血清营、芳香开窍等法，仲景的麻杏石甘汤、葛根芩连汤，皆为辛凉解表之法；猪苓汤之滋阴利水，黄连阿胶汤之清热凉血等，以及孙思邈的犀角地黄汤之清营，紫雪丹之芳香开窍，在汉唐时期早已应用。另有温病重在亡阴、伤寒重在亡阳之论，其实，伤寒对大汗与亡津液极为重视，叶香岩"救阴不在血而在津与汗"之论，亦导源于仲景。裘沛然认为研究学问须循名以责实，具体问题必须具体分析，温病方面的辨证与治法，确对前代有所充实和发展，但两者不能分家，须融会贯通，以提高外感热病的治疗，使之益臻完善。

澄心息虑全神论

人身无非形神两字，形与神的协调统一是健康的标志，形与神的失调是疾病的必然。大凡养生不外养形与养神。中医养生更是注重养神。《内经》有"积精全神"之说。先生强调养生的关键在"全神"。

所谓"全神"，不是全神贯注的意思。就是使自己的精神完美无缺，它的最高境界是运用各种修心养性的方法，使自己的心态保持宁静淡泊，达到至善至美，也就是澄心息虑。

澄心息虑，并不是说人不要思维。人不能没有思维，问题在于思一定"纯"，搞学问要纯真专一，寝馈其中，乐而不疲。虽殚精竭虑，但对身体没有什么大碍。相反，心术不正，勾心斗角，嗜欲无穷，声色劳神，往往导致食不甘味，夜无酣寐，神气受伤，影响了人体自我调节功能，所以难以达到人应享的年寿。中国古代名人中不乏长寿之人，就是明证。

只有澄心，才能浩气长存，威武不能屈，富贵不能淫；只有息虑，才能志存高远，心胸坦荡，形神俱健。

（李孝刚　王庆其）

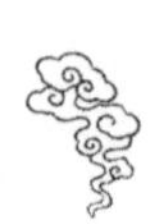

二、裘沛然临证经验

名老中医裘沛然自 1934 年以来从事中医内科临床 70 余年，对肿瘤病、肾病、肝病、肺病、心脏病等具有独到的治疗经验。现从上传病历中总结临证思辨特点是：①强调医者意也；②进与病谋，退与心谋；③超乎象外，得其环中。

辨证特点

裘沛然教授认为，一个临床医生最重要的是掌握两条：一是识病，二是遣药。但无论识病或遣药，都离不开正确思维的指导。

凡临床见病最主要的是望神。神是人体生命活动的总称，是对人体生命现象的高度概括。望神的内容主要有二：一是望神气，察脏腑气血之盛衰，即如《灵枢·本脏》所说“视其外应，以知其内脏，则知所病矣”。二是望神志，是指病人的神志、思维、意识和情志活动状态。望神的部位主要是眼神和面部的神色。

眼神是心神的外在反映，“神藏于心，外候在目”。《灵枢·大惑论》说：“五脏六腑之精气皆上注于目而为之精。”若病人目光无神，晦暗不泽，精神憔悴，提示精亏神衰，六气不足；若目光散漫，眼眶黯然失色，病人必有长期失眠史，内心恐有不得隐曲，情怀不舒，黯然神伤；反之，目光炯然有神，顾盼灵活，眼眶清明荣润，此人必然气血充盛，睡眠充足，精气神俱旺。例如：姜童肾病案（病例 1），初诊时发现两目虚浮，神情委顿，面色苍白无华，加之水肿、溲少、肢冷，舌淡体胖，此脾肾两虚之证。再如，苏君案（病例 2），初诊时目光无神黯然，面色少华，可知患者经常失眠，神色倦怠，此心血不足、神不安舍之证。

面部的色泽反映全身脏腑气血的状态。《医门法律》说：“色者，神之旗也，神旺则色旺，神衰则色衰，神藏则色藏，神露则色露。”临床见面色少华，暗淡不荣，提示少神，气血不足，若面色无华，晦暗暴露，则为失神表现，提示气血衰惫，病程漫长，正气渐削。例如：李君心悸案（病例 3），初诊时望其面色无华不泽，加之诉胸闷短气，心悸怔忡，神疲，此心阳不

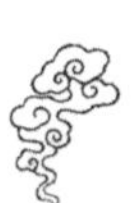

振、心血亏虚之征兆。

裘沛然识病的特点，着重通过望问结合，凭感知觉感悟患者正之盛衰，邪之进退。望诊重在神态，问诊讲求因人制宜。前者侧重患者的神态、言语表达、声音之抑扬、眼神状态等。后者通过不同对象，抓住要点，得一知二，并非从头至尾询问。对于医者来说，裘沛然通过长期临床的经验积累，养成“慧然独悟”的识病方式。例如：陆君神经症案，初诊时望患者神情抑郁，不耐烦躁，面赤神倦，问其详情，知因家中丧事，悲伤过度，心烦意乱，夜不能安寐，健忘。此肝肾阴亏，虚阳挟痰上扰清空之证。再如，顾君再生障碍性贫血案（病例4），初诊见面色萎黄如蜡，面目虚浮，下肢略肿，问其过去史已在西医医院拟诊“再生障碍性贫血”治疗多时，奏效不显，心事重重。此气血不足，肾精亏虚之证。

裘沛然断病特点是：辨证重寒热虚实，诊断重在察神。“神者，正气也”，神是整个生命活动状态的集中概括，故曰断病贵在识神。这是中医学的特色和优势所在，对于临床医生来说，这是最重要的基本功。

对于慢性病及危重病而言，神气之盛衰，决定了证之顺逆、病之预后、生存的长短，为决生死之要领。例如：郭君肺泡蛋白沉着症案，患者初诊时见面色晦暗，唇甲青紫，呼吸张口抬肩，咳嗽阵作，胸闷气促，舌苔根腻、质紫黯，脉濡滑带数。综合四诊所见，患者神气萧索，宗气不足，痰瘀交阻于肺络，证情危笃，恐预后不佳。经裘沛然用益气活血、清肺化痰法治疗匝月余，诸症缓解，面色转华，生活自理，患者欣喜万分。但由于经济原因，未能坚持治疗，2年后因劳累复加感冒，旧恙复发，加之路途遥远，未能及时来沪治疗，延误病机，终至窒息而亡。

［**医案**］

病例1：姜童，女，8岁。就诊日期：1975年9月23日。

主诉：浮肿反复出现近半年。因面浮足肿外院尿常规检查提示为蛋白（++）~（+），诊断为慢性肾炎。

初诊：刻下面色苍白无华，两目虚浮，神情委顿，下肢水肿，小溲量少，畏寒肢冷，胃纳不佳。苔薄白，舌质淡、舌体胖，脉细软。此为脾气不足，水湿泛滥，满溢肌肤。治当健脾化湿利水为先。

处方：西潞党9g，生黄芪12g，生白术12g，白茯苓9g，猪苓9g，熟附块3g，生甘草4.5g，陈阿胶（另烊冲）9g，补骨脂15g，怀山药18g，生薏苡仁24g，玉米须15g，通关丸（分吞）6g。7帖，水煎服。

复诊：服上药7帖后，精神稍振，小溲增多，尿蛋白（++），浮肿稍减，嘱其继服上方。患者连服35帖，浮肿完全消退，尿蛋白转阴。

按：水肿病关乎肺脾肾三脏，水为至阴，其本在肾；水化于气，其标在

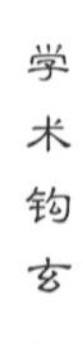

肺；水唯畏土，其制在脾。慢性肾炎虽属中医水肿范围，但临床治疗，决不能囿于水肿一证，即如水去肿退，并非意味着慢性肾炎病愈。然辨证施治之道仍不离调理肺脾肾三脏。本案慢性肾炎迁延半载，脾肾两虚，水为阴邪，得阳始化，故先生立方健脾温肾利水为宗旨，参、芪、苓、术、薏仁等药，均是健脾上品，熟附块、补骨脂温肾益元，所谓“膀胱者，州都之官，气化则能出焉”，膀胱的气化赖肾气之蒸腾，佐以通关丸，乃开关利尿，俾邪有出路。玉米须对消除尿蛋白有较好功效。辨证既定，贵在守法守方，恒心调治，终能取得满意疗效。

病例2：苏君，女，32岁。就诊日期：1994年3月4日。

主诉：夜寐不安多梦半年。患者经常失眠，乱梦纷扰，醒来再也不能入睡，迄今已有半年。

初诊：患者面色㿠白，经常头晕，神疲身软，四肢倦怠，胃纳不佳，心悸怔忡，历经医院诊治，均以神经衰弱治疗，用过多种中、西药物，效果均不明显。舌体偏胖，舌边有齿印，苔薄略腻，脉象濡缓无力。此为心血不足，神失所养，又兼脾气虚弱，不能化生营血，治宜健脾养心，益气补血。

处方：西潞党20g，生白术20g，生黄芪30g，全当归18g，炙甘草15g，抱茯神15g，酸枣仁18g，远志肉9g，广木香12g，龙眼肉9g，生姜片4.5g，大红枣7枚。10帖。水煎服。

复诊：患者服上药5帖后，上述诸症大见好转，夜寐已得酣睡，乱梦纷扰之象已去大半，头晕减轻，神色转好，特别是心悸怔忡症状已见消失，且胃纳渐增。当服完10帖后，前述病症皆除，眠安纳香，神清气爽。2个月后随访，证情并无复发。

按：此例是较为典型的心脾两虚所致的不寐症。因心藏神而主神明，脾主运而化营血，血不养神，故有夜不成寐、头晕疲软等症。患者自服多种安眠镇静等中、西药物，而均未奏效。裘沛然以补益心脾、补养气血的归脾汤投之，一拍即合，治疗效果既好又快，可见审证求因、辨证用药的重要。同时应注意的是，裘沛然用归脾汤的药物剂量大都较一般用量有所增加，这是针对患者身体虚弱情况及药物质量而有区别。在目前中药质量有所下降和用量尚无明确标准之际，实践检验临床效果，也是研究药用量的重要参考之一。

病例3：李君，男，41岁。就诊日期：1991年3月9日。

主诉：胸闷、心悸半年。半年前因出差劳累而出现胸闷不畅，心悸不安，在外院心电图检查为“窦性心律不齐，室性早搏（期前收缩）”，口服西药疗效不显，而求治于中医。

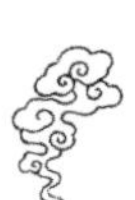

初诊：诊时见患者面色苍白无华，胸闷短气，心悸怔忡，神疲乏力，纳食尚可，便调寐安。舌苔薄白，脉细而结。此为痰浊、瘀血凝结胸部，胸阳失宣，气机闭阻，脉络不通，心神失宁。治拟温通心阳，化痰理气，活血通络。

处方：川桂枝 9g，苦参片 12g，大丹参 15g，生甘草 9g，薤白头 9g，白茯苓 10g，全瓜蒌（打）30g，煅龙骨 30g，左牡蛎（先煎）30g，广郁金 9g，杜红花 4.5g。7 帖，水煎服。

复诊：服药 7 帖，胸闷心悸大有好转。患者自己连续服用上药 1 个月，来院复诊时胸闷、心悸基本消失，偶尔清晨起身有轻度胸闷出现，但瞬间可除。切脉察之，脉律亦齐。

按：心悸怔忡是病人自感心跳剧烈，胸中不适，惊慌不安，不能自主。证候特点为虚实相兼，以虚为主。所谓虚乃指五脏气血或阴阳的亏损，实则多指痰饮、血瘀夹杂。本例患者以心阳虚损为主，夹杂痰浊、瘀血，故裘沛然以桂枝甘草龙骨牡蛎汤合瓜蒌薤白汤加减主之。桂枝、甘草辛甘化阳；配龙骨、牡蛎不仅有固摄镇惊作用，并用以蠲除痰浊；瓜蒌性寒而豁痰理气、薤白性温而通阳，一寒一温，相得益彰，增强化痰通痹之功，配丹参、红花、郁金以增通脉之力；茯苓甘淡，入心、肾两经，甘能补、淡能渗，有利湿和土与宁神之功；苦参一般认为是清热燥湿、利尿止血之品，但唐代孙思邈《备急千金要方》中早已用治心痛，故裘沛然用之而效果显著，近代药理研究也证明有纠正心律的作用。总之，裘沛然用药与时俗处方颇有不同，一般多以为怪，其用量亦往往偏重，人或惊讶。其实，他的用药或剂量轻重均有所本，且屡经临床实践，有卓效而无流弊，我等侍医既久，学习所得，并经多次试用，均有良好效果。因自晚清以来，医者多已习用轻淡，对古代名家的用方要妙，所知甚少，故往往因少见而多怪。

病例 4：顾君，女，17 岁。就诊日期：1974 年 4 月 30 日。

主诉：头晕乏力 7 年余。患者因头晕乏力，面色无华而赴外院就诊，经检查诊断为“再生障碍性贫血”，经常输血，口服激素及肌内注射丙酸睾丸酮等，疗效不显。

初诊：现面色萎黄如蜡，伴面目虚浮，头晕乏力，时有齿衄，下肢略肿，胃纳不佳，月经量多色淡。血常规检查：血红蛋白 3.5g/dl，红细胞计数 90 万/mm^3，白细胞计数 1700/mm^3。舌苔薄白、舌质淡，舌体胖，脉濡细无力。此为脾肾两虚，气血不足，肾精亏损。治当补益气血、滋肾填精。

处方：炙龟甲 24g，补骨脂 15g，淡苁蓉 9g，大熟地 24g，枸杞子 9g，菟丝子 12g，生黄芪 18g，全当归 12g，鹿角粉（分吞）3g，仙茅 12g，潞党参

12g，生白术 9g，川黄柏 9g，炙甘草 9g。7 帖。水煎服。

复诊：服上药半月，齿衄止，月经经量较前略有减少。复测血常规：血红蛋白 4g/dl，白细胞计数 1400/mm^3。患者连续服上方 4 个月，多次血常规检查：血红蛋白由 4.5→7.0→10.3g/dl；红细胞计数由 144 万→184 万→304 万/mm^3；白细胞计数由 2350→2500→3200/mm^3。患者面色转华，面目虚浮也消，头晕已除，精神已振，月经经量正常，经色也转红，裘沛然嘱其隔日服上药 1 帖，以稳定疗效。

按：患者是 1 例较为典型的气血不足引起的眩晕。裘沛然在治疗中除补益气血外，紧紧抓住精血同源的关键，重用补肾填精的药物，如龟甲、补骨脂、淡苁蓉、大熟地、枸杞子、菟丝子、鹿角粉、仙茅等。再者气血不足，非旦夕可以补足，这需要一定的时间，方能奏效，因此裘沛然坚持应用原方达半年之久，患者的血红蛋白稳步提高，直至接近正常。故守方有时也是裘沛然的用药特色，对治疗慢性病是颇有疗效的一种方法。

病例 5：李君，男，60 岁。就诊日期：1985 年 3 月 15 日。

主诉：口腔上腭癌术后 10 天。自今岁新春以来，口腔上腭时见破碎，牵及右侧头面部疼痛，并见鼻塞、目糊。赴外院检查，诊断为右口腔上腭癌。于今年 3 月 5 日做手术切除，术中发现附近淋巴结肿大，病理切片为右上腭鳞癌Ⅱ级，淋巴已有转移，嘱化疗，生存期为 3～6 个月。患者拒绝化疗，自动出院，来裘沛然处诊治。

初诊：就诊时患者面色㿠白无华，面部肌肉凹凸不平，已失正常人容貌，神情委顿，言语不清，视物模糊，流泪不止，眼眵颇多，口渴喜饮，口臭较甚，大便量少，胃纳不佳。舌苔薄白稍腻，舌质稍红，脉细濡而数。此由于手术损伤元气，导致脾肾虚衰，又兼痰瘀热毒上扰清窍。治宜培补脾肾，佐以化痰软坚。

处方：生晒参（另煎冲服）6g，生黄芪 30g，生白术 15g，白茯苓 12g，生薏仁 30g，左牡蛎（先煎）30g，枸杞子 15g，蛇舌草 30g，夏枯草 15g，大熟地 30g，锁阳 12g，巴戟肉 15g，淡苁蓉 15g，陈海藻 30g，猫爪草 24g。7 帖，水煎口服。

复诊：患者服上药 7 帖之后，症状虽无明显改善，但自觉精神较前好转，胃纳略有增加，进食略有滋味，因该病系顽证难疾，况又经手术创伤，元气大损，嘱其长期服用本方，患者坚持服药，视力由模糊不清到视物清晰，言语也逐步清晰，泪水逐渐减少，眼眵减少，口渴不显，口臭消除，面色转华，纳谷也馨，精神如同常人。连续服药 1 年余，现已存活达 10 年，平素很少不适，长期以来，感冒也仅 1～2 次，还能协助家人做些家务。患者

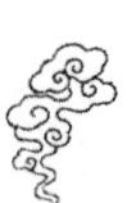

目前仍坚持每周进服2帖中药。

按：先生治疗肿瘤的基本思路是，肿瘤虽生于局部组织器官，但由“瘤邪”导致的反应却是全身性的，表现为脏腑气血的损耗、组织的破坏、功能的失调。按照中医学的整体观念，局部的病变是由于全身脏腑气血功能失调的结果，人之所虚之处，即是留邪之地。因此，我们不能只着眼于局部肿瘤，忙于寻觅消瘤、攻瘤的“特效”方药。先生认为，中医应该发挥病人正气的防御作用。他提出：像恶性肿瘤这样有形之积恐难尽伐，而无形之元气亟宜扶助。主张在扶助正气的基础上，佐以清热解毒、活血软坚、化痰散结等祛邪方法，治疗肿瘤。

扶正法中重点调整气血阴阳及培补脾肾。如参、术、苓、草、芪、当归、杞子、熟地、首乌、沙参、麦冬、龟甲、女贞、黄柏、山萸、巴戟天、仙灵脾、菟丝子、补骨脂等。至于清热解毒药，如夏枯草、黄芩、黄连、猫爪草、石见穿、山慈菇、蜀羊泉、蛇舌草等；活血化瘀药用桃仁、红花、芍药、三棱、莪术、水蛭、地鳖虫等；化痰软坚药用南星、半夏、陈皮、瓜蒌、牡蛎、昆布、海藻等。临证运用时，根据邪正虚实态势，参合配伍，不可顾此失彼。另外，鼓励患者树立战胜病魔的信心十分重要。实践证明，使用上面扶正为主兼顾祛邪、医患相得，使不少肿瘤患者减轻了痛苦，延长了生命，个别也有长期存活者。

治疗特点

1. 治病先治心　裘沛然认为，人体本身存在着一个调控系统，具有自我调整、控制、修复、防御能力，而这些功能的发挥，必须以心境泰然，神志安定，充满乐观和信心为前提，否则反而导致病情的加速恶化。《素问·痹论》早有“静则神藏，躁则消亡”之说。

《素问·汤液醪醴论》说：“形弊血尽而功不立者何？岐伯曰：神不使也。”所谓“神不使”是指“精神不进，志意不治”。《读素问钞》注云：“药非正气不能运行，针非正气不能驱使，故曰针石之道，精神进，志意治，则病可愈；若精神越，志意散，虽用针石，病亦不愈。”经文提示，凡治病之道，攻邪在乎针药，行药在乎神气，如果病者神气已去，则纵有良药神针，也回天乏术。

裘沛然在临床工作中体会到，医生的语言、表情、态度和行为等，对病者的治疗效果有很大影响。他倡用“医患相得法”，使某些疑难重症获得新生或减轻了病痛。裘沛然常说：“治病先治心，既是一个治疗方法问题，也是一个职业道德问题。唐代医家孙思邈将《大医精诚》一篇置于《千金要

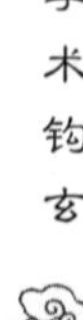

方》卷首，其意义值得我们深思。”他还说：“在我所治疗的慢性病、疑难病中，虽能幸中一二，这固然是药物的作用，但我更重视病人的心理效应。”例如，吴君慢性肠炎案（病例6），慢性腹泻10余年，常随情绪变化而次第发作，或轻或重，此肝气郁滞，横逆犯脾。裘沛然先以治心，晓之以理，开之以苦，导之以便，抚慰其心情，继以痛泻要方化裁，经治不久，症情迅速控制，大便基本正常。

2. 临证遣药，不囿常法　裘沛然通过长期的临床实践体会到，医有一定之理，但无一定之法。临床处方既不离于法，又不为法所拘。一个医生掌握治病的方法越多越好，才能应变于错综复杂的病证。医生不仅要学兼众长又善于化裁，更要懂得“法无常法”和“常法非法”的深刻道理，才能真正掌握中医治病方法的精髓。例如：陆君持续咳嗽案（病例7），病起1年余，中西药反复治疗，咳嗽未瘥。诊其痰多色白，胸闷气促，苔白腻、质红，脉细数带滑。先生用景岳金水六君煎原方，其中熟地用45g，当归20g，炙甘草用15g，服药2周，诸症均瘥。先生破陈规、出奇方、得奇效。又如，王童肾病综合征案（病例8），患者全身肿胀3个月余伴蛋白尿，西医诊断为“肾病综合征”，经用激素等治疗2个月余未果。裘沛然认为，此三焦气虚无以制水所致，用自拟经验方“补肾理泄汤”加减治疗月余，肿消症平，蛋白尿消失。

3. 大方复治，反激逆从　裘沛然治疗疑难病症积有许多经验，其中对某些病机表现为气血同病、寒热错综、虚实夹杂、病邪深痼的病证，常采用大方复治的方法，即广集寒热温凉气血攻补之药于一方，以取药性之相逆相激、相反相成的作用，常收到出奇制胜的疗效。

敛散同用：如在慢性咳喘病中，肺气已虚，伏饮留恋，或又复感新邪。此时常仿小青龙汤法，用麻黄、桂枝、细辛宣散在表之邪；以细辛、干姜散寒蠲饮，配合五味子、诃子、白果等收敛耗散之肺气，两者一散一收，使邪气去而肺气和。例如：邢童支气管哮喘案（病例9），外受寒邪，内有伏饮，饮邪化热，壅于气道。治用麻黄、细辛散寒邪，五味子、诃子肉、银杏敛耗散之肺气，用龙胆草、黄芩清肺热，又伍干姜温化痰饮，此方敛散同用，寒热并投，取效甚好。

寒热并投：根据阴阳互根、消长、转化的理论，临床所见一些疑难病证其病机属纯寒纯热者较少，往往多见寒热错杂。如慢性肾炎伴慢性肾功能不全者，多因病邪久羁，阳气被戕，阳虚而生内寒；另一方面，余邪热毒盘踞下焦，证见寒热兼夹。根据阴阳互求的道理，裘沛然常用附子、肉桂、仙灵脾、巴戟天、生熟地、黄柏、半枝莲、泽泻等，寒热并调，每多建功。例如，姜童慢性肾炎案（病例1），脾肾兼补，寒热并治，服药35帖，浮肿

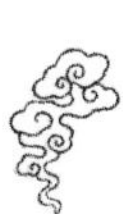

退，蛋白尿转阴。

补泻互寓：裘沛然认为："治内伤于虚处求实，治外感于实处求虚，乃用药之矩矱。"临床上慢性病的病机大多本虚标实，治疗时根据虚实之多少，或"寓补于泻"，或"寓泻于补"。如先生治肝硬化常取大黄䗪虫丸、一贯煎、当归六黄汤三方运筹变化。大黄䗪虫丸在大队活血行瘀药中佐以地黄，此"寓补于泻"；一贯煎在多味滋阴养血药中伍入川楝子，乃"寓泻于补"；当归六黄汤补气养血与清热解毒并重。三方用治于肝硬化，别开蹊径。例如俞君肝硬化案（病例10），患者肝脾同病，血瘀与血热互结，阴虚为本，湿热为标。故治疗时初用香砂六君子汤以健脾化湿，一贯煎育肝阴；继用五味异功散合理气之剂，又用黄芪补气生血，鳖甲、莪术、牡蛎软坚散结、活血消癥。全方补泻互寓，守方守法，临床症情得以控制。

润燥互用：即以辛香苦燥药与阴柔滋润之品合用，适用于湿滞不化而阴津已伤之证。若专以滋阴则湿愈滞，单用辛燥则津益伤，唯以润燥互用，可令湿化津复。先生常选用生熟地、天麦冬、玉竹、芦根与苍术、厚朴、陈皮、半夏等相佐应用，可收殊功。例如陆君咳嗽案（病例7），患者肝肾阴亏，复夹痰饮内盛，先生用金水六君煎加减，方中熟地、当归与陈皮、半夏配伍，既滋肺肾之阴，又佐以化痰止咳，润燥互用，迅速取效。

4. 危重病证，先以扶正　裘沛然治疗肿瘤的基本思路是：肿瘤虽然是某局部组织器官的病变，但它是全身脏腑气血失调在局部的表现。先生认为，有形癥积不能速除，而无形之元气亟宜扶助，切忌孟浪攻伐，以致正气益虚，病情加重。如果病届晚期，先扶胃气，挽留一线生机，对放、化疗毒副反应的处理，根据局部及全身的症状，或补气，或育阴，或健脾，或补肾，倡用"养正徐图法"，缓缓求功。重点是调整气血，培补脾肾。例如，尚君多发性骨髓瘤案（病例11），病情危笃，元气大衰，先后求治五家综合性医院，断言仅能生存3~5个月而已。先生根据辨证确定其病机是气阴亏虚，肺肾两损，痰凝血瘀，法用益气养阴，调补肺肾，用参、芪、术、熟地、麦冬、苁蓉等为主，佐以活血止痛、化痰软坚，如贝母、牡蛎、延胡、半枝莲、夏枯草等。前后治疗年余，延长了生存期限，改善了生存质量。

［医案］

病例6：吴君，女，32岁。就诊日期：1994年4月5日。

主诉：腹痛、腹泻频作10年余。患者腹痛、腹泻缠绵不愈已有10年余，每次发作大便次数不等，稀便，泻前常有腹痛，阵阵而作。近年来腹泻、腹痛有加重趋势，且痛甚常会引起昏厥，每周发作2~3次，并伴有乏力身软，胃纳欠佳，脘腹闷胀，嗳气不舒，曾去各大医院检查，病因尚未明确，曾服各种中、西药物，未见好转。

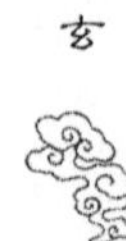

初诊：服痛、腹泻，诊时苔薄白腻、脉象小弦。此为肝气郁滞，横逆犯脾，则见腹痛而泻；气机逆乱，上扰神明，乃有昏厥。治当疏肝理气，健脾和中为法。

处方：青防风30g，生白芍30g，生白术24g，生甘草24g，左牡蛎（先煎）30g，川雅连12g，木茴香各15g，延胡索30g，荜茇15g，西潞党24g。7帖。

复诊：上药服后3天，患者腹痛大为减轻，昏厥未作，腹泻也有好转，精神较佳，胃纳见增，脘腹闷胀已不明显。7帖服完后，患者舌质较红，苔少，便以原方荜茇15g改为12g，川雅连12g改为10g，再服7帖。

按：《景岳全书·泄泻》云："泄泻之本，无不由于脾胃。"久泻之人，脾气受戕而虚惫，倘情怀不舒，肝郁气结，横逆犯脾，每见痛泻交作，其痛泻常随情绪变动而消息。吴鹤皋云："泻责之脾，痛责之肝，肝责之实，脾责之虚，脾虚肝实，故令痛泻。"先生用补土泻木之痛泻要方化裁，药证熨帖。唯方中防风一味之立意，传统均以散肝舒脾泛释。先生则另有新解。《素问·阴阳应象大论》云："阳之气，以天地之疾风名之。"自然界中空气的流动形成风。根据取象比类的方法，先生认为，凡祛风药均有疏理气机之功。经又云"风气通于肝"，故祛风药又有疏肝理气作用。是以防风既可疏肝，又能燮理气机，对肝脾失和之痛泻，独具功效。本案佐以木茴香、延胡索等，有相须之功。至于黄连与荜茇相伍，前者苦寒坚阴厚肠胃，后者温中散沉寒暖肠，寒温并用，相激相成，为先生惯用配伍法，临床辄应手取效。

病例7：陆君，男，66岁。就诊日期：1988年10月15日。

主诉：咳嗽持续，年余。去岁入秋因感冒引起咳嗽，经外院中、西药反复治疗，咳嗽未瘥，已有1年余。

初诊：刻下咳嗽阵作，咯痰颇多，痰色白、质黏稠，咯之欠畅，并伴胸闷、气促、心悸，夜间平卧则咳嗽加剧，胃纳尚可，大便亦调。舌苔薄白腻，舌质红，脉细数带滑。听诊：心律齐，心率110次/分钟。两肺呼吸音粗糙，偶尔闻及哮鸣音。此为肺肾阴亏，痰饮内盛。治宜滋养肺肾，佐以化痰止咳。

处方：大熟地45g，全当归20g，白茯苓15g，陈广皮9g，炙甘草15g，制半夏15g。7帖，水煎服。

复诊：服药7帖，咳嗽、气急、胸部满闷均有显著改善，夜间已能平卧，心悸较平（90次/分钟），夜半喉中有痰鸣声，咯之欠利，时有泛恶，口渴喜饮。继服上药加淡干姜6g、小川连3g、西潞党15g，再服7帖，上述诸症均瘥。

按：咳嗽痰多胸闷等症，一般都不敢重用熟地，甘草亦在忌用之列，而先生则考虑患者年已六旬，肾气已亏，肺为肾之母，母病及子，肾气更亏，金枯水涸，阴津受损，故咳嗽缠绵日久，乃选用张景岳的“金水六君煎”原方，按熟地一般用量为9~15g，当归用量为9~12g，而裘沛然则重用之，将熟地剂量加至45g，当归用量加至20g，以增强滋养肺肾、养阴和血的治本作用，以二陈汤燥湿化痰以治标，标本兼治，重在治本。故患者服药7帖，咳嗽、气促、胸闷、心悸均有明显改善。但患者喉中仍有痰声鸣叫，咯之欠畅，故转方时又加用辛散苦泄之法，用干姜、黄连开肺气、降痰浊，并用党参扶正益气，使脾得健运而水湿得化。患者续服7帖，诸恙均瘥。年久之咳，半月即愈，患者倍感欣喜，嗣后其亲友凡遇久咳不愈者，均求治于裘老，亦多收良效。

病例8：王童，男，7岁。就诊日期：2005年1月31日。

主诉：全身肿胀3个月余。3个月前因感冒后水肿、蛋白尿，由宁波来沪求医，现住某大医院肾病病房，诊断为“肾病综合征”。虽经激素、环磷酰胺、安替舒通. 先锋霉素等治疗2个月余，但浮肿日趋加重，蛋白尿（+++），尿量每日仅百余毫升。

初诊：来诊时患儿面色㿠白无华，眼睑虚浮，气促神委，胸腹部膨大如鼓，肿胀上达胸膺，阴囊肿大如球，下肢浮肿，按之没指，小溲不畅，口不渴，纳不馨，泛恶多。舌苔薄白，舌体胖大，舌质淡白，脉沉细。三焦气虚无以制水，以致水湿泛滥。治宜补益三焦之气以增气化之力，佐以利水渗湿之品。

处方：生黄芪40g，左牡蛎（先煎）40g，福泽泻15g，黑大豆30g，大枣7枚。7帖。水煎服

复诊：7帖服完，家长来院代诊，言患儿浮肿逐日减轻，尿量明显增多，精神也较前明显好转。嘱其再服上方7帖。

三诊：患儿来院复诊，竟能自行步入诊室，胸腹及面目浮肿明显改善，阴囊水肿全部消退，下肢稍有肿胀，胃纳已增，精神也佳，尿蛋白（++），遂守原方迭进。2周后，病情缓解，随即出院返回宁波，继服上方半年后家长登门道谢，申述患者自出院后服前方2个月余，病情完全康复，蛋白尿消失。迄今8年未复发。

按：患者之病西医称之为免疫性疾患，认为由抗原抗体复合物所引起，原属中医“水肿”范畴。朱丹溪将水肿分为阳水、阴水两大类；张景岳则着重于肺、脾、肾三脏立论；然其临床治疗关键在于审证和选药。本证既非阳水之明显表现，亦非阴水之典型证候，乃系气虚，又受水湿泛滥所致，肺虚不能制其上源，脾虚不能运化水湿，肾虚则气化无权，而水邪停阻，遂至满溢，本病非攻下、汗利所能取效，亦非温阳、腻补所能奏功。此患儿肿胀程

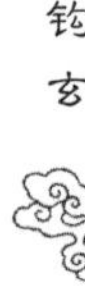

度极为严重，溲少便闭，如用“十枣汤”或“舟车丸”峻下，则水邪未尽而元气先亡；若用桂附参术，则有阻滞气机，助阳劫阴之弊；至于用一般利水渗湿之品，如薏苡仁、车前子等，则又药不胜病。故裘沛然拟予上述五味药，黄芪既有补肺、健脾、益肾之功，又有协调三焦、祛除水湿之效，一药而具多种功能，故重用以为君，先生以为黄芪一味，功盖人参，此用黄芪意取仲景“大气一转，水气乃行”之意；牡蛎既泄水气，又涩精气；泽泻益肾而能治水，利尿而不伤阴，有除旧水、养新水之独特功效；黑大豆益肾治水，消肿下气；大枣滋助脾土，以平肾气，起益土制水之功。本方宗仲景防己黄芪汤、牡蛎泽泻散及张景岳玄武豆三方化裁而得，尽去原方中腻补及攻下之品，还寓补于通，祛邪而兼扶正，渗利与收涩交相为用，使肺气得调，水道得畅；脾气得健，水湿得运；肾气得养，水湿得化。裘沛然常言：“历代名家之处方，其药物配伍常寓深意，往往用一药而能兼治数症，或合数方而熔于一炉，我们对此应加以注意”。今观本例之施治，其应用之妙亦复如此。药虽寥寥，而选择精妙，对正虚而致邪胜者，治邪不伤正，扶正能除邪，此即裘沛然平素治疗疑难杂症八法中的“养正徐图法”。如何养正能做到恰到好处，其中大有讲究。细观本方配伍，极为严谨，看似平淡，却实具功力。说明养正虽徐图，有时亦奏捷效。

病例9：邢童，男，9岁。就诊日期：1990年2月14日。

主诉：咳嗽、气促3天。患者每于秋冬季节频发咳嗽、气促，迄今已有7年。

初诊：前日因淋雨受凉，咳喘又作，喉中痰声鸣叫，咯痰色白、质黏稠，呼吸张口抬肩，头部汗出，口渴欲饮，大便干结。舌苔薄黄稍腻，脉滑数。听诊：两肺满布哮鸣音。此为外受寒邪、内有伏饮，饮邪化热，壅于气道，痰气相搏而致哮喘。治宜宣肺散寒清热，豁痰平喘。

处方：嫩射干9g，净麻黄15g，淡干姜12g，制半夏12g，北细辛12g，五味子10g，龙胆草9g，淡子芩30g，桑白皮15g，银杏10g，诃子肉24g。7帖，水煎服。

复诊：服药仅2帖，咳嗽、气喘即平，待尽剂后咯痰已少，大便亦畅。1个月后天气变化，再度受凉，咳喘又作。听诊：两肺呼吸音粗糙，右肺底闻及干性啰音。再进上方加紫菀15g、白前9g，仍服7帖，药后气喘即平，咳嗽亦大减。

按：哮喘系痼疾，常久治难愈，每因外邪引动伏饮而发，新感与伏邪交炽，邪气与正气相搏，缠绵难解。本案外受寒邪，内有伏饮，内外搏结，郁而化热，形成寒热相杂，虚实并见，病机错综，故治疗不可偏颇。先生治

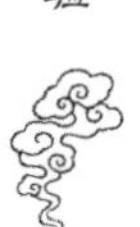

喘，针对病情实际，不囿常法套法，常常辛温与苦寒并用，发散合敛降共投。如用麻黄、细辛发散外寒，止咳平喘；五味子、诃子肉敛肺止咳，以防久喘耗散肺气；淡子芩、龙胆草、桑白皮清肺热，苦泄肃降肺气，合干姜、半夏温化痰饮、苦降辛开。全方取意仲景青龙并合定喘汤法，集辛散、酸收、苦泄、温通、寒降于一炉，因方证合拍，故应手取效。先生常说，学习古方最要紧的是圆机活法，诚属经验之谈。

病例10：俞君，女，52岁。就诊日期：1988年7月5日。

主诉：右胁胀痛2年。10年前曾患"甲型肝炎"，对症处理后痊愈。近2年来稍劳或情绪不佳则右胁胀痛，并有加甚趋势。外院B超检查结果：肝硬化、肝内囊肿、慢性胆囊炎、脾肿大。

初诊：右胁胀满疼痛，稍劳则加甚，头胀齿衄，口渴喜饮，脘腹饱胀，胃纳不佳，大便偏溏，下肢时见抽搐，夜寐不酣，乱梦纷扰，精神疲惫。舌苔薄黄腻，舌质红，脉弦细而数。脾气虚弱，湿浊瘀阻，运化失司，又兼肝阴不足，筋脉失养，虚火炽盛。治拟健脾化湿，柔肝养阴。

处方：潞党参20g，生白术18g，白茯苓15g，生甘草15g，制半夏15g，新会皮10g，北沙参15g，寸麦冬15g，全当归15g，川楝子12g，大熟地24g，延胡索20g，广木香12g，缩砂仁（后下）4.5g，枸杞子15g。14帖

复诊：患者服第一方半月，衄血减少，胃纳渐增，下肢抽搐改善，但胁痛头晕、脘腹饱胀仍作，大便日行1~2次。后改服方：

生黄芪30g，炙鳖甲20g，生莪术15g，左牡蛎（先煎）30g，潞党参18g，生白术15g，白茯苓12g，生甘草15g，广木香12g，青陈皮各10g，延胡索20g，寸麦冬15g，枸杞子15g，粉丹皮10g，炒蒲黄（包）15g。7帖。

三诊：胁痛及脘腹饱胀均减，嘱其续服上方1个月。

四诊：患者胁痛全除，脘腹饱胀也消，齿衄亦止，大便日行1次，夜寐已安，精神亦振，舌红不显，脉数也除。嘱其可间歇服药（隔日1帖，或1周2帖），同时避免过度劳累及情绪波动，少食生冷、油煎、炒炸、烧烤等食品，以示巩固。

按：先生认为，肝硬化的基本病机是正虚邪恋，具体分析常有以下特点：①阴虚与湿热并存。肝阴虚，疏泄失职，易致脾胃壅滞生湿，湿郁化热又能伤阴。但阴虚为本，湿热为标。②血热与血瘀互结：湿热阻滞络脉，久则生瘀。血瘀又可加重病情，甚至是黄疸加深的主要病机。另一方面邪毒深传，血分有热，瘀热互结，出现鼻衄、齿衄、皮肤瘀斑等出血症状。③肝与脾同病：肝炎早期多湿困脾胃或肝胆，土壅也可令木郁失于条达；肝硬化后，肝旺乘脾，或脾虚气血生化不足，肝木失荣，或肝虚不能藏血，脾土失

养，两者互相影响。近贤秦伯未先生曾云：“治内伤于虚处求实，治外感于实处求虚，乃用药之矩矱。”对于肝硬化来说，外邪与内伤杂合为病，病机属本虚标实，故治疗宜虚中求实，补泻结合。

本案先生在第一方中抓住患者脾虚湿重的临床表现，如脘腹饱胀、纳呆、便溏、苔腻等，给予香砂六君子汤以健脾化湿，同时应用一贯煎以治疗肝阴不足所出现的胁痛、齿衄、下肢抽搐等。第一方服后湿浊虽化，但脾气未足，肝、胆气机欠畅，血行因而受阻，故第二方用五味异功散合延胡索、木香既补气虚，又理气滞；重用黄芪意在补气生血；鳖甲、莪术、牡蛎软坚散结，祛痰通络以缓解肝硬化的程度；合麦冬、枸杞养阴清热；合丹皮、蒲黄凉血止血。治疗上统筹兼顾，丝丝入扣，故而取得甚为满意的效果。

病例 11：尚君，男，60 岁。就诊日期：1988 年 6 月 15 日。

主诉：胸骨痛 8 个月余，进行性加重。去年 10 月起胸骨及其左侧肋骨疼痛，伴咳嗽、气急、呼吸痛。X 线片查见左胸第 5 肋骨骨折伴左胸膜反应。之后半年中因胸骨持续疼痛多次就诊，经用止痛膏、敌咳等内外兼治却愈见加重。今年 4 月起又经 X 线片及 CT、同位素检查，示胸骨中段、左第 5 肋及腰椎等处骨质侵蚀病变，胸口处有直径 10cm 大小肿瘤，诊断为多发性浆细胞骨髓瘤。先后求治五家综合性大医院，均告无法收治，并断言最多生存 3~5 个月。

初诊：今症见胸部疼痛难忍，咳嗽不止，神疲乏力，前胸肋处已有明显隆起，舌黯红，脉弦细。此为气阴亏虚，痰凝血瘀，肺肾两伤。治宜益气养阴、调补肺肾，佐以活血止痛、化痰软坚。

处方：生晒参 9g，生黄芪 30g，生白术 15g，大熟地 30g，巴戟肉 15g，半枝莲 20g，夏枯草 15g，茯苓 15g，葶苈子 12g，川贝母 6g，左牡蛎 30g，大麦冬 15g，淡苁蓉 15g，大丹参 20g，延胡索 20g。28 剂，水煎服。

复诊：生晒参 9g，生黄芪 30g，大力子 15g，葶苈子 15g，生白术 15g，左牡蛎 30g，半枝莲 20g，巴戟肉 15g，延胡索 20g，川贝母 6g，北细辛 10g，天仙藤 15g，光杏仁 30g，牛黄醒消丸 1 瓶。

三诊：咳嗽明显减轻，胸部隆起渐平、肿块缩小、疼痛已缓。腰部疼痛，行走不便，时有发热。用：

生晒参 12g，生黄芪 50g，巴戟肉 15g，仙灵脾 15g，潞党参 20g，天麦冬各 12g，焦楂曲各 12g，淡黄芩 30g，北细辛 12g，炙䗪虫 12g，虎杖 18g，大蜈蚣 1 条，丹参 24g，延胡索 20g，天仙藤 18g，牛黄醒消丸 1 瓶。

四诊：加减服用 7 个月余，咳嗽停，胸痛止，热退，唯略有腰痛，全身情况良好，患者生活已能自理。

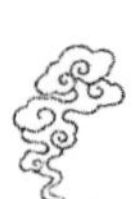

生晒参12g，生黄芪50g，巴戟肉15g，仙灵脾15g，大熟地30g，炙鳖甲20g，炙甲片20g，荆三棱15g，生莪术15g，败酱草24g，红藤30g，汉防己20g，淡黄芩30g，北细辛12g，大丹参24g，延胡索30g，牛黄醒消丸1瓶。

五诊：1989年春，病情反复，腰背疼痛加剧，伴发热、咳嗽，用上方至7月间病情好转，腰痛大减，热退咳止。后以基本药味不变，药量略作更动，持续就诊至1990年6月止，患者诸症皆缓，身心宽松，每日独自散步长达4小时而不觉疲劳，可独往浴室洗澡，后来还系统整理了自己的治病记录，远远超过了原先预测的存活期。

按：此案既被判为“不治之症”，西医束手，五大医院谢拒，家属无奈而来求治中医，亦不过聊尽人事。裘沛然以重证不拘成方，所制基本方药，针对正虚邪积，不离攻补兼施，但有主次缓急，药量偏用重剂。察病者年已花甲，证属气阴两亏，肺虚及肾，使气失所主，痰湿凝结，瘀血阻络，髓失所养，骨质恶变。治疗病程大致可分两个阶段。第一阶段，患者胸痛咳嗽剧烈，胸部肿块隆起，病位主要在肺部。故前两方用人参、黄芪等大补肺气，兼以熟地、麦冬、巴戟、苁蓉等益肾滋阴，同时用宣肺祛痰、软坚散结之剂合活血逐瘀、通络止痛之药，第二方更增服牛黄醒消丸及细辛10g以加强豁痰祛瘀、消肿止痛之功，药后效果良好。至第二阶段，症以腰背剧痛伴发热为主，病位移于下焦肾部。故撤去利肺化痰之品，既加大参芪用量以稳固元气，又投仙茅、仙灵脾、熟地、巴戟、鳖甲等味补肾壮骨。因虑病程较长，久病入络，血脉瘀阻，不通则痛，第三方用虫类药、第四方用破坚逐瘀之品，加重了活血通络、消积止痛之力，而以牛黄醒消丸长服，更增加黄芩、红藤、败酱草等助其清热解毒、消肿祛瘀之效。综观本案前后共治2年，疗效确实，病家满意，延长了癌症生存期限，改善了生存质量，终使不治之症转变为可治之症。

临证思辨特点

1. 医者意也　即在获取大量临床资料的基础上，或通过长期的经验积累，认真分析现象与本质、一般与特殊，通过殚精竭虑的思考，对疾病作出判断的过程。

2. 进与病谋，退与心谋　“进与病谋”，即反复进行临床实践，潜心体察和研究；“退与心谋”，即善于用心思考，达到意会和顿悟。

3. 超乎象外，得其环中　临床识病、断病必以临床症状为依据，但必须按中医理论思维方式，又不为症状所局限，应联系天时、地象、心理等综合因素整体思考，超乎现象之外，法于自然而然之中，以此把握疾病的主线和本质。

（王庆其、李孝刚、邹纯朴、梁尚华、王少墨、裘世轲等）

三、优势病种

喘咳病诊疗方案研究

（一）诊治咳喘病理论基础

国医大师裘沛然治疗喘咳病，积有 70 余年的临床实践经验，并有诸多独到之见和用药特色。近年来课题组将裘沛然的辨证分型及主治方药经验通过临床验证，取得了很好的疗效，将其经验良方推广于临床应用，惠及于更多的患者，充分说明其辨证思维方法及诊疗用药规律的科学性和实用性。

1. 裘沛然对咳喘病的认识概述　所谓咳喘病，即指以喘息、咳嗽为主症的这类疾病，并多兼有咯痰、胸闷，或恶寒发热，或心悸浮肿，或腰膝酸软等证候。而以喘咳为主症的疾病大多与肺息息相关，临床上主要见于慢性支气管炎、喘息性支气管炎、肺气肿及肺源性心脏病等。因此，喘咳主要是肺之病变所致。凡将理失宜，六淫所伤，七情所感，或因坠堕惊恐，渡水跌仆，饱食过伤，动作用力，遂使脏气不和，营卫失其常度，不能随阴阳出入以成息，均可促迫于肺，使肺气不得宣发肃降而致喘咳。

（1）喘咳之变，不离乎肺：肺为五脏之华盖，主一身之气，职司呼吸。《素问·阴阳应象大论》说："天气通于肺。"肺赖肃降以吸入天之清气，靠宣发以呼出体内浊气。宣发与肃降是相反相成的两个环节，也是呼吸交替、纳清吐浊的表现，因此，肺气不宣和肺失肃降可以彼此影响。若呼吸失司，气无所主，则逆而上行，发为喘咳；若肺失肃降，通调水道受阻，则呼吸不利，水液不化，浊质内生，阻塞气道，痰气相搏，遂发喘咳；或寒邪束肺，肺气失宣，气机郁闭，则呛咳喘促。

《医学三字经·咳嗽》指出：肺为清虚之脏，乃"脏腑之华盖，呼之则虚，吸之则满。只受得本然之正气，受不得外来之客气……亦只受得脏腑之清气，受不得脏腑之病气"。肺为娇脏，最易被外来客气所侵，故无论外感六淫邪气犯肺，脾虚湿困内生痰湿，或水饮内停，或木火刑金等波及于肺，都可使清虚之体受扰，宣肃之权失司而引发咳喘。若肺气虚损，则呼吸气

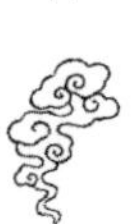

短，难以接续，或肾虚不能纳气，可出现喘息少气，咳嗽频作，甚至心悸、水肿。总之，肺为五脏华盖，百脉取气于肺，喘为动气，咳为气逆，皆以肺为主。不论外感、内伤之咳喘，均为肺之受病而发。外感所致喘咳，病发于肺，而内伤所致喘咳，则由他脏生病而累及于肺。如《太平圣惠方》谓："夫五脏六腑皆有嗽，而肺最多。"《景岳全书》也说："外感之咳，共束在肺，故必由脏以及肺，此脏为本而喘为标也。"这里所说的标本，乃指所病脏腑之先后而言，其所言之咳，即涵盖喘与咳，所以可认为喘咳之病皆以肺为主。即所谓喘咳之变，不离乎肺。

（2）喘咳之痰，不止于肺：《素问·咳论》云："五脏六腑皆令人咳，非独肺也。"裘沛然一再强调，中医临床辨证施治的核心之一是整体观，因此，辨析咳喘之病因病机，亦须从整体观出发，虽然咳喘之变，总体以肺为主，然而并不止于肺，五脏六腑皆令人喘咳。在《素问》中阐述了肺之本脏之咳，乃"咳而喘息有音，甚则唾血"，并描述了五脏六腑之咳的主要症状，如"心咳之状，咳则心痛""肝咳之状，咳则两胁下痛""脾咳之状，咳则右胁下痛""肾咳之状，咳则腰背相引而痛"，并指出"五脏之久咳，乃移于六腑"，有胃咳、胆咳、大肠咳、小肠咳、膀胱咳、三焦咳。说明其他脏腑受邪，皆可影响到肺而发生喘咳。其传变规律是，五脏之咳，日久不愈则传于六腑，是从脏腑表里关系而相传。而五脏六腑之咳"皆聚于胃，关于肺"，其机理是胃为五脏六腑之海，而肺主气为百脉之朝会，故脏腑受邪，必聚于胃，并循肺脉而上干于肺，使肺之气机逆乱，肺失宣发、肃降之责，最终导致喘咳之变。总之，临床诊治喘咳，既不离乎肺，又不止于肺。

2. 对咳喘病主要病机的认识

（1）外邪引动伏饮：喘咳之变，其病因多为外邪侵入肺卫所致。肺主气，外合皮毛，开窍于鼻；肺为娇脏，不耐邪侵。若外感风寒，或风热袭肺，外邪经皮毛，口鼻而入，阻遏肺气，肺气不利，则致咳、致喘。因此，针对病因而治，外寒宜辛散，痰热宜清化，此乃常法，多可获效。裘沛然诊治外邪袭肺所致喘咳病，注重于整体观的辨证思维方法。他指出大凡见咳喘之痰，虽经常法治疗而少效或无效者，内有伏饮也。《金匮要略·痰饮咳嗽病脉证并治》谓："膈上病痰，满喘咳吐……必有伏饮。"裘沛然认为，外感风寒之喘咳，经治而乏效者，其病机多为外邪引动伏饮。饮为阴邪，性多属寒。若外感风寒之邪，多易引动阴寒之伏饮，导致痰饮壅盛，郁阻气道，肺气上逆则喘咳不已；而外邪入里又易化热，外邪引动伏饮，导致寒邪与痰热胶结，壅阻于肺，则喘咳日久缠绵难愈。《伤寒论》指出："伤寒表不解，心下有水气，干呕，发热而咳……或喘者，小青龙汤主之。"因此，凡素有伏饮宿痰者，又复中风寒之邪，此乃里外相合为病而喘咳作矣，其病机关键是“痰”与“气”，痰滞气道则为咳为喘，肺气塞满亦致咳致喘。

（2）阴虚湿痰内盛：喘咳之病，其内伤之因多与饮食不节有关，或过食生冷，或恣事醇甘肥腻，导致脾虚失运，不能运化水谷精微而酿湿生痰，痰湿内蕴，郁滞于肺，壅塞肺气，影响气机出入，遂为喘咳而作。即《素问·至真要大论》所云：“太阴之变，湿变乃举……饮发于中，咳喘有声。”此乃太阴脾土之虚、湿痰内蕴所为。在老年人群中，喘咳长期发作者为数不少，其因何在？多为肺虚气逆而咳，肾虚纳气无权而喘。裘沛然认为，肺主吸气，肾主纳气。肺阴充足，金能生水，则肾阴亦充；肾阴不亏不能上滋肺金，而肺阴与肾阴为相互资生、相互依存的关系。肺肾阴虚，则吸清吐浊不利，纳气归肾无权，则气机逆乱，气之上逆则咳喘不止。

总之，脾肺肾三脏之虚，则水谷精微运化、输布不利，而转化为痰湿。病机关键是痰湿为标，阴血不足为本。故裘沛然采用景岳金水六君煎化裁治之，并称其为“法外之法”。以金水六君煎中熟地、当归滋养阴血治基本，以二陈汤化饮除痰治其标，标本兼治，寓意深刻。

（3）阳虚水泛凌肺：凡六淫所伤，外邪久恋，喘咳之病变多由实转虚，使肺脾肾三脏受损而亏虚。脾主运化，脾失健运则水谷精微转化为痰湿；肺主通调水道，水液不得传输而化为痰浊；肾主水，水失其制则上泛为痰饮。痰湿、痰浊、痰饮蕴蓄于肺均可致喘咳不已。

喘咳之病变又可由气分波及血气。因肺气虚而气不帅血，使寒饮凝滞血脉，或心阳虚不能温运血脉，皆阻遏营血，使肺脉郁滞不畅而引发喘咳。《丹溪心法》指出：“若无瘀血，何致气道如此阻塞，以致咳逆倚息不得卧哉？”

咳喘之病变由肺累及脾、肾、心等脏。喘咳之病迁延日久，常累及他脏之变。如脾肾不足，谷不化精，精反化水，水饮泛滥，凌心射肺；肾虚不能纳气，则加剧喘促；心阳不振，神气衰败，精神萧索，心脉痹阻则心悸不宁，咳喘不已。

（4）肺肾气阴亏虚：肺主气而司呼吸，肺气不足则呼吸失司。其病因病机多为平素劳倦汗出，触冒外邪，邪气久羁，煎灼真阴；久病邪正相争，血气受戕；或痰热久恋，或水饮内停，或频感邪气，皆能引肺气壅滞，肺阴之不足均可引发喘促、咳嗽。如《素问·玉机真脏论》说：“秋脉……不及则令人喘，呼吸少气而咳。”《证治准绳》亦云：“肺虚则少气而喘。”肺为气之主，肾为气之根。如房劳伤肾，或久病及肾，肾虚摄纳无权，则呼多吸少，动则喘急。而高年之体气血不足，肺失濡养，肾精亏虚，则水液运化失常，导致湿痰蕴积，郁滞于肺，使咳嗽咯痰频作，又见喘促不息。又肾主水，主命门之火，火衰不能暖土，水失其制，则上泛为痰饮，壅阻气道，遂

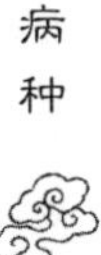

发为喘咳之痰。

（二）方案内容

1. 方案适用疾病

西医病名：慢性支气管炎，喘息性支气管炎，肺气肿，肺源性心脏病。

中医病名：喘咳病。

2. 中医辨证分型规范

（1）中医辨证分型依据：裘沛然 70 余年的临床经验积累，并参考国家中医药管理局 1994 年发布的《中医病证诊断疗效标准》。

1）外邪引动伏饮：①喘促；②咳嗽；③咳痰；④恶寒发热；⑤舌苔薄白或白腻；⑥脉浮紧或弦滑。

2）阴虚湿痰内盛：①喘促、动则尤甚；②咳嗽；③咳痰；④口干；⑤舌质红或紫，少苔；⑥脉微疾。

3）阳虚水泛凌肺：①喘促、动则尤甚；②咳嗽；③咳痰；④肢冷畏寒；⑤肢体浮肿；⑥舌苔白滑；⑦脉弦细数。

4）肺肾气阴亏虚：①气短、喘促、动则尤甚；②腰膝酸软；③舌质红少苔；④或舌淡苔白，舌体胖；⑤脉细数；⑥或沉细。

（2）治则治法和方药

1）外邪引动伏饮：散邪、化饮、调肺气，用小青龙汤变法。

方药组成：麻黄 12g，桂枝 12g，细辛 6g，干姜 9g，龙胆草 9g，黄芩 15g，甘草 6g，五味子 6g（或诃子 12g），桃仁 12g，杏仁 12g，制半夏 15g，紫菀 12g，前胡 12g，枳壳 12g（或枳实 12g）等。

方解：方中麻、桂配伍疏解表邪；细辛既能表散风寒，又能内化寒饮，并有止嗽之功，与五味子配伍一散一收，既能收敛耗散之肺气，又不致碍邪；干姜为温化寒饮之良药，“同五味则通肺气而治寒嗽”；龙胆草、黄芩苦寒，降肺气清痰热，与细辛、干姜相伍，寒温并用，相激相成，对慢性支气管炎寒热兼夹之证颇为的对；甘草一味，为止咳良药；枳壳（实）利气宽胸，宗古训“治痰先理气”是也。全方清肺温化合用，辛散与酸收并投，化痰与理气兼顾，切合慢性支气管炎的病机。

主要加减：气喘较剧，加葶苈子 12g、白芥子 9g、苏子 12g；痰多，加竹沥 20ml、南星 12g；气虚，加党参 18g、黄芪 20g；肾虚，加补骨脂 15g、巴戟天 15g 等。

疗程：3 个月

2）阴虚湿痰内盛：滋肺肾之阴、化痰湿，用金水六君煎化裁。

方药组成：制半夏 15g，陈皮 9g，云茯苓 12g，当归 15g，生熟地各 15g，

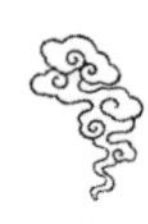

前胡 12g，百部 12g，甘草 6g 等。

方解：此方原治“肺肾虚寒，水泛为痰，或年迈阴虚血气不足，外受风寒咳嗽呕恶多痰，喘急等症”。方中生熟地、当归滋养阴血治其本，二陈汤化饮除痰治其标，佐以前胡、百部利肺止咳，标本兼治，寓意深刻。

主要加减：痰湿盛而气机停滞见胸闷不快者，加白芥子 9g、枳壳 9g；大便不实者，加山药 15g、白术 12g；咳嗽不愈，加细辛 6g、紫菀 12g；兼表邪寒热者，加柴胡 12g；肺热者，加黄芩 15g、鱼腥草 20g 等。

疗程：3 个月

3）阳虚水泛凌肺：温阳、化气、利水，用真武汤加减。

方药组成：熟附子 6g，干姜 6g，猪苓 12g，茯苓 12g，白术 15g，白芍 12g，葶苈子 9g，细辛 6g，麻黄 6g，五味子 6g，黄芪 15g，桃仁 12g，杏仁 12g，大枣 9g 等

方解：上方由真武汤、葶苈大枣泻肺汤、麻黄附子细辛汤三方组成。真武汤为镇水良方，方中生姜易干姜，意在配合附子振奋脾肾心阳，促进气化水饮；干姜与细辛、五味子相配伍，有蠲饮、敛肺、止咳之功。葶苈、大枣，泻肺气壅闭，以消痰饮。麻黄附子细辛汤，外散表寒，内温少阴虚寒，有助于水液气化。黄芪一味，大补肺气，令“大气一转，其气乃散”。桃仁活血化瘀，合杏仁共化痰浊。全方补气温阳、化饮利水，降逆平喘，对慢性支气管炎后期伴有慢性心衰者有很好疗效。

主要加减：气虚甚，加党参 15g；瘀阻明显，加丹参 15g、红花 6g；寒痰留滞，郁而化热，加黄芩 15g、生石膏 20g、桑白皮 12g；肾不纳气，加补骨脂 15g、沉香 3g；心阳不振，加桂枝 9g 等。

疗程：3 个月

4）肺肾气阴亏虚：补肺气、滋肾阴，用参蛤散合六味地黄汤加减。

方药组成：党参 18g，蛤蚧粉 3g，熟地 15g，山药 15g，山茱萸 12g，茯苓 12g，五味子 6g，黄芪 15g，北沙参 12g，甘草 6g 等。

方解：党参、黄芪、甘草补肺气；熟地、沙参、山茱萸补肺肾之阴；五味子敛肺气、纳肾气；蛤蚧助肾阳、益精血、补肺气、定喘嗽。

主要加减：气虚甚，加太子参 15g；阴虚甚，加麦冬 12g、玉竹 12g；瘀阻，加丹参 15g、红花 6g；有痰，加川贝 9g、瓜蒌皮 15g；热甚，加黄芩 15g、桑白皮 12g；肾不纳气，加补骨脂 15g、沉香 3g；干咳，加诃子肉 12g、细辛 6g 等。

疗程：3 个月

（3）疗效评价指标体系：参照国家中医药管理局《中药新药临床指导原则》制订。

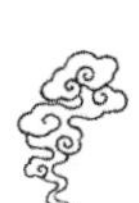

临床控制：咳、痰、喘及肺部哮鸣音恢复到急性发作前水平，其他客观检查指标基本正常。

显效：咳、痰、喘及肺部哮鸣音显著减轻，但未恢复到急性发作前水平，其他客观检查指标明显改善。

有效：咳、痰、喘及肺部哮鸣音有减轻，但程度不如显效者，其他客观检查指标有改善。

无效：咳、痰、喘及肺部哮鸣音无改变或加重，1 个月内仍未恢复到发作前水平，其他客观检查指标未见改善或反而加重。

（三）典型医案举例

1. 慢性支气管炎案

案 1：陆某，男，66 岁。就诊日期：1988 年 10 月 15 日。

主诉：咳嗽持续年余。

现病史：去年入秋因感冒引起咳嗽，经外院中西药反复治疗，咳嗽未瘥，已有 1 年余。刻下咳嗽阵作，痰颇多，痰色白、质黏稠，并伴胸闷、气促、心悸，夜间平卧则咳嗽加剧，胃纳尚可，大便亦调。舌苔薄白腻，舌质红，脉细数带滑。听诊：心律齐，心率 110 次/分钟。两肺呼吸音粗糙，偶尔闻及哮鸣音。

辨治：肺肾阴亏，痰饮内盛。治宜滋养肺肾，佐以化痰止咳，投景岳金水六君煎治之。

处方：熟地黄 45g，全当归 20g，白茯苓 15g，广陈皮 9g，炙甘草 15g，制半夏 15g。7 剂，水煎服。

服药 7 剂，咳嗽、气急、胸部满闷均有显著改善，夜间已能平卧，心悸较平（90 次/分钟），夜半喉中有痰鸣声，咯之欠利，时有泛恶，口渴喜饮。继服上药加淡干姜 6g、小川连 3g、西潞党 15g，再服 7 剂，上述诸症均瘥。

按：慢性支气管炎患者中，老年人为数甚多，俗称“老慢支”。对这类病者，在采用常规方药不效的情况下，裘沛然采用景岳金水六君煎化裁，作为“法外之法”，常能收到意外疗效。此方原治“肺肾虚寒，水泛为痰，或年迈阴虚血气不足，外受风寒咳嗽，呕恶多痰，喘急等证”，云其有“神效”。但陈修园在《景岳新方砭》中，曾对此方中甘柔滋腻的当归、熟地黄与燥湿化痰的二陈汤配伍作过激烈抨击。裘沛然在长期临床躬身实践中体会到此方对久咳久喘或老年肺肾虚弱，痰湿内盛者，颇为适宜。

裘沛然认为，陈修园所说的“燥湿二气，若冰炭之反”，不能成为我们组方遣药的桎梏。在历代名方中类似的配合不胜枚举。如仲景方竹叶石膏汤及麦门冬汤中，均用麦冬和半夏相伍，一以润燥，一以降逆，各尽所用；

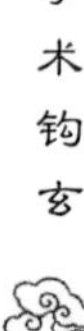

《普济方》中以苍术配合熟地为丸，“补虚明目，健骨和血”；《济生拔萃方》载黑地黄丸，以苍术、熟地加炮姜，治男妇面无血色，食后嗜卧等。以上均用一润一燥，相反相成。金水六君煎中用熟地黄、当归滋养阴血治其本，二陈汤化饮除痰治其标，标本兼治，寓意深刻。裘沛然说，立方遣药不要囿于名义上的燥湿不同性，问题的实质是，在临床上确实存在某些“老慢支”，既有阴血亏虚的一面，又有痰湿内盛的一面，“有是症，用是药”，运用此方确有疗效。但在临床具体应用时还应随机加减，如痰湿盛而气机停滞见胸胁不快者，加白芥子、枳壳；大便不实者，加山药、白术；咳嗽不愈，加细辛、前胡；兼表邪寒热者，加柴胡；肺热者，加黄芩、鱼腥草等。

案2：林某，女，42岁。初诊1992年7月。

主诉：咳喘30余年，近又发作，加重1周。

现病史：幼年3岁时即患咳嗽气喘。迄今已30多年，发作大多在秋季，近3年来，发作越发频繁。1周来咳喘气促加重，夜间不能平卧，咯痰呈泡沫状，色白，口干欲饮，大便偏干，无明显发热。面色少华，两肺呼吸音偏低，两肺底闻及干啰音；下肢无浮肿，颈静脉不怒张。舌稍胖，苔薄白，脉细。

诊断：喘息性支气管炎。

辨治：痰饮内停，肺气壅滞，寒热兼夹。治拟辛开苦降、寒热并调、补泻兼施。拟小青龙汤加减。

处方：净麻黄15g，桂枝15g，干姜15g，细辛12g，黄芩30g，龙胆草12g，生地黄30g，生甘草20g，黄芪30g，桃杏仁各15g，诃子肉12g。7剂。

按：慢性支气管炎的基本病机是“外邪引动伏饮”。饮为阴邪，性质属寒；外邪入里易化热，故本病表现为外邪与伏邪胶结，寒邪与痰热混杂。慢性支气管炎的主症是咳、痰、喘三症，如演变至肺源性心脏病时，则伴见浮肿、心悸等。病机的中心环节是“痰”和“气”。痰滞气道则咳、则喘，痰饮泛滥则肿、则悸；肺主气，肺气壅满、上逆，也可致咳、致喘，肺气虚弱亦能出现虚喘，气虚津凝为痰，则痰益甚，两者可互为因果。鉴此，治疗之法，主要是化痰饮、调肺气。治痰饮之法，仲景早有“当以温药和之”的明训；治气之法，《顾氏医镜》有“一曰补气，二曰降气，三曰破气”的记载。他根据上述认识，主张辛温蠲饮，苦寒泄肺为大法。“肺欲辛”，辛能散邪结，温可化痰饮；苦能降上逆之肺气，亦可清内蕴之痰热。本案咳喘，自幼而起，酿成慢性，治疗非易。历代医家治疗此疾有许多经验良方，但最令先生心折者首推仲景小青龙汤。本案组方乃小青龙汤变法，方中配伍，独具匠心。既有麻黄、桂枝之辛散，又用诃子肉之收敛，相反相成；取麻黄、桂

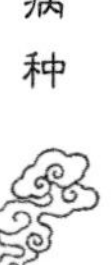

枝、干姜、细辛之辛散解表，化饮散结，又伍黄芩、龙胆草以清肺中蕴热之邪；辛苦相合，自有升清降浊、宣肃肺气之功。桃仁、杏仁此药对，乃止咳化痰，以利肺气之通畅。因久咳耗气伤阴而以黄芪、地黄相合。裘沛然认为甘草是一味止咳化痰之良药。方中龙胆草、黄芩苦寒，降肺气，清痰热，其与细辛、干姜相伍，寒温并用，相激相成，为裘沛然惯用的配伍方法，对慢性支气管炎寒热兼夹之证颇为的对。治疗咳喘，裘沛然尤其擅长用细辛，且用量较大，认为细辛既可发散表寒，又能内化寒饮，并有止嗽之功，一药三用，其功颇宏；《长沙药解》言其能“敛降冲逆而止咳，驱寒湿而荡浊，最清气道，兼通水源，温燥开通。利肺胃之壅阻……与止咳嗽”。他常用小青龙汤变法，临床应用小青龙汤时，如气喘较剧，加葶苈子、白芥子、苏子；痰多，加竹沥、南星；肢体浮肿，加猪苓、茯苓、车前子；气虚，加党参、黄芪；肾虚，加补骨脂、巴戟天等。

2. 支气管哮喘案

案1：谢某，男，59岁。就诊日期：1970年2月23日。

主诉：咳嗽气促1周。

现病史：哮喘反复发作已有2年余，近1周来咳嗽气逆，哮吼痰鸣，咳甚则痰中带血，痰多呈稀薄，服抗生素及氨茶碱疗效不明显。苔薄腻，脉濡滑。

辨治：脾肾阳虚，不运精微，水湿逗留；又感表邪，引动内饮，上迫于肺，肺气不降，发为咳喘。治当先予化痰止咳，肃肺平喘。

处方：淡黄芩12g，葶苈子9g，北细辛3g，天竺子12g，川贝粉（分吞）3g，净麻黄9g，大生地30g，炙百部12g，炙紫菀9g，生甘草9g，嫩白前9g。3剂。

服药3剂后，咳嗽大见轻减，痰中夹血已止，哮喘减轻，仍服上方10剂，夜间已能平卧，但喉中仍可闻及痰鸣音。

处方：龙胆草9g，诃子肉12g，天竺子12g，生百部12g，淡黄芩15g，大熟地24g，净麻黄9g，淡干姜9g，炙兜铃9g，生甘草3g。3剂。

后改服第二方，服药3剂后，哮喘基本已平，咳嗽白天不显，夜间咳嗽偶见，仍服第二方7剂，咳消、痰去而喘平。

按：支气管哮喘是一种变态反应性疾病，致敏源可为外源性（如花粉、螨）、内源性（呼吸道感染）或混合性；其主要病理变化为支气管痉挛、黏膜水肿、分泌物增加，以及管腔狭窄阻塞。临床特点为阵发性呼吸困难，胸闷、气急，喉间哮鸣音、咳嗽、咯痰等，有明显的可逆性，缓解期如常人，易反复发作。

支气管哮喘发作期痰阻气道，肺失肃降。治当豁痰宣肺，降气平喘。裘沛然用麻黄、细辛、甘草温肺平喘，现代药理研究结果提示此3味中药有缓急解痉、松弛支气管平滑肌痉挛、抗变态反应的作用。以葶苈子、白前止咳化痰、宣肺平喘，以天竺子、川贝粉、紫菀化痰止咳，因患者痰中带血，故用生地、黄芩养阴凉血清热，因而痰血很快即止，咳嗽、咯痰、气喘也有明显改善。因患者年近六旬，肾气亏虚，脾虚湿重，故咳、痰、喘减而未除，裘沛然喜用熟地、诃子肉补肾纳气以平喘，用龙胆草、淡子芩、炙兜铃清肺降气以平喘止咳，同时加天竺子、百部化痰以止咳，药到病所，咳嗽、咯痰、气喘能得到很快缓解。

案2：邢某，男，9岁。就诊日期：1990年2月14日。

主诉：咳嗽、气促3天。

现病史：患者每于秋冬季节频发咳嗽、气促，迄今已有7年。前日因淋雨受凉，咳喘又作，喉中痰声鸣叫，咯痰色白、质黏稠，呼吸张口抬肩，头部汗出，口渴欲饮，大便干结。舌苔薄黄稍腻，脉滑数。听诊：两肺满布哮鸣音。

辨治：外受寒邪、内有伏饮，饮邪化热，壅于气道，痰气相搏而致哮喘。治宜宣肺散寒清热，豁痰平喘。

处方：嫩射干9g，净麻黄15g，淡干姜12g，制半夏12g，北细辛12g，五味子10g，龙胆草9g，淡子芩30g，桑白皮15g，银杏10g，诃子肉24g。7剂。

服药仅2帖，咳嗽、气喘即平，待尽剂后咯痰已少，大便亦畅。1个月后天气变化，再度受凉，咳喘又作。听诊：两肺呼吸音粗糙，右肺底闻及干性啰音。再进上方加紫菀15g、白前9g。仍服7剂，药后气喘即平，咳嗽亦大减。

按：哮喘系痼疾，常久治难愈，每因外邪引动伏饮而发，新感与伏邪交战，邪气与正气相搏，缠绵难解。本案外受寒邪，内有伏饮，内外搏结，郁而化热，形成寒热相杂，虚实并见，病机错综，故治疗不可偏颇。裘沛然治喘，针对病情实际，不囿常法，多取辛温与苦寒并用、发散和敛降共投之法。如用麻黄、细辛发散外寒，止咳平喘；五味子、诃子肉敛肺止咳，以防久喘耗散肺气；淡子芩、龙胆草、桑白皮清肺热，苦泄肃降肺气，合干姜、半夏温化痰饮、苦降辛开。全方取意仲景大、小青龙汤，并合定喘汤法，集辛散、酸收、苦泄、温通、寒降于一炉，因方证合拍，故应手取效。先生常说，学习古方最要紧的是圆机活法，诚属经验之谈。

（裘沛然名医工作室）

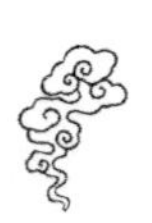

肝硬化诊疗方案研究

（一）诊治肝硬化理论基础

国医大师裘沛然先生在长达70余年的临床实践中，博采众长，厚积而薄发，对于肝硬化代偿期的诊治有一定的独到之见，且取得了很好的疗效，故将其经验良方推广于临床应用。

1. 裘沛然对肝硬化的认识概述　肝硬化一词虽然是西医学名词，在中医学文献中，没有相应病名，但是早在公元前的古籍中就描述有诸如黄疸、双胁疼痛、肝脾肿大的症状体征的描述。其中西医学的代偿期肝硬化包含在“癥”“癖”“痞”“积”病症之中；而失代偿期肝硬化，包含在中医学的“臌胀”之中。但皆属于疑难杂症之列。在《难经》中以积聚分属脏腑，所谓“诸有形而坚着不移者为积，诸无形而留止不定者为聚……”；《诸病源候论》则别立瘕之名，以不动者为癥，动者为瘕，亦犹《难经》之积聚而已。而《类证治裁·积聚》中说：“第无形之瘕聚其易散，有形之癥积其难破，治之者先辨有形无形，在气在血，可略得其概矣。”其病因大致有以下几种：

（1）感受外邪：《黄帝内经》记载：“湿热相交，民当病疸”，“风气流行，脾上受邪，民病腹满”。《灵枢·百病始生》说：“积之始生，得寒乃生。”而金元四大家之一的李东垣则认为：“诸腹胀大，皆属于热，此乃八益之邪，有余之症，自天外而入，是感风寒之邪传里，寒变为热。”隋代巢元方在《诸病源候论》中指出：“因外寒郁内热而腹胀。”《景岳全书》中说：“积聚之病，凡饮食、血气、风寒之属，皆能致之。”《张氏医通·积聚》曰：“按积之成也，正气不足，而后邪气踞之。”这里所说的“湿热”“风寒”等，皆指外邪。说明本病是感受外来之邪而生，大体相当于西医学中的肝炎后肝硬化。

（2）感染寄生虫：《诸病源候论》中记载：“此由水毒气结聚于内，全腹渐大，动摇有声……名水蛊也。”明代李中梓《医宗必读》说：“此病名有鼓胀与蛊胀之殊……蛊胀者，中实有物，腹形乏大，非虫即血也。”据《说文解字》对蛊字的解释：“蛊，腹中虫也，从虫从皿。”可以认为当时对蛊胀的病因，明确指出水中有虫为患。相当于西医学中的血吸虫性肝硬化。

（3）酒食不节：医圣张仲景在《金匮要略》中就记载有“酒疸”一病。明代《景岳全书·肿胀》描述：“少年纵酒无节，多成水鼓。盖酒为水谷之液，血亦水谷之液，酒入中焦，必求同类，故直走血分……故饮酒者身面皆

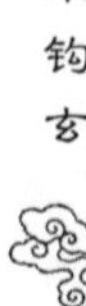

赤，此入血之证，亦散血之证，扰乱一番，而血气能无损耗者，未之有也。第年当少时，则旋耗旋生，固无所觉，及乎血气渐衰，则所生不偿所耗，而且积伤并至，病斯见矣……其有积渐日久，而成水鼓者，则尤多也。”不仅指出酒精性肝硬化乃长期饮酒所致，且详细描述了发病过程。

（4）情志郁结：《金匮翼·积聚统论》说：“凡忧思郁怒，久不得解者，多成此疾。”《格至余论·鼓胀论》：“今也七情内伤，六淫外侵，饮食不节，房劳致虚……遂成胀满，经曰鼓胀也。”《景岳全书·肿胀》认为：“凡七情、劳倦、饮食、房闱，一有过伤……乃成此证。”由此可见，古代医家多认为精神因素与本病的发生有关。虽然西医学在病因学上没有明确提出精神状态与肝硬化的关系，但通过研究已经证实，长期情志不佳，可造成人的细胞免疫功能低下和体液免疫异常。故可以认为情志不佳不仅能够造成人们对肝炎病毒的易感状态，而且许多病也与精神状态有关。

（5）正虚：《证治汇补·积聚》中说：“壮实人无积，虚人则有之，皆因脾胃虚衰，气血俱伤，七情悒郁，痰挟血液凝结而成。”《医宗必读·积聚》：“积之成也，正气不足，而后邪气踞之。”《诸病源候论·积聚病诸候》：“积聚者，由阴阳不和，腑脏虚弱，受于风邪，搏于腑脏之气所为也……乃成积聚。”脏腑虚弱，或脏腑不和，痰湿、湿热、寒邪与瘀血搏结，可导致慢性肝病进展至肝硬化。

2. 对于肝硬化病机的认识　从中医辨证学角度看，裘沛然认为肝硬化代偿期的基本病机是正虚邪恋，具体分析则有以下特点：

（1）阴虚与湿热并存：肝藏血，体阴而用阳，肝肾同源，精血互生，湿热毒邪久恋不去，阴血煎灼，肝肾两亏，故慢性肝炎、肝硬化多阴血亏损之证。张介宾说：“故凡损在形质者总曰阴虚，此大目也。”肝阴虚，疏泄失职，易致脾胃室滞生湿，湿郁化热又能伤阴，另一方面阴虚可生热。因此，本病阴虚与湿热并存，且互相影响，但阴虚为本，湿热为标。

（2）血热与血瘀互结：本病湿热阻滞络脉，久则生瘀。《张氏医通》说：“诸黄虽多湿热，然经脉久病，不无瘀血阻滞也。”故慢性肝炎、肝硬化患者就都有不同程度的血瘀见症，血瘀又可加重病情，甚至是黄疸加深的主要病机。另一方面邪毒深伏，血分有热，瘀热互结，出现鼻衄、齿衄、皮肤瘀斑等出血症状。

（3）肝与脾同病：慢性肝炎、肝硬化病虽在肝，但与脾的病理变化不可分割。早期湿热偏盛时，湿困脾胃，出现脘腹胀闷、口黏欲呕、大便不实、纳少体倦、苔腻脉濡等，土被困木亦失于条达，气血失于顺畅；另一方面肝旺乘土，出现胁肋胀痛、脘腹痞满、嗳气纳少、情志易怒、精神不振等；大凡脾虚气血生化不足，肝木失荣，或肝虚不能藏血，脾土失养，两者互相影

响。要之，慢性肝炎、肝硬化的主要病机是阴血亏虚，瘀热与湿毒互结，肝与脾同病。

近代秦伯未先生说："治内伤于虚处求实，治外感于实处求虚，乃用药之矩矱。"对慢性肝炎肝硬化来说，外邪与内伤杂合为病，病机属本虚标实。故治疗时宜虚中求实，补泻结合，根据邪正的具体情况，或寓补于泻，或寓泻于补，相机应用。裘沛然治疗肝硬化常选用一贯煎、大黄䗪虫丸、当归六黄汤等方剂，运筹变化。裘沛然认为，肝硬化的病机是虚实兼夹，一贯煎寓泻于补，大黄䗪虫丸寓补于泻，当归六黄汤补泻并重，以此三方为基础，结合气血阴阳之偏颇，湿热、邪毒、瘀血之兼夹，随机权变，可望收到较好疗效。

（二）方案内容

1. 方案适用疾病

西医病名：乙肝肝硬化、丙肝肝硬化、酒精性肝硬化、血吸虫性肝硬化、自身免疫性及代谢性肝硬化。

中医病名：积聚。

2. 中医辨证分型规范

（1）中医辨证分型依据：裘沛然 70 余年的临床经验积累，并参考国家中医药管理局 2011 年发布的《中医临床路径》。

1）湿热内阻证：皮目黄染，黄色鲜明，恶心或呕吐，口干苦或口臭，脘闷，或纳呆，或腹胀，小便黄赤，大便秘结或黏滞不畅，胁肋灼痛。舌苔黄腻，脉弦滑或滑数。

2）肝脾血瘀证：胁痛如刺，痛处不移；朱砂掌，或蜘蛛痣色黯，或毛细血管扩张；胁下积块；胁肋久痛；面色晦暗。舌质紫黯，或有瘀斑瘀点，脉沉涩。

3）肝郁脾虚证：胁肋胀痛或窜痛；急躁易怒，喜太息；口干口苦，或咽部有异物感。纳差或食后胃脘胀满；便溏；腹胀；嗳气；乳房胀痛或结块。舌质淡红，苔薄白或薄黄，脉弦细。

4）脾虚湿盛证：纳差或食后胃脘胀满；便溏或黏滞不畅；腹胀；气短，乏力；恶心或呕吐；自汗；口淡不欲饮；面色萎黄。舌质淡，舌体胖或齿痕多，苔薄白或腻，脉沉细或细弱。

5）肝肾阴虚证：腰痛或腰酸腿软；眼干涩；五心烦热或低烧；耳鸣、耳聋；头晕、眼花；大便干结；小便短赤；胁肋隐痛，劳累加重；口干咽燥。舌红少苔，脉细或细数。

6）脾肾阳虚证：脾虚湿盛证部分证候或五更泻；肾虚部分证候（腰痛

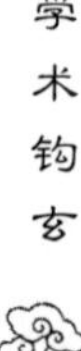

或腰酸腿软，阳痿，早泄，耳鸣，耳聋等）；形寒肢冷；小便清长或夜尿频数。舌质淡胖、苔润，脉沉细或迟。

（2）治则治法和方药

1）湿热内阻证：清热利湿，通腑泄下，用当归六黄汤合茵陈蒿汤或中满分消丸变法。

方药组成：当归 6g，生地 6g，黄芩 10g，黄连 5g，知母 10g，厚朴 15g，枳实 15g，陈皮 10g，茯苓 15g，猪苓 15g，泽泻 15g，白术 15g，茵陈蒿（后下）30g，栀子 10g，大黄（后下）10g，甘草 6g。

方解：当归六黄汤的组方，寓有深意。裘沛然认为此方用黄芪、当归、生熟地黄补气养血益阴，黄连、黄芩、黄柏清热泻火坚阴，故实际是一则补泻并重、阴阳兼调的方剂，对慢性肝炎、肝硬化出现气阴两亏、邪热内盛之证，甚为合拍。黄疸热重者可合用茵陈蒿汤，方中茵陈味苦微寒，入肝、脾、膀胱经，为清热利湿、疏肝利胆退黄的要药；栀子清泄三焦湿热，利胆退黄；大黄通腑化瘀，泄热解毒，利胆退黄；茵陈配栀子使湿热从小便而去，茵陈配大黄使瘀热从大便而解，三药合用，共奏清热利湿、通腑化瘀、利胆退黄和解毒之功。湿重者，可合用中满分消丸，用黄芩、黄连、知母清热除湿；茯苓、猪苓、泽泻淡渗利尿；厚朴、枳壳、半夏、陈皮、砂仁理气燥湿；姜黄活血化瘀；干姜与黄芩、黄连、半夏同用，辛开苦降，除中满，祛湿热；少佐人参、白术、甘草健脾益气，补虚护脾，使水去热清而不伤正，深得治鼓胀之旨。

主要加减：肝络瘀滞明显者，可酌加延胡索、丹参、郁金、柴胡等行气活血、化瘀止痛之品；血虚症状明显者，可配合首乌、鸡血藤、阿胶等养血；肝肾阴虚明显者，佐以女贞子、枸杞子、龟甲、鳖甲等滋肝肾之阴；湿盛者，加苍术、白术、砂仁、寇仁、厚朴、藿香、佩兰、茯苓等化湿祛浊。

疗程：4~5 个月。

2）肝脾血瘀证：活血祛瘀，通络软坚，用大黄䗪虫丸加减。

方药组成：熟大黄 30g，炒土鳖虫 9g，制水蛭 6g，炒虻虫 3g，桃仁 12g，炒苦杏仁 12g，黄芩 6g，地黄 30g，白芍 12g，甘草 9g 等。

方解：大黄䗪虫丸本是为虚劳“干血”而设，是方在大队活血化瘀药中佐以大剂干地黄养血补虚，寓补于泻。裘沛然认为，生地黄一味除滋阴养血外，也有活血行瘀作用。此方对慢性活动性肝炎及肝硬化代偿期，以血瘀和癥积为主症者，较为适宜。但此方化瘀之品较多，补虚扶正不足，其立意在于祛瘀以生新，所谓“去病即所以补虚”。从临床实际情况看，慢性肝炎、肝硬化纯以血瘀证表现者较少，往往或夹有肝脾不和，或伴见肝肾不足，或兼气血两虚，或夹杂湿热之邪，故单用化瘀活血药不够全面，况这类病者的

凝血功能大多不佳，或伴有程度不同的瘀血等症状，若过用化瘀破血之品攻伐，令气血受戕或导致出血。据裘沛然经验，师大黄䗪虫丸组方之意，佐以扶正药物，不仅可提高祛瘀的功效，而且要防止出血的可能。

主要加减：如见肝脾不和者，加柴胡、白术、白芍、党参；肝肾不足者，加熟地黄、龟甲、鳖甲、黄柏、山茱萸、巴戟天；气血两虚者，加黄芪、党参、当归、丹参、大枣、枸杞子、甘草；伴有出血者，加仙鹤草、丹皮、生蒲黄等。

疗程：4~5 个月。

3）肝郁脾虚证：疏肝健脾，行气活血，拟柴胡疏肝散加减。

方药组成：柴胡 10g，枳实 15g，白芍 15g，香附 10g，白术 15g，茯苓 15g，陈皮 10g 等。

方解：柴胡疏肝散证是肝气郁结，不得疏泄，气郁导致血滞，故见胁肋疼痛诸症。方用四逆散去枳实，加陈皮、枳壳、川芎、香附，增强疏肝行气、活血止痛之效，故服后肝气条达，血脉通畅，痛止而诸症亦除。方中白芍养肝敛阴，和胃止痛，与柴胡相伍一散一收，助柴胡疏肝，相反相成共为主药；配枳实泻脾气之壅滞，调中焦之运动与柴胡同用一升一降，加强疏肝理气之功，以达郁邪；白芍、甘草配伍缓急止痛，疏理肝气以和脾胃，且具有保护胃黏膜屏障和修复黏膜之作用；香附、陈皮理气和胃止痛，且有助于消除上腹痛不适等症。诸药合用，辛以散结，苦以降通，气滞郁结方可解除。

主要加减：若气滞及血，胁痛重者，酌加郁金、川楝子、延胡索、青皮，以增强理气活血止痛之功；若兼见心烦急躁，口干口苦，尿黄便干，舌红苔黄，脉弦数等气郁化火之象，酌加栀子、黄芩、胆草等清肝之品；若伴胁痛、肠鸣、腹泻，为肝气横逆、脾失健运之证，酌加白术、茯苓、泽泻、薏苡仁以健脾止泻；若伴有恶心呕吐，是为肝胃不和、胃失和降，酌加半夏、陈皮、藿香、生姜等以和胃降逆止呕。

疗程：4~5 个月。

4）脾虚湿盛证：健脾益气，利湿行水，拟胃苓汤加减。

方药组成：茯苓 15g，猪苓 15g，白术 15g，泽泻 15g，桂枝 10g，苍术 10g，厚朴 15g，陈皮 10g，甘草 10g 等。

方解：本方乃平胃散合五苓散。方用平胃散运脾燥湿，合五苓散利水渗湿，标本兼顾，配伍很有特色。方中厚朴、陈皮、苍术、甘草燥湿和中；泽泻、猪苓、茯苓、白术健脾利水；赤苓、黄柏、滑石清热利湿；枳壳行气以助水湿之运化。

主要加减：如见脘腹胀满较甚，加枳壳、砂仁；不思饮食，加山楂、神

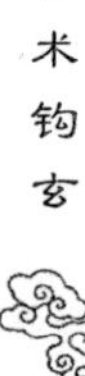

曲；恶心呕吐，加半夏、生姜；神疲乏力，加党参、薏苡仁。方中药物性偏温燥且利水力强，易耗伤阴血，血虚阴亏者慎用。

疗程：4~5个月。

5）肝肾阴虚证：滋养肝肾，养阴活血，拟一贯煎加减。

方药组成：北沙参10g，麦冬10g，当归10g，生地黄15~30g，枸杞15g，川楝子5g等。

方解：一贯煎以生地黄、枸杞子等柔肝育阴，佐川楝子疏泄肝气，寓泻于补，对慢性肝炎、肝硬化见肝阴不足、肝脉失养，出现胸胁疼痛、咽干口燥、舌红少津及肝功能损害出现慢性指标异常者，颇为相宜。裘沛然认为从慢性肝炎发展至肝硬化，出现肝阴不足或肝肾阴亏的情况比较多，而阴精易损难成，故治疗当守法守方，不厌其烦，在育肝肾之阴的同时，根据临床实际情况，辅以活血、补气、清化内蕴之湿热等。一贯煎不仅对改善临床症状有较好的功效，且对改善肝功能亦有帮助。

主要加减：伴见饮食运化不良，见纳呆腹胀者，加枳壳、鸡内金、焦楂曲；伴气虚而见肢软乏力、不耐劳顿者，加黄芪、党参、白术、甘草；伴湿热内蕴而黄疸者，加茵陈、黄柏、黄芩、山栀；肝脾肿大，面色黧黑、舌质紫黯，脉细涩者，加丹参、赤芍、炮山甲、桃仁；伴肾阴不足而见耳鸣、头晕、腰酸、肢软者，加炙龟甲、炙鳖甲、熟地黄、山茱萸；胁痛甚，加延胡索、炙地鳖虫、郁金等。

疗程：4~5个月。

6）脾肾阳虚证：温补脾肾，行气活血。拟附子理中丸合济生肾气丸加减。

方药组成：炮附子（先煎）10g，干姜10g，党参15g，白术15g，猪苓15g，茯苓15g，泽泻15g，桂枝10g，赤芍15g，丹参15g，莪术10g，甘草5g等。

方解：偏于脾阳虚者，可用附子理中丸合五苓散；偏于肾阳虚者，用济生肾气丸，或与附子理中丸交替使用。附子理中丸方用附子、干姜温中散寒；党参、白术、甘草补气健脾除湿。五苓散中猪苓、茯苓、泽泻淡渗利尿；白术苦温健脾燥湿；桂枝辛温通阳化气。济生肾气丸中附子、肉桂温补肾阳，化气行水；熟地、山茱萸、山药、牛膝滋肾填精；茯苓、泽泻、车前子利尿消肿；丹皮活血化瘀。

主要加减：食少腹胀，食后尤甚，可加黄芪、山药、薏苡仁、白扁豆；畏寒神疲，面色青灰，脉弱无力者，酌加仙灵脾、巴戟天、仙茅；腹筋暴露者，稍加赤芍、泽兰、三棱、莪术等。

疗程：4~5个月。

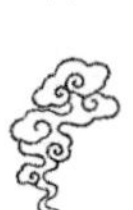

(3) 疗效评价指标体系

1) 疗效指标

主要疗效指标：中医症状体征治疗前后的变化情况。

次要疗效指标：实验室指标、肝脾影像学指标。

2) 证候评价标准

显效：症状、体征完全消失。

好转：主要症状、体征消失或明显好转。

无效：未达到好转标准或恶化者。

3) 实验室指标、影像学指标评价标准

显效：疗程结束时，①肝脾肿大稳定不变，无叩痛及压痛；②肝功能（ALT、胆红素、A/G）恢复正常；③以上二项指标保持稳定半年至1年。

好转：疗程结束时，①肝脾肿大稳定不变，无明显叩痛及压痛；②肝功能（ALT、胆红素、A/G）下降幅度>50%而未完全正常。

无效：未达到好转标准或恶化者。

（三）典型医案举例

案1：夏某，男，9岁。就诊日期：1989年3月15日。

主诉：消瘦乏力、腹部膨大1年余。

初诊：面色萎黄无华，瘦弱神委，皮肤干燥不泽，头晕时作，口渴喜饮，两胁时有胀痛，纳谷不馨，夜寐躁动不安，大便不畅。舌质淡白、舌苔薄腻，脉弦细。幼时有肺结核，用西药抗结核药治疗后痊愈。1年前因消瘦、纳呆、两胁胀满疼痛等症，乃赴外院诊治，发现肝脾肿大，做对症治疗及休养处理，但效果不佳。体格检查：慢性病容，睑结膜苍白（+）；腹膜皮下脂肪少，肝肋下4.5cm，质地中等，表面无结节；脾肋下7cm，边缘钝；四肢肌肉消瘦。实验室报告：谷丙转氨酶50U/L（正常值5~40U/L）；锌浊度17U/L（正常值<12U/L；碱性磷酸酶50U/L（正常值5~28U/L）。

辨治：正气素虚，脏腑失和，气机不利，瘀血凝结。治宜疏肝理气，活血化瘀，散结止痛。

处方：炙鳖甲20g，炙地鳖虫12g，荆三棱15g，莪术12g，丹参18g，川郁金12g，金铃子9g，延胡索15g，左牡蛎（先煎）30g，生白术15g，枳实（炒）9g，槟榔12g，木香10g，茴香10g，炙甲片12g。7帖，水煎服。

复诊：患者自服上药2个月，两胁胀痛明显改善，面色萎黄也除，神情较前活泼，头晕不显，口渴亦消，胃纳有增。实验室检查报告：谷丙转氨酶<40U/L；碱性磷酸酶21.5U/L；锌浊度试验15.5U/L。体格检查：肝肋下3cm，质地中等，表面光滑；脾肋下4.5cm。

三诊：患者仍以上方再进，断续服药1年，因要复学，为开具健康证明而来院复查，诊病时患者面色已转华润，神情健康，头晕已消，两胁胀痛基本已除，仅玩耍过度则两胁隐隐微痛，胃纳颇佳，体重增加5.5kg，身高增长15cm。实验室检查：全部正常。腹部体格检查：肝肋下2cm，脾肋下3cm。同意复学。

案2：潘某，男，49岁。就诊日期：1992年11月8日。

主诉：腹胀乏力一年多

病史：患者素无肝炎病史，1992年5月体检时发现"肝硬化"，追问病史近1年来时有脘腹作胀乏力等，自认为"胃病"及"劳累过度"而未介意。今年5月B超发现"肝硬化""脾肿大"。后做进一步检查，血检：HBsAg（+），抗-HBs（-），抗-HBc（-），抗-HBe（-），HBeAg（-），抗-HBc-IgM（+），Dfp<20ng/ml；蛋白电泳示γ球蛋白23%；9月15日查谷丙转氨酶（SGPT）（-），麝香草酚浊度试验（TTT）（-），A/G=3.9/3.6=1.08∶1；肝脏CT除外肝癌。食管钡餐检查食管下端静脉及胃底部静脉无曲张。患者无嗜烟酒史。

初诊：刻下脘腹作胀，得矢气后则舒，胃纳尚罄，口稍干，大小便正常。面色黧黑，皮肤未见蜘蛛痣，无浮肿，肝肋下未及，脾肋下2指。未见腹壁静脉曲张，腹部无移动性浊音，无肝掌，心肺（-），舌苔薄腻，脉弦滑。

辨证分析：患者素体健康，现查HBsAg阳性，属于乙肝隐性感染。追询病史，患者1年来有乏力、皮肤发黑及脘腹作胀病史及平素担负工作量超负荷。此乃疲劳过度，正气亏虚，病毒趁虚而入；久病而不自知，因病致郁，故见肝气郁滞，失于疏泄，胃气不和，久则血行瘀滞，络脉窒塞不通，致成积块。目下肝胃气滞，升降失常，本虚而标实。

诊断：积聚（肝胃气滞，升降失常）；乙肝，肝硬化代偿期。

治法：辛开苦降，调肝和胃，兼以扶正。

处方：黄芩24g，黄连12g，干姜18g，生甘草20g，党参20g，制半夏15g，生黄芪40g，炙鳖甲20g，生熟地各24g，木香12g，生白术15g，枳壳15g。7剂。

嘱咐低脂清淡饮食。

复诊：1992年11月26日。腹胀时轻时重，咽部干燥，大便偏糊，每日1次，食欲尚可，口淡黏腻，舌苔薄，脉弦滑。近查胆固醇185mg/dl，甘油三酯103mg/dl。蛋白电泳：清蛋白（A）56%，α_1球蛋白14.4%，α_2球蛋白8.5%，γ球蛋白21.5%。A/G=1.27∶1，SGPT<40U/L，碱性磷酸酶

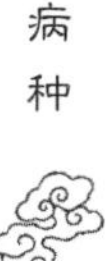

（AKP）64U/L，乳酸脱氢酶（LDH）50U/L，尿酸（UA）3.7mg/dl。肌酐0.5mg/dl，尿素氮 10.6mg/dl，血糖 85mg/dl，总蛋白 7.5g/dl，白蛋白3.8g/dl,球蛋白 3.7g/dl。治拟上方去枳壳，加麦冬 15g、山药 20g，7 剂。

三诊：1992 年 12 月 9 日。腹胀仍有，矢气较频，大便日行 2 次，视物模糊，口干稍好转，口渴夜间尚有，胃纳可，舌苔薄脉弦。

处方：黄芪 40g，炙鳖甲 20g，地鳖虫 15g，党参 20g，干姜 18g，黄连12g，川朴 6g，制半夏 15g，炒白术 15g，枳壳 10g，木茴香各 12g，生甘草12g，牡蛎 30g。14 剂。

四诊：1992 年 12 月 23 日。腹胀有减，大便溏薄，每日 1 次，头晕目涩，舌苔薄腻。

处方：柴胡 15g，炙鳖甲 20g，地鳖虫 15g，黄芪 40g，党参 20g，干姜18g，黄连 10g，黄芩 24g，杞子 15g，生熟地各 24g，山茱萸 9g，细辛 9g，炙甘草 15g。14 剂。

五诊：1993 年 1 月 6 日。药后腹胀，目涩均减轻，头晕，便溏仍有，舌苔薄脉小弦，再以上方守治。上方去生地，熟地改 30g，加炒白术 20g，21 剂。

六诊：1993 年 2 月 17 日。近因疲劳过度，上腹作胀又稍重，嗳气，矢气则舒，口干不甚，大便略溏，食欲好，苔薄脉弦。纺一医院 1993 年 2 月 7日 B 超示门静脉 1.3cm，肝长 13.5cm，脾肋下 2cm。

处方：党参 20g，牡蛎 30g，川连 12g，甘草 18g，延胡索 20g，生地30g，白芍 20g，枳壳 12g，炙鳖甲 15g，黄芪 30g，炒白术 18g，焦楂曲各12g。14 剂。

七诊：1993 年 3 月 3 日。药后腹胀有减，脘闷口渴，咳嗽无痰，苔薄微腻脉弦滑。上方加杞子 15g、麦冬 12g、制半夏 12g，14 剂。

八诊：1993 年 3 月 17 日。近感冒鼻塞，声音重浊，咽痛，咳嗽有痰，苔薄，脉弦滑。改拟宣肺疏表，化痰止咳。

处方：桑叶 12g，制半夏 12g，茯苓 9g，生甘草 9g，薄荷 6g，桔梗 6g，青果 12g，牛蒡子 9g，紫菀 15g，蝉蜕 9g。3 剂。

九诊：1993 年 4 月 7 日。感冒咳嗽已愈，腹胀好转，大便成形，口干欲饮，食欲可，夜眠尚安，舌苔薄，脉弦。再宗前法化裁。

处方：黄芪 30g，党参 20g，炒白术 18g，当归 18g，生地 30g，炙鳖甲20g，牡蛎 30g，青陈皮各 10g，木香 10g，黄精 15g，炙䗪虫 12g，焦楂曲各12g，藏红花 1g。10 剂。

十诊：1993 年 4 月 21 日。腹胀好转，唯口淡黏腻，舌尖麻木，口干，大便成形，苔薄微腻，脉弦。近查 A/G＝4.2/3.3＝1.28∶1。

处方：黄芪 40g，炙鳖甲 20g，炙䗪虫 15g，炙甲片 20g，黄芩 24g，川连 12g，干姜 15g，木茴香各 9g，党参 18g，炒白术 18g，甘草 18g，延胡索 20g，牡蛎 30g。14 剂。

十一诊：1993 年 5 月 5 日。舌尖麻木较前大减，口干仍有，右胁不痛，无腹胀，有矢气，食欲好，舌苔薄腻，脉小弦。仍遵前意出入。上方改炙甲片 18g，加制半夏 9g，14 剂。

十二诊：1993 年 5 月 19 日。神色较前明显改善，偶有腹胀。过去有慢性鼻炎，经常流涕，苔薄腻脉弦，上方略事进退。4 月 21 日方去延胡索，加细辛 10g、白芷 12g，14 剂。

十三诊：1993 年 6 月 2 日。近查肝功能：SGPT<40U/L，A/G 1.39∶1，自觉症状好，气色改善，纳可，便调，夜眠好，舌苔薄腻，脉弦。

处方：黄芪 40g，炙鳖甲 20g，茯苓 15g，制半夏 15g，川朴 9g，藿香 15g，炙甲片 20g，川连 12g，黄芩 24g，党参 20g，炒白术 18g，延胡索 20g，甘草 18g。14 剂。

按：本案肝硬化代偿期，经治疗后肝功能始终在正常范围，自觉症状明显好转，先生用药规律：肝脾并调，气血同治，辛开苦泄，邪正兼顾。

健脾补气药用党参、黄芪、白术、甘草，理气活血药用枳壳、木茴香、延胡索、炙甲片、炙地鳖虫等；辛开苦泄药用半夏、黄芩、黄连、干姜、川朴等；育阴扶正药用麦冬、生熟地、炙鳖甲、杞子、黄精等。守法守方，持之以恒，乃是取效的重要关键。

（裘沛然名医工作室）

慢性肾炎诊疗方案研究

（一）诊治慢性肾炎的理论基础

国医大师裘沛然从事中医临证工作 70 余年，对慢性肾炎也有诸多独到之见和用药特色，既多继承，又有诸多创新和发展。将其在慢性肾炎的学术思想、辨证方案、用药经验用之于临床，取得了很好的疗效。

1. 裘沛然对慢性肾炎的认识概述　慢性肾炎临床以浮肿、腰痛、乏力、泡沫尿等为主要症状，病情迁延，呈缓慢进行性病程。尿常规检查有不同程度的蛋白尿、红细胞，部分患者有程度不等的高血压，最终可致肾功能损害。虽然有“其本在肾，其制在脾，其标在肺”之说，在临床看，调制肺脾肾虽能取得一定的疗效，但往往不尽如人意，从临床表现看，也绝非水肿证所能概括。先生认为，本病一者由于风、湿、热等邪气，再者因脏腑功能虚

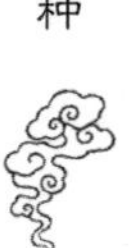

损，以致气血运行失常，三焦水道障碍，水谷精微外泄，湿浊水毒内蕴，继之形成血瘀、风湿、热毒、湿浊等之证；邪实又可影响正气的化生，如此，形成寒热错杂、虚实并存、表里夹杂的证候特点。

（1）肾以“封藏之本”：“肾者主蛰，封藏之本，精之处也”（《素问·六节藏象论》），“肾之精，贵欲其藏，然精又化生于五脏，肾持受而藏之耳。故五脏合而精自生，肾得补而封藏称职”（《顾氏医镜》），说明肾有封藏精微物质的职能。肾所封藏的不仅仅是人类生长繁殖所必需的阴精，还包含着人类赖以生存和健康生活所必需的精微物质，如蛋白、红细胞等等。若肾气亏乏，封藏失职，这些重要的精微物质随尿下泄，往往可见泡沫尿，进行尿常规检查则有尿蛋白、尿红细胞。“肾气匮乏，下元不固，封藏失职，精微下泄”，这种现象发展到一定程度，在临床上尚可出现尿少、水肿等症状。所谓“夫水气遍身浮肿者，由脾肾俱虚，故肾虚不能宣通水气，脾虚又不能制水”（《太平圣惠方·治水气遍身浮肿诸方》）。故补虚固摄为一法。

（2）风、湿、热、瘀皆与本病发生、发展有关：风邪并不仅见于外感，所谓“外感引动伏邪”，感冒或其他感染而加重病情；而且从其临床来看，易眩晕、血压高，反复蛋白尿、泡沫尿，血肌酐变化，皮肤瘙痒以及感冒后加重，皆与“风性开泄”“风性善行而数变”“风为百病之长”相符合。风与“肾病”的关系，发端于《内经》——“有病庬然，如有水状，切其脉太紧，身无痛者，形不瘦，不能食，食少……病生在肾，名为肾风”（《素问·奇病论》）。先生不仅对感冒后加重患者使用祛风药甚多，在慢性肾炎过程中蛋白尿顽固不减患者也使用，如蝉蜕、僵蚕、地龙、乌梢蛇等对减少久治少效蛋白尿有一定疗效。

或为外感、或为内生，脾肾功能失常，水湿停聚，湿性黏滞，病势缠绵。可因邪、体质、药物，成湿热毒邪，出现口黏口干、痤疮、水肿、腹胀、尿中泡沫缠绵、苔黄腻脉数等，可伴见泻利、腹痛、发热，或尿频、涩痛、尿道灼热，或皮肤有疮疡疖肿。而病邪久羁，阳气被伐，而呈寒热错杂之证。甚者正气不能驱邪，反从邪化，津液酿成湿浊。

久病必瘀，是风、湿、热内蕴，阻遏三焦，深入营血，脉络瘀阻，气机不畅，日久蕴郁成毒所致。本病的瘀血证候，从面色黧黑、肌肤甲错、或皮肤红斑、结节；或腰痛如锥、固定不移，肢体麻木；或舌体瘀点、瘀斑，舌下筋系瘀紫，唇萎舌青，脉涩等辨证诊出者。

先生认为，本病实为风邪、水湿、热毒、瘀血滞积，相互交织，深入隧络，复加正气不足，脾肾亏虚，病邪深痼，不易祛除。

2. 裘沛然对慢性肾炎主要病机的认识

（1）表里夹杂：六淫外邪循经入肾，即时发病者，多为急性肾炎；当邪

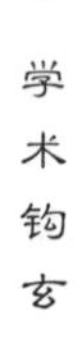

气轻微，可不即时发病，邪气深伏于内，再因“外邪乘之，触动邪气而发”，临床多表现为慢性肾炎。故临床常见表里夹杂的症状。除表现为面色淡白、浮肿、腰酸、神疲、眩晕等里证外，常因感冒等致急性发作或加重，伴见畏寒、发热、咽痛等表证，此时往往尿中泡沫增多，蛋白尿、红细胞明显，浮肿再现或加重，甚则肉眼血尿、血肌酐升高。此与中医学中“外感引动伏邪”之说相符。

（2）寒热错综：慢性肾炎病邪久羁，水湿逗留，最易耗伤阳气，阳虚而生内寒，多脾肾阳虚之证，临床有面色淡白，夜尿增多、肢冷神倦、脉迟、苔白等寒象；但另一方面因余邪热毒蕴结未清，盘踞下焦，可见小便混浊、尿少、血尿、身热手足心热，又长期蛋白尿及血尿，肾精亏耗，阴虚阳亢，见血压偏高、头晕头痛，咽痛、鼻衄等，均属火热内蕴之证。此阴阳两损、上盛下虚之证。近代临床对慢性肾功能不全的氮质血症，用大黄附子汤治疗而获效，也资证其寒热错综的病机。

（3）虚实并存：慢性肾炎病邪久恋，正气被伐，肾不藏精，长期蛋白流失，人血白蛋白下降；脾不统血，血尿频频，贫血。因此气血精皆匮乏，此属本虚。由于脾肾亏虚，气化失司，导致水饮痰浊羁留，此属邪实。经过较长时期的病理演变，正气衰惫，邪气留恋，水湿痰浊滞留更甚，出现氮质血症。临床表现头晕头痛、嗜卧、神疲乏力、食欲不振、恶心呕吐、呃逆，甚至昏迷等症，呈现正气不支、浊邪弥漫之势，严重者还可出现动风之证。《内经》原有“邪之所凑，其气必虚”之说，先生则认为“邪之所蕴，其气更虚”“虚之所在，受邪之地，如果正气不能驱邪，也可反从邪化，故津液可以酿成湿浊，血滞导致瘀血，出现正气愈虚则邪气愈实的情况”。

（二）方案内容

1. 方案适用疾病

西医病名：慢性肾炎。

中医病名：肾风、虚劳、水肿、尿血。

2. 中医辨证分型规范

（1）中医辨证分型依据：裘沛然临床经验积累，并参考国家中医药管理局1994年发布的《中医病证诊断疗效标准》。

1）风热伤络，表里夹杂：咽痛、咽红肿，血尿蛋白尿再发或加重，或有浮肿，发热、微恶风、口干、咳嗽；舌红、苔薄黄，脉浮数或滑数。

2）肾气不足，精微不固：尿中泡沫反复，轻度蛋白尿或血尿，腰酸乏力，遇劳则反复，苔薄，脉细。

3）肾精不足，浊邪留滞：腰酸乏力，长期蛋白尿或血尿不愈，头晕头

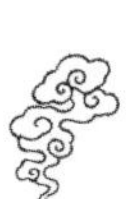

痛，浮肿，面色淡白，夜尿增多，苔白或腻，脉沉细。

4）肾虚血瘀，浊邪弥漫：神疲乏力、头晕头痛、嗜卧、食欲不振、恶心呕吐、呃逆，舌黯苔腻，脉沉细滑。

（2）治则治法和方药

1）风热伤络，表里夹杂

治法：疏风解毒，表里合治。

方药：羌活 12g，白芷 12g，紫背浮萍 12g，苍耳草 12g，蝉蜕 6g，黄芪 30g，黄柏 12g，漏芦 12g，半枝莲 15g，生白术 12g，生甘草 6g，仙灵脾 12g，土茯苓 30g，黄芩 12g。

方解：方中既有辛散祛风之品，又集解毒、泄浊、健脾、利水诸药。其中羌活一味，入太阳、少阴二经，与黄芪相伍，对预防感冒胜玉屏风散。现代药理证明，辛散祛风药如蝉蜕、苍耳草、白芷等，不仅可疏解表邪，且能调整机体的免疫功能，有抗过敏作用，可减轻或抑制感染后变态反应性损害，消除蛋白尿等。即使表邪已解而蛋白尿未除者，仍可沿用一段时间，其与解毒泄浊、健脾利水药合用，可表里双解，标本兼顾，相得益彰。

主要加减：感冒后蛋白尿难消者，加僵蚕、地龙；小便热涩短少，加玉米须、益母草、白花蛇舌草清热利水。

疗程：2~4 周。

2）肾气不足，精微不固

治法：益气补肾固精。

方药：黄芪 30g，白术 12g，茯苓 30g，米仁 30g，金樱子 12g，覆盆子 12g，补骨脂 12g，芡实 12g，菟丝子 12g，肉苁蓉 12g，牡蛎 30g。

方解：既有益气健脾补肾之黄芪、白术、肉苁蓉，又有固肾摄精之金樱子、覆盆子、补骨脂、芡实、菟丝子，且有化湿之茯苓、米仁，健脾与补肾共行益气之功，通利与收涩并投。而牡蛎水中之物，有利水气之功，又有收涩固精作用。

加减：湿邪明显者，加猪苓、玉米须、泽泻、汉防己；蛋白尿难消者，加乌梅、五味子。

疗程：4~12 周。

3）肾气不足，湿邪留滞

治法：益气补肾化湿。

方药：黄芪 30g，巴戟肉 15g，黄柏 15g，黑大豆 30g，大枣 10 枚，牡蛎 30g，土茯苓 30g，泽泻 15g。

方解：方中黄芪为君，有补气固表、摄精、升阳、祛毒、和营、利尿之功，且无留滞之弊，大剂量黄芪，功盖人参，此即仲景所谓“大气一转，其气乃散”。巴戟肉与黄柏相互，一阳一阴，皆为补肾要药，前者温而不热，益元阳、补肾气，后者苦寒而滋肾益阴。元代名医以一味黄柏制大补丸，别有深意。黑大豆入脾肾二经，《本草纲目》载其“治肾病，利水下气，制诸风热，活血解毒”。明代张介宾有“玄武豆”之说，用于消除蛋白尿，纠正低蛋白血症有一定疗效。牡蛎有摄精气而利水气的作用，土茯苓利湿清热、解毒泄浊，泽泻渗湿泻热、养新水、去旧水，大枣健脾和营。全方有补气、健脾、益肾、利水、泄浊、解毒之功，对改善肾功能及临床症状均有良好功效。

主要加减：偏于肾阳虚，加仙灵脾、仙茅、菟丝子、附子、肉桂等；偏于肾阴虚，加熟地、女贞子、枸杞子、山茱萸、龟甲、制首乌等；湿热明显者，加大黄、茵陈、车前子、六月雪、玉米须、半枝莲、白花蛇舌草等；偏于寒湿，加苍白术、制半夏、草豆蔻、桂枝、干姜、猪苓、制大黄、厚朴等。

疗程4~12周。

4）肾虚血瘀，浊邪弥漫

治法：补肾活血泄浊。

方药：黄芪50g，党参15g，巴戟肉15g，仙灵脾15，炮附块12g，干姜9g，黄柏15g，土茯苓30g，泽泻15g，生大黄6g，白花蛇舌草30g，丹参30，桃仁12g，红花9g。

方解：病至后期，正气衰惫，邪气留恋，水湿痰浊滞留更甚，有正气不支、浊邪弥漫之势。此时气血同病，阴阳皆虚，寒热错综，虚实夹杂，病邪深痼，取黄芪、党参、巴戟肉、仙灵脾之补气健脾益肾，附子、干姜之温肾壮火，丹参、桃仁、红花之活血行瘀、通利气血，黄柏、土茯苓、泽泻、白花蛇舌草之清热化湿解毒，更加生大黄攻下泄浊。全方补泄合治，标本兼顾，集寒热温凉气血攻补于一方，熔补益脾肾气血阴阳合攻泄湿浊、水气、瘀血于一炉。

加减：病情危重，用量可加大，中病逐渐减量。

疗程2~4周。

（三）典型医案举例

案1：姜某，女，8岁。就诊日期：1975年9月23日。

主诉：浮肿反复出现半年。外院检查尿常规蛋白（++）~（+）。诊断：慢性肾炎。

初诊：刻下面色苍白五华，两目虚浮，神情委顿，下肢水肿，小溲量少，畏寒肢冷，胃纳不佳。苔薄白，舌质淡，舌体胖，脉细软。此为脾气不

足，水湿泛滥，满溢肌肤，治当健脾化湿利水为先。

处方：西潞党 9g，生黄芪 12g，生白术 12g，白茯苓 9g，猪苓 9g，熟附块 3g，生甘草 4.5g，陈阿胶（烊冲）9g，补骨脂 15g，山药 18g，生米仁 24g，玉米须 15g，通关丸（分吞）6g。7 帖，水煎服。

复诊：服上药 7 帖后，精神稍振，小溲增多，尿蛋白（++），浮肿稍减，嘱其继服上方。患者连服 35 帖，浮肿完全消退，尿蛋白转阴。

按：水肿病关乎肺脾肾三脏，水位至阴，其本在肾；水化于气，其标在肺；水唯畏土，其制在脾。慢性肾炎虽可属中医水肿范畴，但临床治疗，绝不能限于水肿一证，即如水去肿退，并非意味慢性肾炎病愈。然辨证施治之道仍不离调理肺脾肾三脏。本案迁延半载，脾肾两虚，水为阴邪，得阳始化，故先生立方健脾温肾利水为宗旨，参、芪、苓、术、米仁等药，均是健脾上品，附块、补骨脂温肾益元，所谓“膀胱者，州都之官，气化则能出焉”，膀胱的气化赖肾气之蒸腾，佐以通关丸，乃开关利尿，使邪有出路。玉米须对消除蛋白尿有较好功效。辨证既定，贵在守法守方，恒心调治，终于取得满意疗效。

案 2：沈某，男。

主诉：尿检异常 10 年，乏力 1 个月。

初诊：10 年前患慢性肾炎，自诉经过治疗后尿液检查阴性，未再复查。近 1 个月来乏力，消瘦，腰酸，头昏，食欲减退。检查尿蛋白（++），肌酐 164μmol/L，尿素氮 8.5mmol/L，血压 140/90mmHg。诊断：慢性肾炎，慢性肾功能不全。苔白腻，脉弦。此为肾虚湿邪留滞，予补肾理泄。

处方：黄芪 30g，党参 15g，苍白术 12g，仙灵脾 12g，仙茅 12g，女贞子 12g，米仁根 30g，黄柏 15g，土茯苓 30g，车前子 12g，六月雪 30g，玉米须 30g，泽泻 15g，制大黄 3g，益母草 12g。

复诊：上方加减治疗 2 个月，复查尿常规基本正常，肌酐 142μmol/L，尿素氮 6.5mmol/L，血压 140/90mmHg。自觉症状明显好转，大便每日 2～3 次，苔薄腻，脉弦滑。继续以补肾理泄法化裁，加用珍菊降压片每天 2～3 次，每次 1 片。腰酸头晕，加杜仲、桑寄生、牛膝、天麻、枸杞、熟地、山茱萸等；食欲不振，加陈皮、制半夏、炒谷麦芽、佛手等；大便不通，加生大黄或土大黄；浮肿，加茵陈、车前子、河百草、汉防己、地栗梗；泄瘀浊毒，加桃仁、红花、丹参、参三七、泽兰、漏芦、白蔹等。

3 年治疗随访中，曾经有多次反复，目前各项化验正常，症状消失。

按：此例慢性肾炎患者以乏力、尿检异常、血肌酐升高就诊，虽无浮肿，但觉乏力消瘦，腰酸，头昏，食欲减退，苔白腻，脉弦，为肾虚湿邪留

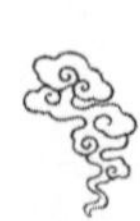

滞，病迁延10年，逐渐进展，水湿已成湿浊之势。故予补肾理泄法。黄芪、党参、苍白术、仙灵脾、仙茅、女贞子健脾补肾益气，米仁根、黄柏、土茯苓、车前子、六月雪、玉米须、泽泻清热化湿，大黄、益母草活血泄浊。全方以黄芪君药，配合利水、化瘀、清热之药，达到扶正祛邪之功效。

（裘沛然名医工作室）

慢性萎缩性胃炎诊疗方案研究

（一）诊治慢性萎缩性胃炎理论基础

慢性萎缩性胃炎（chronic atrophic gastritis，CAG）是慢性胃炎的一种类型，系指胃黏膜上皮遭受反复损害导致固有腺体的减少，伴或不伴纤维替代、肠腺化生和（或）假幽门腺化生的一种慢性胃部疾病。

CAG是消化系统常见病，也是疑难病。国医大师裘沛然在70余年的临床实践中积累了丰富的CAG诊治经验，形成了一整套行之有效的治疗方法，其中既有对前人经验的继承，更加珍贵的是诸多发扬和自身独到的体会。近年来，课题组在王庆其的带领和指导下，将裘沛然的相关经验在临床推广应用，取得了很好的疗效。

1. 裘沛然对慢性萎缩性胃炎的认识概述　西医学长期以来认为CAG的发生是多种因素综合作用的结果，H. pylori（Hp）感染为CAG的发病原因，且与CAG活动性改变及反复难愈有关。此外，还与环境因素、宿主对Hp感染反应性、胆汁反流、免疫、遗传、年龄、高盐及低维生素饮食等因素有关。

中医古籍中无CAG病名的记载，裘沛然认为其临床以胃脘疼痛、饱胀、痞闷、嗳气、纳呆等为主要表现，可归属于“胃脘痛”“胃痞”“嘈杂”等病范畴。

（1）主要病因：裘沛然认为，本病主要与情志失和、饮食不调、外邪犯胃（包括Hp感染）、药物所伤及脾胃素虚等因素有关。上述病因损脾伤胃，致使脾失健运，胃失和降，中焦枢机不利，气机升降失调，从而产生食停、湿阻、痰凝、热郁、血瘀等各种病理产物，进一步妨碍脾胃气机之升降和运纳功能，气血生化乏源、阴血亏虚，而致使胃络失养，发生黏膜萎缩。镜下可见红白相间，以白为主，则是中医望诊的延续或微观化。

裘沛然认为，针对病因的治疗，无论中医还是西医，都是十分重要的手段，临床应当有针对性地节饮食、畅情志，避免外邪（包括Hp和药邪）损害，补养脾胃，这些是治疗CAG的基石。

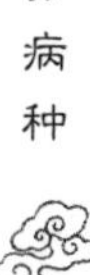

(2) 慢性胃炎的病机关乎胃脾肝胆：裘沛然认为，本病病位虽在胃，但病机与脾、肝、胆的关系至为密切。胃以和降为顺，脾以健运为常，脾健则令精气敷布于全身，胃和则浊气转输于魄门。胃有病，必令脾无所输化；脾失健，每致胃不能纳谷。一般胃炎初期，多表现为胃失和降，症见痛、胀并作；病久则波及于脾，脾失健运职，症见神疲、纳呆及气血生化不足的虚象。脾虚反过来也会影响到胃的通降功能，最终形成脾胃皆病，虚实互见。

肝胆与脾胃间属木土相克关系，肝胆主疏泄条达，与脾胃的升降功能密切相关。若肝气横逆，则木旺乘土；木郁不达，则中土壅滞；肝火亢炽，则迫灼胃阴；肝血不足，则胃失滋荣。胆与胃皆主降，《内经》有“邪在胆，逆在胃”之说，是指胆有邪可影响及胃。某些胆汁反流性胃炎会出现口苦、呕逆、泛酸诸症，大多因胆有郁热，胃气上逆而致。胃炎的发作或证情的进退，常与情志变动有关，其病机离不开气机郁结，肝胆失于疏泄，进而殃及脾胃的升降功能。

(3) 治疗崇尚辛散苦泄、甘缓酸收：CAG 的病机特点为虚实夹杂，寒热交错。虚，重在脾胃气（阳）虚亏；实，主要是气滞、血瘀、湿阻等；寒，多因饮食生冷，积冷成寒，或脾胃阳气虚弱，寒从中生；热，多因嗜食辛辣酒醴，湿热内蕴，或脾胃阴分不足，阴虚而生内热等。鉴于此，治疗 CAG 崇尚辛散苦泄，甘缓酸收之法。

辛散苦泄法针对胃炎出现寒热互结、升降失司而设。《内经》云：“辛以散之，苦以泄之。”本法以苦辛合用，寒热兼施，一阴一阳，一升一降，有开泄痞塞，解散寒热，调节升降，疏利脾胃气机的作用。选用的辛药有半夏、干姜、高良姜、桂枝、厚朴等，大凡气得寒而凝滞，得热则散行，故用辛药有开结散痞、温中散寒、通阳运滞之功，临证时根据证情轻重酌情选用。苦药常用黄芩、黄连、龙胆草等。有人认为“苦寒败胃”，似不宜于胃炎。裘沛然认为苦寒药不仅可降上逆之胃气，清泄胃中之蓄热，且有健胃之功。以龙胆草为例，一般将其作为清泄肝胆之火药用，裘沛然认为其有清胃、健胃之良效。《医学衷中参西录》即载：“龙胆草，味苦微酸，为胃家正药，其苦也，能降胃气，坚胃质；其酸也，能补胃中酸汁，消化饮食。凡胃热气逆，胃汁短少，不能食者，服之可开胃进食。”胃为六腑之一，有“传化物而不藏”的生理功能，以通为补，苦以降逆，顺应了胃的生理特征。再者，与辛药配伍，既可制其寒，又有相反相成的作用。若再稍佐柴胡、小茴香、香附等疏理肝胆、调畅气机之品，则其功益彰。

甘缓酸收法专为胃炎久病脾胃虚弱者而立。其中脾胃气虚者，用甘缓以建中，药用党参、黄芪、白术、茯苓、甘草、大枣等；胃阴不足者，用甘缓以化阴，药用乌梅、诃子与党参、玉竹、麦冬、甘草等。

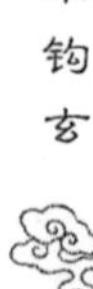

（4）对“中满者勿食甘”的理解：一个特别需要说明的是，对 CAG 出现胃脘痞满一症，临床受“甘令人中满”说的束缚，常避免使用甘药。裘沛然则一破后世偏见，辄用甘草、党参、大枣等甘药，甘草一般用量 15~30g，与辛散苦泄的半夏、干姜、黄芩、黄连并用，使痞消结散，胃脘畅然，其他症状也明显改善。此法乃遵从仲景甘草泻心汤证治。《伤寒论》曾明示此方主治“心下痞硬而满，干呕，心烦不安”。柯琴注：“本方君甘草者，一以泻心除烦，一以补胃中空虚，一以缓客气上逆。”《别录》也载甘草“温中下气，可治烦满短气”。可见心下痞满忌甘药之说乃后人臆测之词，甘草本身具有下气、除满之功，与辛散苦泄药相配伍，立意缜密，功效卓著。

2. 对慢性萎缩性胃炎主要病机的认识　现代研究证明，慢性胃炎进展到胃癌的一般演变过程为：浅表性胃炎→慢性萎缩性胃炎→胃黏膜肠上皮化生→胃黏膜不典型增生→胃癌。幽门螺杆菌（Hp）感染是 CAG 的主要原因。裘沛然认为 Hp 可作为中医学广义的毒邪来认识，毒邪为患，久必成瘀，深入胃络。正如叶天士在《临证指南医案·胃脘痛》中所言：“初病在经，久病入络，以经主气，络主血，凡气既久阻，血亦应病，循行之脉络自痹。”“胃痛久而屡发，必有凝痰聚瘀。”因此，本虚标实、虚实夹杂是本病的基本病机特点。

Hp 在我国的人群感染率为 50%~70%，与慢性胃炎的患病率相当，但只有一部分人发展为萎缩性胃炎。因此，裘沛然认为正气在发病中起重要作用。

（1）脾胃气虚为本，阳虚为要

1）气虚为本：CAG 临床表现为本虚标实、虚实夹杂之证，本虚主要是脾胃气虚。由于病程长久，CAG 一旦临床确诊，往往已经经历了很长的病变过程。李东垣《脾胃论·脾胃盛衰论》中提到：“夫饮食不节则胃病……胃既病，则脾无所禀受……故亦从而病焉。形体劳役则脾病……脾既病，则胃不能独行其津液，故亦从而病焉。”故 CAG 起病之初，或因胃病及脾，或由脾病及胃，终致脾胃气虚。

2）阳虚为要：胃受纳、腐熟水谷的功能，全赖胃中之阳气。清初医家程应旄认为“阳气即胃中所禀之性，犹如‘灶中之火’”。食物虽在胃肠中消化，形成精微物质，但必须经脾阳的推动、布散作用，才能运行全身，营养五脏六腑、四肢百骸。而在 CAG 患者，常常呈现消化不良的症状，诸如痞满、纳呆、饱胀等症，脾胃的纳运功能明显下降，以功能减退为主要表现，提示阳虚为脾胃气虚的主要方面。

（2）局部气血津液亏虚，胃腑失却濡养：胃黏膜表面的黏液-碳酸氢盐屏障，起保护胃黏膜的作用，其质地较浓稠，流动性较小，附着在胃黏膜表

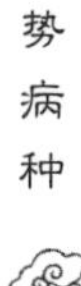

面，对胃黏膜直接起濡养作用。裘沛然认为应属中医“液”的范畴。胃腔中流动性较大的胃液，则属于“津”的范畴。脾胃乃气血津液生化之源，化生的气血津液不仅供养周身脏腑、四肢百骸，也直接营养胃腑本身。而在CAG患者，其胃黏膜变薄，腺体萎缩，胃中化生的气血津液减少，渐至亏虚。因此，CAG患者存在着局部气血津液亏虚，胃腑失却濡养的重要病机。

（3）局部气滞血瘀，是病情进展的关键：CAG病程日久，脾胃纳运乏力、升降失职，致使中焦气机阻滞，渐至胃络瘀滞，痰饮、停食、瘀血等病邪也兼夹而至。出现明显的血瘀之后，患者的临床症状也逐渐加重，并形成恶性循环。因此，裘沛然认为，血瘀是CAG发生发展甚至恶变的关键病理环节。

（4）关于标本：腑以通为用，以降为顺，主通降是胃的基本生理特性。但凡胃病，大都可见胃的通降特性受到抑制的临床表现，在CAG患者亦如此。然而，在本虚和标实同时存在的情况下，究竟谁才是主要矛盾呢？中医的证，是对疾病发展过程中某一病理阶段主要病机的概括，目的是抓住主要矛盾，为施治指明方向。裘沛然认为，在不同的个体、不同的病理阶段，本虚的程度存在差异，标实的轻重也有区别。因此，临证要仔细衡量本虚与标实的轻重缓急，应当考虑其本虚的核心，注重益气、养血、通阳。

（二）方案内容

1. 方案适用疾病

西医病名：慢性萎缩性胃炎，慢性浅表性胃炎、消化性溃疡等亦可参考。

中医病名：胃脘痛、胃痞、嘈杂。

2. 中医辨证分型规范

（1）中医辨证分型依据：主要依据裘沛然长期实践和讲授，并参考国家中医药管理局1994年发布的《中医病证诊断疗效标准》和2010年中华中医药学会脾胃病分会发表的《慢性萎缩性胃炎中医诊疗共识意见》。

1）肝胃气滞证

主症：胃脘胀满或胀痛；胁肋胀痛。

次症：症状因情绪因素诱发或加重；嗳气频作；胸闷不舒；舌苔薄白；脉弦。

2）肝胃郁热证

主症：胃脘饥嘈不适或灼痛；脉弦或弦数。

次症：心烦易怒；嘈杂反酸；口干口苦；大便干燥；舌质红苔黄。

3）脾胃虚弱证（脾胃虚寒证）

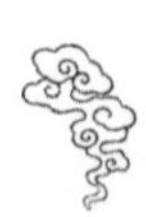

主症：胃脘胀满或隐痛；胃部喜按或喜暖。

次症：食少纳呆；大便稀溏，倦怠乏力，气短懒言，食后脘闷，舌质淡，脉细弱。

4）脾胃湿热证

主症：胃脘痞胀或疼痛，舌质红，苔黄厚或腻。

次症：口苦口臭；恶心或呕吐；胃脘灼热；大便黏滞或稀溏；脉滑数。

5）胃阴不足证

主症：胃脘痞闷不适或灼痛；舌红少津，苔少。

次症：饥不欲食或嘈杂；口干；大便干燥；形瘦食少；脉细。

6）胃络瘀阻证

主症：胃脘痞满或痛有定处；舌质黯红或有瘀点、瘀斑。

次症：胃痛拒按；黑便；面色黯滞；脉弦涩。

（2）治则治法和方药

1）肝胃气滞证

治法：疏肝解郁，理气和胃。

主方：柴胡疏肝散(《景岳全书》)加减。

方药组成：柴胡9g，香附12g，枳壳15g，青陈皮各9g，白芍15g，郁金12g，川芎9g，甘草6g。

方解：方中柴胡、白芍、川芎、香附疏肝解郁，陈皮、枳壳、甘草理气和中。青皮加强理气解郁之力。肝喜条达，主疏泄而藏血，其经脉布胁肋，循少腹。因情志不遂，木失条达，肝失疏泄，而致肝气郁结。气为血帅，气行则血行，气郁则血行不畅，肝经不利，故见胁肋疼痛，往来寒热。《内经》说："木郁达之。"治宜疏肝理气之法。方中用柴胡、郁金疏肝解郁，香附、青皮理气疏肝，助柴胡以解肝郁，川芎行气活血而止痛，助柴胡以解肝经之郁滞，增其行气止痛之功，陈皮、枳壳理气行滞，芍药、甘草养血柔肝，缓急止痛。诸药相合，共奏疏肝行气、活血止痛之功。

主要加减：痛甚者，可加延胡索、川楝子、当归、郁金、乌药等以增强其行气活血之力；嗳气频作，加旋覆花、代赭石、沉香、柿蒂、苏梗；化热者，加郁金、川楝子、黄连疏肝泄热；痞满明显者，加藿香梗、紫苏梗、枸橘李、香橼皮；肝郁化火者，可酌加山栀、川楝子以清热泻火。

2）肝胃郁热证

治法：疏肝和胃，解郁清热。

主方：化肝煎(《景岳全书》)合左金丸(《丹溪心法》)加减。

方药组成：柴胡9g，青陈皮各9g，牡丹皮9g，栀子9g，赤芍12g，黄连6g，吴茱萸6g，乌贼骨15g，浙贝母15g，甘草6g。

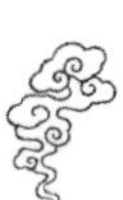

方解：方中丹皮、山栀清肝胃之热，柴胡、青陈皮疏肝理气，赤芍敛肝泄热。左金丸为辛开苦降的代表方，黄连，一者清泻肝火，肝火得清，自不横逆犯胃，再者，且可清胃火，胃火降则其气自降，标本兼顾，一举两得，故对肝火犯胃之呕吐吞酸尤为适宜；但纯用苦寒又恐郁结不开，故又少佐辛热疏利之吴茱萸，取其下气之用，可助黄连和胃降逆，且其性辛热，开郁力强，佐于大剂寒凉药中，非但不会助热，且使肝气条达，郁结得开，又能制黄连之苦寒，使泻火而无凉遏之弊。乌贝散是制酸和胃止痛的验方。

主要加减：热盛，可加龙胆草、郁金清肝泄热；大便不通，可加大黄、芒硝、枳实泄热通腑；气滞明显，可加佛手、香橼皮、藿苏梗等理气行滞；痛甚者，加延胡索、川楝子、郁金、乌药活血行气止痛。

3）脾胃湿热证

治法：清热化湿，宽中醒脾。

主方：黄连温胆汤(《六因条辨》)加减。

方药组成：黄连6g，半夏9g，陈皮9g，茯苓15g，枳实15g，竹茹6g，厚朴9g，黄芩12g，滑石15g，生甘草6g。

方解：以半夏燥湿化痰、降逆和胃，黄连、黄芩清热燥湿，竹茹降逆和胃、止呕除烦，枳实、陈皮、厚朴理气燥湿、使气顺则湿化，茯苓健脾利湿，六一散清热利湿，甘草兼益脾和中，协调诸药。可煎加生姜、大枣，和脾胃而兼制半夏之毒。

主要加减：嘈杂、烧心、反酸者，加左金丸、乌贼骨、浙贝母、瓦楞子、煅牡蛎；热盛，加山栀、芦根、茵陈、虎杖、制军等；湿重，加藿香、佩兰、泽泻、荷叶等；热迫血行，吐血、便血者，加三七粉、白及粉、大黄粉。

4）脾胃虚弱证

治法：健脾益气，运中和胃。

主方：六君子汤(《太平惠民和剂局方》)加减。

方药组成：炙黄芪15g，党参12g，炒白术15g，茯苓15g，半夏9g，陈皮9g，砂仁6g，炙甘草6g。

方解：对于脾胃气虚、运化无权之证，理当以补气健脾为治。方中人参大补元气，而且主入脾经，以大补脾胃之虚，临床可以党参代替，其力不足，多以炙黄芪助之；白术健脾燥湿，有“安脾胃之神品”（《本草经疏》卷六）及“脾脏补气第一要药”（《本草求真》卷一）之誉，与党参、黄芪相协，益气补脾之力益著；茯苓健脾渗湿，与白术相伍，前者补中健脾，守而不走，后者渗湿助运，走而不守，二者相辅相成，健脾助运之功益彰。炙甘草可加强益气补中之力，又能调和方中诸药。益气之中有燥湿之功，补虚

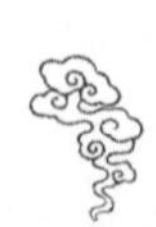

之中有运脾之力。半夏辛温而燥，为化湿痰之要药，并善降逆以和胃止呕；陈皮亦辛温苦燥之，既可调理气机以除胸脘之痞，又能和胃止呕以降胃气之逆；加砂仁以助行气之力。

主要加减：胃脘冷痛，喜温喜按，得食痛减者，加桂枝、干姜、熟附片、肉桂、白芍；痞满明显者，加藿香梗、紫苏梗、枸橘李、香橼皮；脾虚便溏者，加炒白术、炮姜炭、芡实；伤食者，加焦山楂、神曲、莱菔子、炒谷麦芽。

5）胃阴不足证

治法：养阴生津，益胃和中。

主方：益胃汤(《温病条辨》)加减。

方药组成：北沙参 9g，麦冬 9g，生地黄 12g，玉竹 9g，乌药 9g，石斛 9g，佛手 9g，生甘草 6g。

方解：方中重用生地、麦冬，味甘性寒，功能养阴清热、生津润燥，为甘凉益胃之上品，配伍北沙参、玉竹、石斛养阴生津，以加强生地、麦冬益胃养阴之力。佛手、乌药理气和胃，甘草益气调中，调和诸药。

主要加减：便秘者，加决明子、郁李仁、火麻仁、柏子仁等；食后胀甚者，加陈皮、佛手、莱菔子、焦楂曲等；纳呆，加鸡内金、焦楂曲、炒谷麦芽等，并可酌加少量桂枝（6~9g），阳中求阴，现代药理证实其有促进胃液分泌的作用。

6）胃络瘀阻证

治法：活血通络，理气止痛。

主方：丹参饮(《时方歌括》)合失笑散(《太平惠民和剂局方》)加减。

方药组成：丹参 9g，檀香 6g，砂仁 6g，蒲黄 9g，五灵脂 9g，香附 12g，延胡索 15g。

方解：丹参味苦微寒，活血化瘀止痛，而不伤气血，配檀香（可以木香 6~9g 代）、砂仁、香附、延胡索理气和胃止痛；五灵脂甘温，入血分，能通利血脉而散瘀血，用治瘀血疼痛；蒲黄甘平，亦入血分，有活血止血作用，与五灵脂相须为用，活血散结，祛瘀止痛作用增强，可治一切心腹诸痛。用白醋冲服，取其利血脉、化瘀血，以加强活血止痛之功。两方均药性平和，合用共具祛瘀行气止痛、推陈致新的作用。

主要加减：嘈杂、烧心、反酸者，加左金丸、乌贼骨、浙贝母、瓦楞子、煅牡蛎；便秘者，加桃仁、瓜蒌仁、火麻仁、枳实、制大黄；热迫血行，吐血、便血者，加三七粉、白及粉、大黄粉；痛盛者，加红花、九香虫、乳香等。伴有胃癌前病变者，选加莪术、野葡萄藤、石见穿、白花蛇舌草、半枝莲、生米仁等。

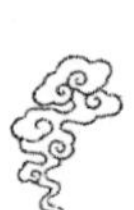

（3）疗效评价指标体系

1）病理组织学评价：病理组织学指标是评价 CAG 疗效的主要指标。根据 CAG 病理组织学特点，将不同变量分为主要变量和次要变量，主要变量包括萎缩、肠化、异型增生，次要变量包括慢性炎症、活动性和幽门螺杆菌。参考我国标准（侧重于文字描述）与悉尼系统的直观模拟评分法对各变量予以分级赋分，各变量均分为“无”“轻度”“中度”“重度”4 级，给主要变量赋予较高分值和权重，如异型增生、肠化、萎缩 4 级分别计“0 分、3 分、6 分、9 分”；而慢性炎症、活动性和幽门螺杆菌感染分别计“0 分、1 分、2 分、3 分”。对各变量积分及病理总积分进行治疗前后比较，作为病理组织学疗效。当同一部位的多块标本或多块病理切片病变程度不一时，按病变较重的赋予分值。除关注某一活检部位病变程度外，还要兼顾病变范围大小，全面评估病情。

2）胃镜评价：CAG 胃镜下黏膜主要病变为黏膜白相或花斑、血管透见、皱襞低平、黏膜粗糙、肠化结节，次要病变如红斑、糜烂、黏膜内出血、胆汁反流等。由于现有胃镜分类存在人为主观因素或过于烦琐等缺点，难以根据胃镜所见作 CAG 严重程度的分级，合理而实用的分级有待进一步研究。临床研究中应注意规范镜下胃黏膜病变特征描述，区分主要病变和次要病变，制定合理的分类及分级量化标准，应用积分法进行治疗前后各病变和镜下总疗效的比较。

3）症状评价：合理划分主要症状和其次要他症状。CAG 的主要症状包括胃脘疼痛、饱胀、痞闷、嗳气、纳差等，次要症状包括疲乏、眠差、嘈杂、反酸等。应用积分法进行症状疗效评估，要求主要症状从频率和程度两方面进行综合评价，分为无、轻、中、重 4 级，主要症状赋予较高分值和权重，比较治疗前后各症状积分变化或症状总积分变化，其中胃脘疼痛也可参照数字疼痛评分法制定。

（三）典型病案举例

案 1：王某，男，64 岁。初诊日期：1991 年 3 月 6 日。

主诉：食后饱胀感 1 个月余。

病史：患者过去有慢性萎缩性胃炎、胆囊炎、胆结石及心动过缓史，均经仪器检查证实。平素不正规治疗，症状时轻时重。近 1 个月来经常有食后饱胀感，无明显疼痛，进食量基本正常，无嗳气泛酸，矢气少，大便日行 1 次、色黄、成形。左足趾麻木，时有耳鸣。家族史尚健。

初诊：神色基本正常，对答切题，心肺听诊无异常，中上腹有胀气，无明显压痛，麦氏点压痛（-）。舌苔薄腻，脉细弦。

辨证分析：湿浊中阻，脾失健运，气滞则中州升降失司，故脘腹痞胀不舒。

诊断：胃脘痛（湿阻中焦）；胃窦炎。

治法：化湿和中，理气健脾。

处方：藿苏梗各12g，制半夏12g，陈皮10g，川朴6g，茯苓12g，炒枳壳12g，大腹皮9g，生米仁15g，白芷12g，川芎12g，牡蛎30g，佛手4.5g。7剂。

复诊：1991年5月8日。药后胃中渐和，胃中胀满已除，胆囊区偶痛，嗳气，耳鸣，神疲乏力，下肢麻木，大便日行1次、不成形。舌苔薄，脉弦滑。转以益胃补脾。

处方：苍术9g，黄柏12g，怀牛膝15g，熟地24g，山萸肉9g，防风已各15g，当归15g，仙茅15g，生米仁20g，木茴香各10g，砂仁4.5g。14剂。

三诊：1991年5月22日。投理气化湿，兼以益肾之品后，证情减轻，稍感胸闷，时有气上逆，大便略溏、每日1次，下肢仍有麻木，耳鸣依然，舌苔薄、边有齿印，脉弦滑。再以前方增减。上方去生米仁、当归，加补骨脂15g、肉豆蔻6g、细辛9g，7剂。

四诊：1991年5月29日。大便不成形、日行1次，无腹泻，下肢仍麻木，耳鸣，晨起还有腹胀感，舌苔中间有裂纹、边有齿印，脉弦。拟补肾强筋兼以化湿和中。

处方：熟地30g，细辛12g，苍白术各15g，川朴6g，枳壳15g，川断15g，怀牛膝15g，威灵仙15g，木茴香各12g，补骨脂15g，怀山药18g，肉果9g。7剂。

五诊：1991年6月12日。诸症均好，近伴感冒、咽痛、鼻塞，苔薄，脉浮。宗前方损益。上方加黄芩18g、苍耳子15g，去威灵仙、怀山药。予7剂。

六诊：1991年6月26日。感冒仍未痊愈，伴咳嗽，咯痰色白稠，食欲好，大便正常，稍有腹胀，左下肢偶有麻木，耳鸣未减，苔薄，脉小弦。暑必夹湿，暑天感冒当佐化湿和中。

处方：藿佩梗各9g，川朴6g，制半夏12g，陈皮9g，茯苓12g，炒枳壳9g，大腹皮9g，焦楂曲各12g，合欢皮15g，杏仁12g，丝瓜络9g。14剂。

七诊：1991年7月10日。感冒咳嗽已愈，耳鸣仍剧，左下肢仍有麻木，两侧太阳穴有抽搐感，稍有腹胀，纳可便调，舌苔薄，脉弦。宜祛风通络，佐以理气化湿。

处方：羌独活各15g，白芷12g，蝉蜕6g，僵蚕12g，木瓜12g，川朴6g，制半夏12g，伸筋草15g，细辛9g，丹参20g，威灵仙15g，牡蛎30g。

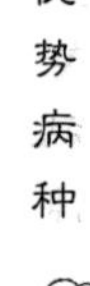

14剂。

按：清代医家费伯雄在《医醇賸义》中说："天下无神奇之法，只有平淡之法；平淡之极，乃为神奇。"先生治病并不追求神奇之法。他认为，临诊治病，讲究义理得当，而不在药味之新奇。刻意追求精神，效果往往平淡；步入平淡化境，方见真正神奇。

所谓平淡之法即符合义理之法，紧扣病机，除病而不伤正。本案"胃窦炎"表现为食后饱胀感，此中焦浊邪阻滞，升降失于调畅，先生投藿苏梗、半夏、陈皮、川朴、茯苓、枳壳、米仁、佛手、大腹皮等，数剂即应手。治疗过程中有腹胀，大便不成形，方中曾用熟地与健脾理气和胃之品相伍而用。

用熟地当推张景岳，虽遭到后世某些医家贬低，但是先生并不以为然。他经过研究认为，此药有厚肠胃之功，不应为腹胀便溏去忌，用之得当，非但不为腻滞，反而获效迅速。本案四诊即是佐证。

先生认为，对古人的经验和评论不可妄称是非，只有经过反复体验和潜心研究，才能识得真谛。用药如此，做学问也如此。

案2：陈某，男，47岁。初诊日期：1991年5月8日。

主诉：胃脘部不适3年余，断续发作，近有加重趋势。

病史：患者近3年中上腹偏右隐隐不舒，得进食则减，多食则又不舒，有痞胀感，嗳气。治而少效。1990年初外院做胃镜检查示"十二指肠球部溃疡，萎缩性胃炎"。后来市中医门诊部就诊，断续服药。症情有好转。现诉胃脘部胀气不痛，食后饱胀更为明显，偶有恶心感，心悸胸闷。食欲尚可，大便调，过去无其他特殊病史。

初诊：一般情况尚好，面色略黯然少泽，心肺听诊无异常，中上腹无明显压痛，有轻度胀气，舌苔薄白，脉沉细。

辨证分析：木土不合，气滞中宫，失于健运，故食后饱胀，气上逆则嗳气。久郁则血分瘀滞不畅。苔白为寒象，中阳不振之故，久病则气滞易于化热，此寒热夹杂之症。

诊断：胃脘痛（肝胃不和，寒热夹杂）；十二指肠溃疡，萎缩性胃窦炎。

治法：疏肝理气，活血行滞，寒热并用。

处方：柴胡15g，制半夏15g，制香附12g，高良姜15g，桂枝15g，川连12g，黄芩24g，干姜12g，甘草15g，牡蛎30g，徐长卿30g。7剂。

复诊：1991年5月29日。近觉中上腹及右腹隐痛，伴恶心泛酸，右肩背酸痛，活动尚可。外院做MRI示"胃体部溃疡"。舌苔薄脉弦。上法佐以健脾补气之品。

处方：党参 20g，生黄芪 30g，炒白术 18g，甘草 18g，茯苓 15g，木香 12g，砂仁（后下）4.5g，吴茱萸 4.5g，川黄连 9g，马勃 4.5g，煅瓦楞子 12g，延胡索 30g，当归 20g，生姜 3g，大枣 5 枚。7 剂。

三诊：1991 年 9 月 4 日。近伴咳嗽，声音嘶哑，饭后好转，咽喉部不适感，口干欲饮，关节酸楚。胃脘部偶尔刺痛，按之不舒，肠鸣，大便干结难解。舌苔薄，脉小弦。诊断支气管炎、胃窦炎。治以兼顾。

处方：蝉蜕 12g，牛蒡子 15g，凤凰衣 4.5g，马勃 4.5g，北沙参 20g，麦冬 15g，天仙藤 24g，诃子肉 20g，延胡索 24g，大生地 30g，当归 18g，川芎 15g。7 剂。

四诊：1991 年 9 月 18 日。诉咳嗽未解，痰黏色白不易咯出，声音嘶哑较前改善，泛恶，饭后嘈杂，口唇稍干，左膝关节酸痛。舌苔薄，脉弦。拟以宣肺清肺，化痰止咳。

处方：荆芥 12g，前胡 15g，白前 12g，甘草 15g，桔梗 6g，黄芩 24g，川黄连 12g，细辛 12g，炙紫菀 12g，制半夏 15g，生姜 3g，大枣 7 枚。7 剂。

五诊：1991 年 10 月 30 日。咳嗽两月未愈，时好时作，咯痰量少质稠。胃脘胀痛，口干舌黏，欲饮水。大便稍溏。苔薄腻，脉弦细。治以肺胃兼顾。

处方：金沸草 12g，前胡 12g，细辛 12g，黄芩 24g，生甘草 20g，桔梗 6g，制半夏 12g，延胡索 20g，大贝母 15g，苏子梗各 12g，高良姜 12g，制香附 12g。14 剂。

八诊：1992 年 2 月 26 日。胃痛以止，上腹饱胀好转，胸闷气短，盗汗，动则汗出，大便日行 1 次，喉中有黏液。舌苔薄腻，脉弦细。

处方：桑叶 15g，黛蛤散 15g，广郁金 12g，光杏仁 12g，葶苈子 10g，丹参 20g，川厚朴 6g，制半夏 12g，川黄连 9g，党参 24g，生甘草 18g，苏子 12g。7 剂。

九诊：1992 年 3 月 4 日。胃痛未作，咳嗽痰黏减少，盗汗除，气短好转，夜寐安。自觉胸部办置不适，舌苔薄腻脉弦。原方黛蛤散改 18g，加全瓜蒌 20g，7 剂。

按：患者先以胃脘痛就诊，继又起咳嗽，肺胃皆病，不易速愈。先生投舒肝和胃，寒热并用，药用柴胡、半夏、香附、高良姜、干姜、川连、黄芩等，症状旋即减轻。后因染指风寒，咳嗽咯痰并起，且伴有身痛音嘶，药用蝉蜕、牛蒡子、凤凰衣、荆芥、前胡、桔梗等宣肺解表，同时佐以半夏、延胡索、香附等肺胃同治，表里双解，病情及时得以控制。

据 1993 年 3 月随访，患者素体羸弱消瘦，加之经常参加宴请，酒肉膏粱皆为烂肠之品，以致胃脘不适时有发作，但经先生投以前法数剂即效。归

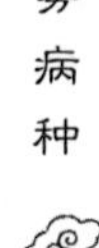

纳其用方不乏辛开苦泄之法。辛者能开、能散、能温，如干姜、半夏、高良姜、制香附、桂枝、木香等；苦者能降、能泄、能清，如黄连、黄芩之类。脾胃为升降之枢纽，辛开苦泄法最能协调升降，转旋枢机，故对胃脘病见痛、胀、泛、嗳诸症颇为契合，余尝用之，屡试屡验。

（裘沛然名医工作室）

肠癌诊疗方案研究

（一）治疗肿瘤的思路

裘沛然所经治的肿瘤，名类不少，但大概有以下几种情况：①发现肿瘤时已届晚期，已失去手术指征的患者，也有一些已确诊肿瘤但不愿做手术的患者；②肿瘤已经手术切除，气血大伤者；③因不能忍受化疗、放疗的反应，而中止治疗者；④边进行化疗、放疗，边服中药，以协同完成疗程者。患者的治疗目的也不尽相同，对晚期恶性肿瘤患者来说，只是想方设法减少病者的痛苦，尽可能延长其生命；对已切除病灶的患者，主要防止其复发或扩散；对迭经化疗、放疗的患者，旨在解除治疗后的毒副作用。

裘沛然治疗肿瘤的基本思路是，肿瘤虽然生于某局部组织器官，但由病邪导致的反应却是全身性的，表现为脏腑气血的损耗、组织的破坏、功能的失调。按照中医学的整体观念，局部的病变是由于全身脏腑气血功能失调的结果，人之所虚之处，即是留邪之地。因此，我们不能只着眼于局部肿瘤，忙于寻觅消瘤、攻瘤的“特效”方药。数十年来的实践经验证明，某些清热解毒药物对消除肿瘤虽有一定疗效，但采用通过调整人体脏腑气血阴阳的“扶正法”，对改善机体情况，缓解症情，消除化疗、放疗后的毒副反应等，其疗效不可低估，这也是中医学与西医学对治疗肿瘤的不同之处。某些抗肿瘤西药固然可以抑制或杀灭肿瘤细胞，但“药毒”对人体正常细胞也同样是一种破坏。故目前西医也开始考虑提高宿主的防御功能和消除潜在的亚临床灶，作为治疗肿瘤的重要方面。裘沛然认为，中医药应该发挥自己的特色和优势。他提出：像恶性肿瘤这样有形之积恐难尽除，而病人元气亟宜扶助。主张在扶助正气的基础上，佐以清热解毒、活血软坚、化痰散结等祛邪方法，治疗肿瘤。

（二）治疗大法

主张在扶正法中，重点调整气血阴阳及培补脾肾。健脾补气药选用人参、党参、黄芪、白术、茯苓、山药、甘草等；补血药选用当归、枸杞子、

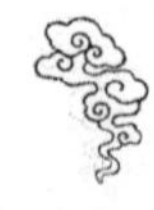

熟地、首乌、大枣等；滋阴药选用西洋参、沙参、天冬、麦冬、生地、石斛等；益肾药选用龟甲、黄柏、山萸、巴戟天、菟丝子、仙灵脾、补骨脂、附子、鹿角、肉桂等。在立方遣药时，裘沛然常脾肾气血阴阳兼顾，注重阴阳互根、精气互生的道理。在扶正法中同时又须注意调整脏腑之间的关系，如肝胃不和者，拟疏肝和胃以相佐；脾胃升降失常者，投协调枢机之升降方药；脾肾转输失职者，调脾肾以利气化等。至于清热解毒常用夏枯草、黄芩、黄连、蒲公英、猫爪草、石见穿、山慈姑、蛇舌草、蜀羊泉等；活血化瘀药用桃仁、红花、芍药、莪术、三棱、水蛭、地鳖虫等；化痰软坚药用南星、半夏、瓜蒌、牡蛎、昆布、海藻等；虫类药物的作用不可忽视，常用蜈蚣、全蝎、地龙、僵蚕、地鳖虫、水蛭等。在具体应用时，对以下几种情况尚需区别对待。

1. 病届晚期，扶助胃气，挽留一息生机　晚期肿瘤，瘤毒弥漫，邪气盛而正气衰，脏腑戕害，全身情况很差，此时治疗最为棘手，如果贸然攻邪，必致偾事。裘沛然经验，诸气皆虚，先扶胃气。脾胃为生化之源，化源乏竭，病必不治；若胃气尚存，还可挽留一息生机。药用人参粉冲服，他如黄芪、党参、太子参、白术、茯苓、黄精、甘草、大枣、生姜，佐以枳壳、陈皮等流动之品，冀以苏胃。若浆粥入胃，二便顺畅，可望有生存之机。

2. 对放、化疗毒副反应的处理　肿瘤患者经放、化疗后的反应，病机是“药毒”损伤人体脏腑气血所致。其中放疗反应一般可以分为局部反应和全身反应。局部反应中，头颈部反应有口干、咽部充血、咽喉痛等，治宜补气养阴、清热解毒法，选用黄芪、党参、天冬、麦冬、玄参、知母、黄柏、黄芩、金银花、连翘、蒲公英等；下腹反应有腹痛、腹泻、尿频等，治宜辛甘苦泄、调肝和脾法，药用半夏、黄连、干姜、甘草、党参、白术、枳壳、木茴香、薏苡仁等；全身反应则有头昏、乏力、食欲不振、精神疲乏、白细胞减少等，治宜健脾补肾法，药用党参、黄芪、白术、当归、女贞子、枸杞子、仙灵脾、仙茅、山茱萸、丹参、补骨脂、熟地、龟甲、鹿角等。

化疗后的毒副反应主要有气血两虚、脾肾亏损的证候，治宜补气养血、培肾益脾法，药用人参、白术、黄精、茯苓、鹿角、黄芪、当归、丹参、炙甘草、巴戟天、补骨脂、山茱萸、仙灵脾等。

3. 对癌症疼痛的治疗　癌症疼痛的原因主要有气滞、血瘀、寒凝、痰积、毒盛等原因，故欲止痛可用理气、行瘀、散寒、消痰、解毒等方法。药用川楝子、延胡索、赤芍、白芍、制香附、乳香、没药、草乌、附子、细辛、地鳖虫、蜈蚣、全蝎、山慈姑等。药物剂量宜稍大，虫类药物如能研细末后吞服，可提高疗效。

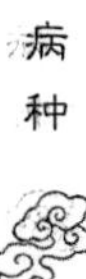

（三）肠癌诊断

1. 疾病诊断　结直肠癌分期的标准方案，参照 2011 年 NCCN 结直肠、直肠癌 TNM 分期

2. 证候诊断

（1）脾肾阳虚证：腹胀隐痛，久泻不止，大便夹血，血色黯淡，或腹部肿块，面色萎黄，四肢不温，舌质淡胖，苔薄白，脉沉细。

（2）肝肾阴虚证：腹胀痛，大便带黏液脓血，或便干，腰膝酸软，睡眠不佳，口干咽燥，头昏口苦，五心烦热，脉细数，舌红少苔。

（3）气血两亏证：体瘦神疲，腹胀满、面色苍白、食少乏力，头昏心悸，舌质淡，苔薄白，脉细弱。

（4）痰瘀毒内结证：面色黯滞，里急后重，大便脓血，腹部阵痛、腹痛固定不移，大便脓血，血色紫黯，口唇黯紫，或舌有瘀斑，苔腻，或脉涩。

（四）治疗方案

1. 辨证论治

（1）脾肾阳虚证

治法：温阳健脾。

方药：黄芪 30g，党参 24g，炒白术 15g，补骨脂 15g，肉豆蔻 9g，五味子 12g，干姜 12g，附子 9g，甘草 12g 等。

（2）肝肾阴虚证

治法：滋阴补肝肾。

方药：知母 12g，黄柏 15g，熟地黄 18g，山茱萸 15g，鳖甲 24g，牡蛎 30g，女贞子 15g，山药 18g，丹皮 12g，茯苓 20g，当归 15g，甘草 12g 等。

（3）气血两亏证

治法：益气养血。

方药：生晒参 12g，太子参 12g，白术 15g，茯苓 18g，甘草 12g，当归 15g，川芎 12g，熟地 24g，白芍 15g 等。

（4）痰瘀毒内结证

治法：化痰行瘀软坚。

方药：半夏 15g，陈皮 12g，土茯苓 30g，炮山甲 12g，葛根 30g，黄芩 18g，黄连 6g，桃仁 12g，丹皮 12g，乌药 9g，延胡索 12g，甘草 9g，枳壳 12g 等。

2. 辨病用药　在辨证论治的基础上，可以加用具有明确抗癌作用的中草药，如白花蛇舌草、半枝莲、鬼箭羽、藤梨根、红藤、蛇六谷、马齿苋、龙

葵、土茯苓等。对症加减：腹泻，加党参、干姜、黄芩、黄连、薏苡仁、甘草等；便秘，加大黄（后下）、枳实、厚朴、麻子仁、瓜蒌仁等；腹胀，加香橼皮、陈皮、鸡内金、炒麦芽、神曲等。

（五）疗效评价

1. 评价标准

（1）中医证候：观察中医药治疗对患者临床症状，如腹痛、恶心、呕吐、乏力、食欲减退等中医证候的改善情况。

评定指标：中医症状根据临床观察分为10级。参照疼痛10级分类法：0级：无症状。1~3级：轻度症状，能耐受。4~6级：中度症状，常难以耐受。7~10级：重度症状，不能耐受，需要对症治疗。此分级方法由患者本人进行评判。

好转：主要症状或体征缓解，并维持4周以上。

稳定：主要症状或体征无明显变化，或患者无与肿瘤相关的主要症状或体征。

恶化：主要症状或体征加重。

（2）生存质量：观察中医药对患者生活质量的影响，治疗前后行生活质量判定。

评定指标：卡氏评分。

显效：治疗后比治疗前提高20分以上。

有效：治疗后比治疗前提高10分以上。

稳定：治疗后比治疗前提高不足10分或没有变化。

无效：治疗后比治疗前下降。

（3）体重变化：除外体腔积液、浮肿等因素引起的体重变化。

好转：体重增加>2kg，并维持4周以上。

稳定：体重增加或减少≤2kg。

恶化：体重减少>2kg。

（4）客观疗效：观察中医药治疗对患者瘤体变化。

评定标准：

1）目标病灶的评价

CR（完全缓解）：所有目标病灶消失，至少维持4周。

PR（部分缓解）：基线病灶最大径之和至少减少30%，至少维持4周。

PD（病变进展）：基线病灶最大径之和至少增加20%或出现新病灶。

SD（病变稳定）：基线病灶最大径之和有减少但未达PR或有增加但未达PD。

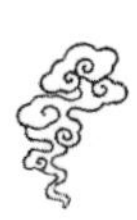

2）非目标病灶的评价

CR（完全缓解）：所有非目标病灶消失和肿瘤标志物恢复正常。

IR/SD（未完全缓解/病变稳定）：一个或多个非目标病灶持续存在和（或）肿瘤标志物高于正常。

PD（病变进展）：出现新病灶和（或）非目标病灶明确进展。

2. 评价方法　对照患者入院前后的病情变化情况，采用以下方法进行评价：

（1）综合疗效评定指标

1）中医证候：主要采用疾病相关主症评分变化评价。选择 1～2 项主要症状或体征变化，要求与肿瘤相关，并能反映患者的主要痛苦，如腹痛、恶心、呕吐、乏力等。

2）生存质量：治疗前后症状评分情况比较，主要采用 KPS 评分评价，体重变化、ECOG 评分等作为参考。

3）客观疗效：瘤体变化采用国际通用 RECIST 评价标准进行评价。

4）化验指标：血象、肝肾功能、肿瘤标记物、免疫功能的检测方法参照化验室的相关要求执行。

（2）近期综合疗效评定

有效：瘤体变化、主症变化、KPS 评分变化、体重变化，上述 4 项，在稳定的基础上，≥1 项好转。

稳定：瘤体变化、主症变化、KPS 评分变化、体重变化，上述 4 项全部稳定。

恶化：瘤体变化、主症变化、KPS 评分变化、体重变化，上述 4 项，≥1 项恶化。

（3）远期疗效评定：以中位生存期为评定指标。

（六）典型病案举例

谢某，女，69 岁。就诊日期：1990 年 11 月 5 日。

主诉：直肠癌术后 3 个月。

病史：患者 15 年前发现左侧乳房肿块，经检查提示乳房癌，当年做手术根除术。今年因腹部隐痛，大便隐血查得直肠癌，8 月在外院做手术，置人工肛门。术后伤口愈合良好，未进行化疗。

初诊：现大便日行 1 次，自觉神疲，时有头晕，面色无华，视物模糊，舌苔薄脉细软。

辨证分析：癌症的病因病机，总因脏腑气血阴阳失调而致，气痰瘀毒结滞而成，结于乳房名乳癌，结于肠系名肠蕈。患者 15 年前先患乳房癌，今年又发现直肠癌，前者因手术而病根未净，及至15年后旧邪复萌，发为是病。迭经手术，气血损伤，故神疲乏力、面色不华，治用养正徐图法。

诊断：肠蕈（正气不足）；肠癌术后。

治法：扶正为主，兼以理气解毒、软坚散结。

处方：生晒参9g，黄芪30g，生白术12g，熟地30g，巴戟天12g，肉苁蓉15g，当归12g，牡蛎30g，海藻15g，蛇舌草30g，夏枯草15g，莪术12g，木茴香各9g，陈皮9g。14剂。

复诊：1991年2月18日。上方加减服用至今，近觉头晕减轻，动则心悸，腰酸，活动欠便利，纳可便调，舌苔薄，脉细软。守法续治。

处方：党参15g，黄芪30g，生白术15g，茯苓15g，煅牡蛎30g，煅龙骨齿各30g，熟地30g，巴戟天12g，狗脊15g，杞子12g，怀牛膝15g，仙灵脾15g。14剂。

三诊：1991年9月21日。近诉下肢行步困难，疲乏无力。手指颤动，心悸不安，寐可，舌苔薄、边有齿痕，脉细沉。仍以扶正为治，兼以活血祛风。

处方：黄芪45g，当归20g，白芍15g，川芎9g，生地30g，红花9g，炙地龙9g，桃仁15g，狗脊15g，千年健15g，鹿角粉4.5g，大蜈蚣1条。14剂。

四诊：1991年11月20日。证无进退，改拟地黄饮子法。

处方：熟地30g，山萸肉9g，麦冬15g，川石斛15g，五味子9g，肉苁蓉15g，茯苓10g，巴戟天15g，熟附块9g，石菖蒲9g，远志6g，大枣7枚，生姜3g，桂枝15g，薄荷4.5g，生甘草9g。14剂。

五诊：1991年12月14日。精神尚好，下肢步行不便，手指颤动，心中怅然不安，舌苔薄腻，脉沉细。再以前方出入。

处方：党参15g，黄芪30g，熟地30g，山萸肉9g，川石斛15g，当归15g，麦冬12g，杞子15g，茯苓12g，肉苁蓉15g，巴戟天15g，煅龙牡各30g，石菖蒲6g。14剂。

六诊：1992年1月4日。四肢乏力，步履困难，左上肢抬举不便，心悸较前好转，夜眠尚安，苔脉如前。

处方：黄芪30g，当归20g，桃仁15g，炙䗪虫10g，木茴香各10g，炙鳖甲18g，牡蛎30g，熟地30g，黄柏15g，丹参24g，莪术15g。14剂。

七诊：1992年2月22日。近觉颈部活动不便，左侧腰部活动欠利，外院头颅CT示脑动脉硬化。

处方：丹参24g，炙鳖甲18g，生熟地各20g，牡蛎30g，黄芪40g，防风己各15g，巴戟天15g，肉苁蓉15g，川芎10g，莪术15g，仙灵脾15g，红花

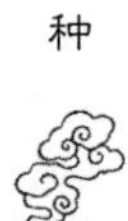

6g，当归 15g。14 剂。

八诊：1992 年 8 月 9 日。代诉：神疲乏力，反应迟钝，下肢轻度浮肿，睡眠欠佳，舌苔薄，脉细。正气虚损，水液逗留，治拟扶正为主，兼以利水。

处方：黄芪 40g，大蜈蚣 2 条，生熟地各 24g，巴戟天 15g，肉苁蓉 15g，石菖蒲 10g，炙远志 6g，川石斛 18g，牡蛎 30g，生白术 18g，泽泻 15g，黄芩 12g。14 剂。

九诊：1992 年 9 月 20 日。浮肿已退，面色少华，神情淡漠，四肢颤抖，下肢活动不便，苔薄质淡，脉细沉。正元亏虚，体力不支，恐难挽回。

处方：熟地 40g，山萸肉 9g，川石斛 18g，麦冬 15g，五味子 12g，石菖蒲 10g，远志 6g，茯苓 12g，肉苁蓉 18g，桂枝 15g，熟附块 15g，巴戟天 18g，薄荷 6g，生姜 4.5g，大枣 7 枚。7 剂。

按：患者年高正衰，已近亏虚，复加肠癌手术，气血倍受克伐，制邪无力，治疗急切难图，先生提出养正徐图法治疗颇有深意。药用参、芪、归、地、术、杞、麦等大补气血，脾虚加山药、茯苓等，肾虚加肉苁蓉、巴戟天等，略参消肿软坚、活血解毒之品，如米仁、牡蛎、蛇舌草、莪术、三棱、半枝莲、猫爪草之类作为辅助，常能改善症状，延长存活时间，少数患者，竟可使病情向愈。

（裘沛然名医工作室）

四、经验方

治疗慢性肾炎经验方

［**方剂组成**］黄芪　牡蛎　巴戟肉　黄柏　泽泻　土茯苓　黑大豆　大枣

［**组方分析**］上方乃先生在对慢性肾炎的长期探索中，在备尝甘苦之后总结出来的经验方。方中黄芪，先生谓补气圣药，大剂黄芪功盖人参，其有补气、固表、摄精、祛毒、和营、利尿之功，且无留滞之弊。仲景所谓“大气一转，其气乃散”，洵非虚语，一般剂量用 30～60g。巴戟肉与黄柏相伍，一阳一阴，皆为补肾要药。前者温而不热，益元阳、补肾气；后者苦寒，滋益肾阴，李东垣云其有“泻热补水润燥”之功，元代名医以一味黄柏制剂，称大补丸，良有深意。上二味与黄芪相合，补气健脾益肾，为治本之图。牡蛎为水生动物，性寒属阴，生用有利水气之功，且能潜阳，所谓“壮水之主，以制阳光”，煅用敛精，对长期蛋白流失者，颇为适用。黑大豆入脾肾二经，《本草纲目》载其“治肾病，利水下气，制诸风热，活血解毒”，明代张介宾亦有“玄武豆”之说法，先生融会前贤精粹而用于治疗肾炎，对消除蛋白尿及纠正低蛋白血症有一定功效。土茯苓清泄湿毒，泽泻善利水湿。全方本标兼顾，补泻合治，有补气健脾益肾、利水泄浊解毒之功。临床应用本方时尚须根据证情，随机变化。先生循此法用治多种类型的慢性肾炎，应验者甚多。

［**病案举例**］曾见先生治一来自宁波的 7 岁患儿，经某医院儿科拟诊肾病综合征伴慢性肾功能不全，住院 2 个月余，迭经各种西药治疗，未能收效，院方已发病危通知。患儿家属慕名邀诊，见病人面色淡白，神气萧索，全身浮肿，大腹如鼓，胸膺高突，阴囊肿大透亮，小便点滴难下。诊其脉微细欲绝，舌体胖，舌质淡，苔腻水滑。此正气大虚，气不化精而化水，水湿泛滥，流溢皮里膜外。病情迁延，形神俱衰，证情险笃，恐凶多吉少。家属仰求一治，以冀万一。先生为拟一方：生黄芪 50g，土茯苓 30g，黑大豆 30g，大枣 7 枚，牡蛎 30g（捣）。3 剂后，小便通畅，肿势稍退，神气略振，

脉较前有力。药有效机，当击鼓再进，不可懈怠。原方加巴戟肉15g、黄柏15g、泽泻18g。再服1周，小便24小时总量已达1500ml以上，水肿大减，阴囊肿胀基本退尽，所喜胃气来复，渐可进展，神态活跃，舌淡苔薄，舌体不胖，脉细有神。证已转机，仍不可掉以轻心，当守前法，耐心调养。以“简验方”增减，连服3个月，诸症全消，悉如常人，体检化验均在正常范围。随访2年，未再复发。治疗慢性肾炎，先生此方虽不能尽愈其病，但只要认真辨析，随证消息，往往有出奇制胜之功。故附载于此，以见一斑。

（王庆其）

“头风宁”经验方

［**方剂组成**］制半夏　大蜈蚣　细辛　川芎　当归　熟地　山药　生白术　白芷　龙胆草　熟附块　茯苓　全蝎　远志　杞子

上15味研细末，治“雷头风”，现代血管性头痛。

［**组方分析**］

（1）辛散与苦降合用，相反相成：白芷辛散，为治疗头痛之要药；龙胆草苦寒降泄，清泻肝火，先生认为泻三焦之火热。二味相配，一阴一阳，一升一降，颇有特色，为治头痛常用配伍。

（2）附子与白术相配，温经散寒湿：先生常用附子治头晕头痛诸疾，认为取源于仲景真武汤，治“头眩，身瞤动，振振欲擗地者”。方中附子与白术合用温散寒湿，同类的还有附子汤。张元素云：“附子以白术为佐，乃除寒湿之圣药。”《本草纲目》载附子可治“肾厥头痛”，《三因极一病证方论》“必效方”有用单味附子“治风寒流注，偏正头痛，年久不愈”。《传家秘宝方》用附子、石膏等分研末，治头痛。《素问·痹论》云：“痛者寒气多也”，“有寒故痛也”。引起头痛原因甚多，由寒引起者众，故用附子温经散寒止痛效佳，与白术相伍，温经散寒祛湿邪。

（3）痰瘀并治，半夏、川芎、当归合投：头痛久作，痰瘀互结为患者多，用半夏化痰，川芎、当归活血和络，寓有深意。

（4）脾肾兼调：补脾药有白术、山药、茯苓，益肾药有熟地、杞子。脾为生痰之源，久病及肾，脾肾兼治，为治本之举。

（5）虫类药搜风通络中之邪：药用全蝎、蜈蚣，痰瘀阻滞络脉为头风痛重要病机。治疗时需化痰行瘀之外，虫类药的应用有特殊功效。

（6）细辛、川芎一入气一入血，为治头风圣药，二味为临床常用。

［**病案举例**］张某，女，49 岁。就诊日期：1997 年 2 月 19 日。

主诉：偏左头痛 6 年。

病史：病始于受精神刺激，以后逐渐头痛，开始均为 1 个月发作 1 次，以后发作逐渐频繁，每周发作 1 次。曾在某三甲医院神经科诊疗，做 MR 检查，无异常发现。医院拟诊“血管神经性头痛”，平素头痛发作时常服用西药。

刻下头痛偏左侧，以胀痛为主，甚则恶心呕吐。头痛发作每与情绪波动、疲劳、月经来潮有关，平素情况尚好，心肺检查（-），有高血压病史，舌苔薄腻，脉细弦。

辨证分析：患者恙起 6 年余，且随情绪等多种因素诱发，病机与肝气郁滞、血瘀，痰阻络脉有关，日久元气亏虚。王清任云：“元气既虚，必不能达于血管，血管无气，则停留而瘀。”患者因情绪抑郁，气逆化火而头痛。

诊断：偏头痛（气虚血瘀，痰阻络脉）；血管神经性头痛。

治法：补气活血行瘀，化痰通络，清肝祛风。

处方：川芎 10g，当归 20g，桃仁 12g，丹参 18g，红花 6g，大蜈蚣 1 条，全蝎 4.5g，黄芪 30g，柴胡 15g，半夏 12g，细辛 9g，龙胆草 12g，天麻 12g，党参 15g。14 剂。

复诊：1997 年 3 月 2 日。药后头痛稍减轻，此次月经来潮前又复发，经期提前，量多，舌苔薄白，脉弦细。治拟“头风宁”一料，每日 2 次，每次 3g，开水送服。

按：上方连续服用 1 个月余，偏头痛发作基本控制，建议继续服用一料，半年后随访，头痛未见大发，偶然有小发，生活情况良好。

（王庆其）

治疗萎缩性胃炎方

［**方剂组成**］黄连 9~12g，黄芩 18g，干姜 9~15g，良姜 9~15g，制半夏 15g，天麦冬各 15g，当归 20g，乌梅 15g，白芍 15~24g，延胡索 15~24g，甘草 15g，党参 15~24g，黄芪 30g，枳壳 15g，木茴香各 12g。

［**组方分析**］①寒热并用：芩、连、干姜、良姜并用，辛开苦降之义；②甘酸化阴：麦冬、乌梅；③健脾和胃：参、芪；④养血活血：当归、白芍、延胡索；⑤疏肝理气：木茴香、枳壳等。

［**病案举例**］张某，男，1959 年生。首诊：2013 年 2 月 27 日。

胃脘隐痛 3 个月。2012 年 12 月 26 日胃镜：慢性胃炎，病理：炎症（++），

活动（+），萎缩（+），肠化（+）。目前胃脘隐痛，胀满，嗳气，反酸，乏力，大便2次/日，不成形。舌红，苔黄腻，脉滑。

辨证：肝郁气滞，湿热内蕴。

治法：疏肝理气，清热化湿。

处方：黄连9g，黄芩12g，干姜6g，良姜9g，制半夏12g，白芍15g，延胡索15g，甘草6g，枳壳15g，木茴香各6g，郁金10g，制香附12g，藿香12g，紫苏梗12g。14剂。

二诊：2013年3月27日。剑突下疼痛仍有发作，胃脘胀满，无嗳气泛酸，纳可，夜寐安，大便调。舌红，苔厚腻，脉滑。湿浊未清，气机阻滞。再拟金铃子散疏肝泄热，通阳理气，和胃化湿。

黄连9g，黄芩12g，干姜6g，制半夏12g，白芍15g，延胡索15g，甘草6g，枳壳15g，郁金10g，制香附12g，木香6，藿香12g，紫苏梗12g，柴胡12g，煅瓦楞30g，荜茇6g，香橼皮12g，制香附12g。28剂。

五诊：2013年7月31日。停药1个月，胃脘疼痛近日发作1次，嗳气稍作，大便1~2次/日，质软成形，夜寐安。舌红，苔薄腻，脉弦。肝气乘脾，气滞腹痛。前方加味疏肝理气。上方加乌药9g、佛手6g，14剂。

八诊：2013年9月25日。近日复查胃镜：反流性食管炎，慢性糜烂性胃炎。病理：炎症（++），活动（+），肠化（+）。胃窦黏膜非萎缩性胃炎。畏寒、胁痛已无，偶有反酸，无腹痛腹泻，胃纳可。舌红，苔薄白腻。湿浊渐化，效不更方，宗前法。上方加菝葜30g，28剂。

按：本案是以胃脘疼痛、胀满为表现的慢性萎缩性胃炎案例。学习裘沛然经验，寒热并用：芩、连、干姜、良姜并用，取辛开苦降之义；健脾和胃：参、芪、大枣、生白术；疏肝理气：木茴香、香附、郁金、枳壳等。止酸加煅瓦楞，疼痛加延胡索，黏膜糜烂加菝葜。经过恒心调治，不仅症状改善，而且胃镜复查也有明显好转。

（王庆其）

三 天 汤

［**方剂组成**］天门冬　天竺子　天浆壳

主治：久咳肺阴不足，或有痰不多，或干咳无痰，均可用之。

［**组方分析**］天冬为甘寒清润之品，能入肺肾，可上清肺热、养肺阴，下滋肾阴。《本草蒙筌》："止咳消痰。"《本草汇言》："降火清肺之药也。"现代药理研究证实，天冬有镇咳、抑菌作用。久咳者肺阴必伤，故以天冬滋

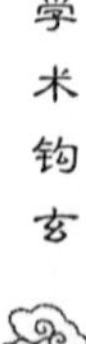

养肺阴。天竺子苦涩甘平，归肺经，有止咳平喘之功。天浆壳入肺经，功能化痰止咳平喘，适用于肺气不宣，痰多喘咳之证。

三味相合，润肺、止咳、化痰、平喘，对慢性支气管炎、哮喘和支气管炎等有较好疗效。有痰热，加黄芩、龙胆草；肺寒，加干姜、细辛；气逆，加厚朴、枳壳；喘促，加麻黄、葶苈子、马兜铃，并重用甘草，配伍之。

［**病案举例**］李某，男，78 岁，2014 年 12 月 5 日初诊。因“反复咳、痰、喘 20 年余，加重 1 周”来诊。西医诊断：重度慢性阻塞性肺疾病。中医诊断：肺胀，痰热郁肺伤阴。先用裘沛然“辛温蠲饮，苦寒泄肺”法治疗。

处方：生麻黄 9g，桂枝 12g，茯苓 9g，龙胆草 9g，细辛 6g，干姜 9g，炒枳壳 12g，炒黄芩 18g，杏仁 9g，制半夏 12g，五味子 9g，炙甘草 6g。14 剂。

二诊：2014 年 12 月 29 日。上方药后症状有所好转，再以上法加入裘沛然“三天汤”（天门冬 15g，天竺子 12g，天浆壳 12g）、麦门冬 12g。14 剂。

五诊：2015 年 3 月 2 日。慢性阻塞性肺疾病症状平稳，可以出来走走。舌苔薄，脉微滑。

天门冬 15g，天竺子 12g，天浆壳 12g，麦门冬 12g，龙胆草 9g，炒枳壳 12g，炒黄芩 18g，杏仁 9g，象贝母 12g，五味子 9g，炙甘草 6g。14 剂。

六诊：病情稳定后，嘱用参蛤散每次 1.5g，装入胶囊服用，每天 2 次。

按：本案慢性阻塞性肺疾病感染，先用裘沛然“辛温蠲饮，苦寒泄肺”法治疗，继佐以“三天汤”调理，经过一段时间治疗，症状逐步改善。病根顽固，不可掉以轻心，需时时防止感冒受邪，同时以参蛤散固本。

（王庆其）

五　花　汤

［**方剂组成**］厚朴花　代代花　玫瑰花　豆蔻花　合欢花

主治：肝胃不和，气失顺降，有清暑辟浊之功。

［**组方分析**］厚朴花功能宽中利气，化湿开郁，适用于湿阻气滞所致的胸脘痞满及肝胃气郁，胃脘疼痛。代代花功能理气宽胸，开胃止呕，适用于胸闷不舒、纳呆呕恶等。玫瑰花有疏肝理气、和血散瘀之功，用于胸胁疼痛、胸腹胀痛及乳房胀痛等，入肝脾两经。豆蔻花系白豆蔻之花，性稍温，有化湿行气之功，适用于寒湿气滞，脘腹胀闷，纳差，呕吐等。合欢花又名夜合花，功能解郁安神、理气开胃，适用于忧郁失眠、胸中郁闷、纳差等症。凡花，性轻清，故有宣通之功，且无副作用；凡花清香，故多苏胃进食

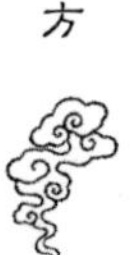

之功。五花合方，轻宣流通，用之得当，可取轻剂获佳效之功。

（王庆其）

降血脂方

［**方剂组成**］桑寄生 15g，生黄芪 24g，制首乌 15g，玉竹 15g，黄精 15g，焦楂曲各 12g，麻仁泥 18g。

［**组方分析**］目前用于降血脂的方剂都采用大黄之类导泻降脂。此方补气养阴，服后大便次数不致增多。查文献，桑寄生对胆固醇血管硬化的离体兔血管有明显直接扩张作用，广寄生苷有显著的利尿作用，故有降压、降脂之功。黄芪可使实验动物血压下降，但持续时间较短，并有对抗肾上腺素及扩张血管作用。首乌有降血脂、抗动脉硬化作用，其机理可能与胆固醇结合，以合泻下作用，能阻止肠道胆固醇吸收促进排泄外，还可与所含卵磷脂能阻止胆固醇在肝内沉积，阻止类脂质在血清中滞留或渗透到动脉内膜，能延缓动脉硬化。大剂量玉竹可使血压暂时下降，且对肾上腺素、葡萄糖及四氧嘧啶引起的动物高血糖均有抑制作用。黄精有降低麻醉动物血压的作用，又能抑制肾上腺素引起的血糖过高，对动脉硬化有一定防治作用。《本草通玄》载山楂"味中和，消油垢之积"，近代研究证明，山楂能增加胃中酶类、促进消化；其所含脂肪酶亦能促脂肪食积的消化。麻仁含脂肪油，有缓下作用。

单味药理研究提示，上述诸味有不同程度降脂之功，至于复方研究为何种效应，尚待研究。

（王庆其）

心律不齐经验方

［**方剂组成**］炙甘草 30～45g，党参 12～24g，生地 30g（有时合用熟地 30g），桂枝 9～15g，阿胶 9～15g，麦冬 12～15g，麻仁 10～12g，大枣 7 枚，生姜 3～4.5g。

加减：气虚甚者，党参易生晒参或西洋参；胸闷，加丹参 30g；心悸怔忡，加龙牡、磁石；睡眠不好，加远志、柏子仁、枣仁；心律不齐，加苦参、黄连。

［**组方分析**］本方是《伤寒论》治疗"心动悸、脉结代"的著名方剂，又名"复脉汤"。先生用治疗心律不齐，或心肌炎，或各种心脏病，辄取良效，屡见不鲜，故十分推崇此方。

此方阴阳兼顾，动静结合，刚柔相济，为立方之楷模。《伤寒论》方称经典方，于此可见一斑。先生喜用此方，绝非偶然。炙甘草汤原治“伤寒，脉结代，心动悸”。“伤寒”多为感染性疾病，“脉结代”为心律失常之症。据此似对外邪犯心的病毒性心肌炎引起的心律不齐较为适合。对时间较长的心肌炎后遗症，疗效不太理想。先生用治其他心脏疾病主要以此为基本方，在剂量方面有一定调整。

方中主要是三味——炙甘草、生地、桂枝。甘草养心气，生地益阴血，桂枝助心阳。气—血，阴—阳，皆兼顾及，且可互制互成。故三味剂量可加重。有报道，甘草30~60g，生地可用至250g，桂枝可达30g。但若有浮肿、便溏、脘腹胀泻者，生地、甘草剂量酌减。心动过速重加苦参，心动过缓可加附子。有报道用“三参汤”即苦参、丹参、党参治心律不齐，可参。也有用常山治心律不齐的报道，但常山有涌吐作用，服用后易产生胃肠道反应。

［**病案举例**］1992年1月先生治疗某区政协领导蔡某，患心房颤动，引起原因不明，服下列方后明显好转。

主诉：胸闷、心悸半年。

现病史：半年前因出差劳累而出现胸闷不畅，心悸不安，在外院心电图检查为心房颤动。口服西药疗效不显，而求治于中医。诊时见患者面色苍白无华，胸闷短气，心悸怔忡，神疲乏力，纳食尚可，便调寐安。舌苔薄白，脉细而结代。

辨治：痰浊、瘀血凝结胸部，胸阳失宣，气机闭阻，脉络不通，心神失宁。治拟温通心阳，化痰理气，活血通络。

处方：炙甘草20g，川桂枝18g，干地黄30g，麦冬15g，阿胶9g（烊化后冲），仙灵脾15g，麻仁泥15g，党参30g，大丹参24g，煅龙骨齿各24g，牡蛎30g，川连12g。

上方加减服药2个月左右，胸闷、心悸大有好转。来院复诊时胸闷、心悸基本消失，偶尔清晨起身有轻度胸闷出现，但瞬间可除。切脉察之，脉律亦齐。

按：室性期前收缩可发生于任何年龄，尤以老年人为多见，功能性见于情绪激动、紧张过度、疲劳或饮酒、吸烟、饮茶过多；器质性心脏病如冠心病、风湿性心脏病、心肌炎、心肌病、心功能不全以及各种感染、药物等均可引起。临床表现以心前区不适、心悸、胸闷等为主。中医辨证以气虚、阳虚、阴虚、气滞、血瘀为多见。本例患者以心阴阳虚损为主，夹杂痰浊、瘀血，故裘沛然以炙甘草汤加减主之，取效明显。先生治各种心律不齐及心脏病常常应用炙甘草汤原方加黄连。并认为原方较加减为好。黄连据现代记载有抗心律失常之功，用量较大，9~15g（现代有黄连素治心律失常之用）。

用麻仁有养血之功，并不在于通便，故通常不减，对体虚便秘者尤宜。若便溏次数多者忌。生地、桂枝用量宜大。生地30~60g，桂枝9~40g，甘草30~60g。（柯雪帆先生认为用鲜生地拧汁更好）活血加丹参，心悸加重镇药龙牡、远志等，热甚加黄连。原书有以清酒和水煎，现可用黄酒半斤煎汤。

（王庆其）

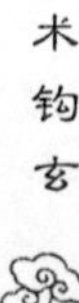

下篇

医案医话

一、经典医案

发热案三则

案1：葛某，女，38岁。1991年6月26日初诊。

主诉：低热2年余。

病史：今年2月曾患“甲肝”，经治疗痊愈，现肝功能正常。但2年来经常有低热，T 37.6~37.9℃，以午后为著。胃脘疼痛，食欲欠佳，口干欲饮。过去有“胃病”史。

初诊：T 37.5℃，巩膜无黄染，心肺（-），右胁叩痛，中上腹轻度压痛，肝脾未及，舌苔薄脉濡细。

辨证分析：肝胃失和，气机升降失常，胃气壅滞内热中生。

诊断：胃脘痛（肝胃失和）。胆囊炎；胃炎？

治法：调肝和胃，拟辛开苦降法，

处方：党参30g，生甘草30g，黄连9g，制半夏12g，延胡索18g，牡蛎30g。7剂。

复诊：1991年7月20日。中上腹痛反复发作，午后发热37.5℃左右，口渴喜冷饮，大便溏薄、日行2次，烦躁口苦，舌苔薄腻，脉细涩。肝胃郁热不解，宜以清解。

处方：生石膏30g，知母15g，生甘草20g，青蒿15g，白薇12g，黄连9g，黄芩9g，藿佩各12g，高良姜10g，红藤30g，太子参12g。7剂。

三诊：1991年8月3日。低热已退，中上腹痛减轻，大便稍溏、日行1次，汗出，口淡乏味，舌苔薄，脉细弦。继以前法守治，以防死灰复燃。

处方：软柴胡15g，黄芩20g，红藤30g，青蒿12g，白薇15g，玄参10g，制半夏12g，延胡索20g，高良姜9g，黄连10g，生甘草15g。14剂。

四诊：1991年8月24日。中上腹痛缓解，近伴感冒发热咳嗽，刻下热已退，咳痰，关节酸痛，舌苔薄，脉细。旧病缓解，又燃新恙，先以疏宣肺气。

处方：紫苏9g，陈皮9g，百部12g，生甘草10g，白前12g，桔梗6g，

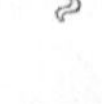

防风己各15g，焦楂曲各12g，炒谷麦芽各15g，生白术15g，延胡索15g。7剂。

五诊：1991年9月21日。腰酸颇甚，白带稍多，小溲混浊，头晕乏力，胸闷不舒，苔薄，脉弦细。胃热去而外邪解，脾气虚而湿浊下注，治拟健脾益肾兼清湿浊。

处方：党参15g，黄芪30g，生白术20g，当归15g，白芍15g，川断15g，杜仲12g，狗脊15g，羌独活各15g，泽泻12g，牡蛎30g，制香附12g，黄柏15g，桂枝6g，滋肾通关丸9g。7剂。

七诊：1991年10月12日。头晕减，经期延长，烦躁易怒，苔薄脉细弦。

处方：当归18g，白芍20g，生白术15g，黄芩30g，牛角腮15g，黄柏10g，山栀9g，柴胡12g，丹皮9g，秦艽15g，生地30g。7剂。

按：胆胃主降，两者在病理情况下互相影响，胆气逆则胃气失和。裘沛然以辛开苦降法和其逆、开其结。后因阳明热盛佐以清解，及时控制。复又恙外邪，肺气失宣而咳作，改以疏宣肺气，佐以化痰止咳。再因经事失调，故用归脾汤化裁。

疾病是一个动态的过程，证随病移，药应证变，岂有以一方应无穷之变者。即使病相同，由于体制等因素的差异，表现未必概同，学师在法，法在变化之中，徒师其方不学其变法，不能得其真髓，临证必难得心应手。

案2：周某，男，38岁。2009年1月21日初诊。

主诉：反复发热伴双侧扁桃体肿大近2年。

病史：2007年3月始一月半发热1次，2008年9月始2周发热1次，伴有咽痛，持续1周而退，最高40℃。发热时伴白细胞计数增高，多次住院均使用抗生素治疗，效果不显。大便正常，舌红，脉濡。

此发热的病机为太阳风寒未解，风寒湿邪束于肌表，湿郁化热，热犯阳明，以九味羌活汤合柴葛解肌汤加减。

处方：羌活12g，独活12g，桂枝18g，细辛12g，熟附块12g，葛根30g，柴胡18g，黄芩18g，石膏30g，常山9g，黄连6g，黄柏15g，生地30g，甘草12g。7剂。

2月1日复诊：诉近日感冒，发热降低至37.8℃，口渴，服药呕吐，舌质红，脉细弦。加用藿香梗、苏梗止呕，白芷祛风解表散寒。药后热度退净，无特殊不适。但时有恶心，头痛时作、傍晚发作，血压120/82mmHg，舌质偏黯，脉濡。考虑常山可致恶心，且病人发热已有所缓解，故方减生石膏、常山、葛根，加川芎、白芷行气血，除头身疼痛；熟附块补火助阳，散

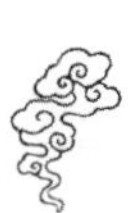

寒止痛；蜈蚣通络止痛；天麻以平肝息风、祛风止痛；黄芪、当归益气养血。

按：裘沛然结合脉症认为该患者病因为感风寒而余邪未尽，入春阳气内动、入夏复感暑湿，湿热蕴蒸，与既伏之邪相合而时发高热。其中羌活、独活具有辛温发散，通治一身上下风寒湿邪的作用；并加用桂枝、细辛取发汗解肌，温经通阳之意。另一方面用葛根、柴胡辛凉解肌清热，透解阳明肌表之邪；黄芩、石膏清邪郁所化之热，除阳明里证；常山解热；黄芩、黄连、黄柏共泻三焦火毒；生地泄血分热；甘草调和诸药。

病人发热反复迁延不愈，针对病因病机，裘沛然大剂量使用辛温发散之品，如桂枝 18g、细辛 12g、熟附块 12g。而葛根、柴胡清热解肌亦分别用 30g、18g，远超一般剂量，仅仅 14 味药即解病人多年之苦，其功底可见一斑。裘沛然的处方用药经验值得我们后辈研究和借鉴，并为诸多疑难杂症的治疗提供了新的思路。

案 3：朱某，女，40 岁。就诊日期：1989 年 8 月 5 日。

主诉：午后低热 20 余天。

现病史：近 4 年来，每逢夏季即出现午后发热现象，一般缠绵 2～3 个月。今岁天气进入高温季节之后，午后发热又显，迄今已有 20 余天，体温一般在 37.5～37.8℃，并伴有脘腹饱胀，胃纳不馨，大便溏薄、时有黏冻、日行 1～2 次，头晕目眩，神疲乏力，夜寐易醒，醒后难以入睡。舌苔薄腻、中花剥，脉细濡。

辨治：素体虚羸，脾气不足，加之夏令季节，湿热之气郁盛，困阻脾胃，运化无权，元气益虚。治当清暑化湿，佐以益气健脾。

处方：软柴胡 12g，制半夏 12g，淡黄芩 24g，藿苏梗各 12g，川厚朴 6g，香连丸（分吞）9g，青陈皮各 9g，车前子（包）10g，六一散（包）15g，冬瓜皮 12g，焦楂曲各 12g，潞党参 15g。7 剂。

服上药后，体温趋向下降，一般在 37.3～37.5℃，胃纳稍增，大便时干时溏。继服上方 7 剂，低热全退，胃纳已馨，大便成形，精神亦振，唯多食则胀，夜寐欠安。再进上方，去车前子，加合欢皮 9g，续服 7 剂，诸恙俱瘥。

按：夏季低热具有每值夏季来临即易罹病，具有周期性的特点，以眩晕乏力、不思饮食、低热不退为临床主症，须历时数月，一般夏季过后，症情即能自行改善。但患病期间，正气受损，体质必定羸弱，因此在治疗时除选用藿朴夏苓汤和六一散加减以清暑化湿之外，加用柴胡、黄芩清退暑热；配党参、山楂、焦神曲、香连丸以健脾益气和中，同时加用车前子、冬瓜皮既

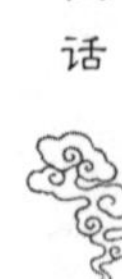

清热利湿，又含利小便、实大便之意。在用药治疗的同时，裘沛然还告诫患者必须注意饮食，忌食生冷，更需注意休息，尽量安排午睡或午休时间，并避免烈日暴晒，但又不能贪凉露宿，再配合药物则能早日改善证情。

眩晕案四则

案1：王某，女，44岁。就诊日期：1992年9月23日。

主诉：头晕2个月。

病史：近2个月头晕不舒，伴心悸，夜眠欠安，纳少，月经周期缩短。有时胃部不适。既往有胃病史，曾在外院做胃肠钡餐X线片（GI）示“胃黏膜增粗”。无高血压史，3年前发现有颈椎病。

初诊：刻下头晕，心悸，神疲，手指麻木，眨眼痛，夜眠欠安，纳少。略肥胖，血压（BP）124/78mmHg，心肺听诊无异常，舌苔薄，脉细弦。

辨证分析：本案X线颈椎片证实颈椎增生。颈椎病是全身性疾患的一种局部表现。外伤、劳损、风寒湿邪是致病的外因，肝肾亏损、筋骨衰退是其内因。肾主骨生髓，肝藏血主筋。人到中年以后，肝肾由盛转衰，筋骨得不到精血的充分濡养，逐渐退化变性。在外伤、劳损、风寒湿侵袭等外因影响下，导致局部气血运行不畅，经络阻滞而发痛。而局部的病变又可进一步影响脏腑功能，产生眩晕、麻木等症状。

诊断：眩晕、胃脘痛；颈椎病、慢性胃炎。

治则：温阳通络合辛开苦降法。

处方：熟附子12g，桂枝15g，制半夏15g，川连12g，黄芩20g，生姜2片，大枣7枚，党参24g，甘草20g，牡蛎30g。7剂。嘱咐注意饮食。

复诊：1992年9月30日。头晕减，心悸时作，夜寐欠酣，腰酸足跟痛，大便溏。舌苔薄，脉细。再守上方为治。上方加杜仲15g、怀牛膝15g，7剂。

三诊：1992年10月21日。药后头晕、腰酸均减，心悸时有，夜寐多梦，胃纳欠馨，舌苔根部微腻，脉细。仍宗前意化裁。

处方：熟附块12g，桂枝20g，生甘草20g，龙骨齿各24g，牡蛎30g，川连12g，党参20g，黄芩24g，干姜15g，生姜4.5g，大枣5枚。14剂。

六诊：1993年1月6日。头晕好转，月经来潮净后，头晕又加重，耳鸣，视物模糊，舌苔薄稍腻，脉弦细。再投前法损益。

处方：桂枝18g，炙甘草20g，龙骨齿各24g，左牡蛎30g，熟附块12g，生白术20g，党参20g，川连12g，干姜18g，生姜3片，大枣5枚。7剂。

十诊：1993年3月10日。头晕已除，近头痛2次，口干，视物模糊。

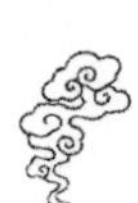

月经正常。舌苔薄。

处方：当归 20g，熟地 30g，黄芪 30g，杞子 15g，女贞子 12g，白芷 12g，细辛 10g，川芎 12g，谷精草 15g，楮实子 12g，龙胆草 9g，菊花 12g。14 剂。

十一诊：1993 年 3 月 24 日。诸症均安，原方续服 14 剂。

按：本案主症有二，头晕及胃脘痛。前者属颈性眩晕，治疗颇不容易；后者乃胃炎，病易反复发作。

先生治疗头晕头痛惯用熟附块、生白术二味，云取意于仲景真武汤法，温阳化饮；对伴有心悸惯用桂枝、甘草二味，取辛甘化阳；胃脘不舒习用半夏泻心汤法。三法皆取法于仲师。其中加减运筹，圆通应变，每能取效。本案即是一例。皇甫谧曾云“仲景垂妙于定方”，先生对此句最为心折，而仲景法往往取其配伍之妙用，谓最可师法者。

案 2：朱某，男，36 岁。就诊日期：1992 年 6 月 25 日。

主诉：头晕 2 个月。

病史：患者从今年 4 月 5 日突然感觉胸闷头晕，医务室测 BP 180/115mmHg，经治疗后恢复正常。平时经常头晕，仍有胸闷不舒，夜眠易醒，白昼则神疲欲眠，头重如裹，记忆力下降，夜间怕冷，二便尚调。过去史尚健，无明显器质性病变。

初诊：刻下头晕仍在，主诉甚多，但对答切题，情绪较紧张，面色稍黯然不泽，心肺（-），BP 115/90mmHg，舌苔黏腻，脉细弦。

辨证分析：患者素体健康，因突然发现高血压后情绪十分紧张，夜寐不安，昼则头昏目眩，思虑过度，心脾两虚，胸闷苔腻，系痰浊积于胸中。《景岳全书》有云：“神不安则不寐，其所以不安者，一由邪气之扰，一由营气之不足耳。”本案一由痰浊之扰，一由心脾不足，神不安舍故不寐，不寐则眩晕。

诊断：不寐；眩晕（心脾两虚，痰浊中阻）；神经症。

治法：补养心脾，安神定志，清化痰浊。

处方：炙甘草 18g，淮小麦 30g，大枣 7 枚，枣仁 15g，合欢皮 15g，荷叶 3g，石菖蒲 19g，牡蛎 30g，煅龙骨 30g，苍白术各 15g，熟附块 10g，黄芪 30g。7 剂。

嘱咐注意情志调摄。

复诊：1992 年 7 月 1 日。药后证情稳定，胸闷苔腻略减，头晕头胀沉重，神疲乏力，睡眠仍欠安顿，BP 124/80mmHg，舌苔白腻，脉小弦，患者情绪仍较紧张。改拟温胆汤法。

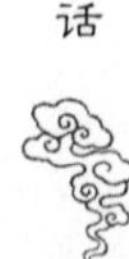

处方：制半夏 15g，陈皮 12g，茯苓 15g，生姜 4.5g，大枣 5 枚，枳壳 15g，竹茹 4.5g，龙胆草 9g，白芷 12g，熟附块 12g，生黄芪 35g。7 剂。

三诊：1992 年 7 月 8 日。证无进退，情志之痛总宜调神为上策。近诉头胀麻木感，头部沉重如裹，后枕部作胀，夜眠稍安，但仍不能酣睡，舌苔薄腻，脉弦。BP 128/90mmHg，改拟当归六黄汤滋阴泻火，佐以平肝化痰。

处方：当归 18g，生黄芪 30g，生熟地各 24g，川连 12g，黄芩 24g，川柏 15g，焦山栀 12g，茯苓 15g，天竺黄 12g，龙胆草 10g，陈胆星 10g，羚羊角粉 0.3g（分吞）。14 剂。

四诊：1992 年 8 月 12 日。眩晕好转，眠又欠安，精神疲乏，记忆力不佳，头胀头痛，二便调。舌苔白厚腻，脉弦。治仍平肝化痰辟浊。

处方：羚羊角粉 0.6g，龙胆草 12g，熟附块 12g，石菖蒲 12g，广郁金 15g，生黄芪 40g，白芷 12g，川连 12g，制半夏 15g，茯苓 12g，川芎 12g，生姜 4.5g，大枣 5 枚。7 剂。

五诊：1992 年 8 月 19 日。证情略好转，近赴外院心理检查，结论：智商及记忆商正常。脑血流图检查正常。BP 135/70mmHg，舌苔同前，仍宗原方出入。

处方：制半夏 15g，茯苓 12g，石菖蒲 12g，广郁金 15g，远志 6g，川连 12g，牡蛎 30g，龙骨齿各 20g，白芷 12g，龙胆草 12g，川芎 12g，熟附块 12g，桂枝 15g，生姜 4.5g，大枣 5 枚。7 剂。

按：心之官则思，过度思虑，心血暗耗，心失所养，虚火内扰，神动不安。性情抑郁之人，肝郁犯脾，痰浊内生。本案患者思虑不解，情志抑郁，以致痰浊生，心阴亏，神不安。情志之病，“先治其心，必正其心，乃资于道”，“情欲之感，非药能愈，七情之病，当以情治”。古人之言，洵非虚语。否则，药虽逍遥，人不逍遥，仍然罔效。

案 3：叶某，男，38 岁。就诊日期：1992 年 8 月 12 日。

主诉：发作性眩晕、肢体麻木 5 个月。

病史：患者近 5 个月来遍身麻木，头晕头胀，肩背酸痛，胸闷不畅，烦躁不安，夜寐梦多，手足欠温，有时有不自主抖动，二便调。患者情绪较紧张，曾经各医院做心电图（EKG）、脑电图（EEG）、头颅 CT、扇超，均无异常发现，经某医院神经科查血钾 3.6mg%，服中西药数月未愈。过去史尚健，无高血压、神经衰弱等病史。

初诊：刻下身体麻木，头晕头胀较剧，伴肩背酸痛，胸闷不畅，烦躁不安，夜寐梦多，手足欠温，时颤动，面色稍黑，情绪颇焦虑，对答切题，心肺（-），BP 110/70mmHg，四肢活动好，神经系统（NS）（-），舌苔薄，

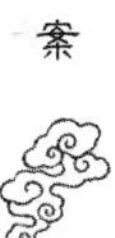

脉小弦。

辨证分析：引起眩晕原因甚多，概括起来不外风、火、痰、虚四端，更多的数者夹杂为患。本案烦躁不安为虚火内扰之征，四肢抖动、眩晕时作为风象，浑身麻木乃气血不和之征。

诊断：眩晕（气血阴阳失调，风火上扰）；神经症。

治法：补气活血，燮理阴阳，平肝祛风。

处方：黄芪40g，丹参20g，生熟地各20g，川连10g，熟附块12g，黄芩24g，川柏15g，羌活18g，当归18g，大蜈蚣2条，炙僵蚕15g，生石决明30g。7剂。

复诊：1992年8月19日。全身麻木药后有减，项背及二肩仍有酸胀感，胸闷耳鸣胸痛，心中怅然恐慌，四肢乏力酸软，二便调，舌苔薄，脉弦细。取前意，佐以甘麦大枣汤法。

处方：黄芪40g，羌活18g，熟附块12g，桂枝15g，川连10g，丹参20g，延胡索20g，煅磁石24g，党参18g，甘草15g，淮小麦30g，大枣7枚。7剂。

三诊：1992年8月26日。全身麻木基本消除，胸闷耳鸣，心慌头胀仍有，眩晕好转，四肢酸软，夜寐欠佳。舌苔根部微腻，脉弦细。再以前法化裁。

处方：黄芪40g，防风己各15g，生白术20g，桂枝18g，生甘草18g，制半夏15g，丹参24g，川连10g，枣仁15g，石菖蒲9g，远志6g，党参18g。14剂。

五诊：1992年11月11日。头晕头胀，耳鸣胸闷均减轻，近2天来胃脘部有闷痛感，按之舒，咽痒咯痰较浓，纳尚可，二便调，浑身麻木已除，舌苔薄，脉弦细。证已缓解，改调和胃气。

处方：生白术20g，川连12g，党参20g，高良姜12g，制香附12g，生姜3g，大枣5枚，干姜15g，黄芩12g，生甘草18g，延胡索18g，牡蛎30g。7剂。

按：患者麻木、眩晕5个月，久经多项检查，无明显异常发现，考虑系神经症可能。从中医诊断分析，眩晕的成因甚多，丹溪有“无痰不作眩”，景岳有“无虚不作眩”，虞抟有“血瘀致眩”，但从临床看，更多的是风火痰瘀虚交相为患，属本虚标实。

先生治本案以协调气血阴阳为主，兼以平肝祛风，先投当归六黄汤加附子、丹参、蜈蚣、僵蚕、石决明等。用附子者，效法仲景真武汤治“心下悸，头眩，身瞤动，振振欲擗地者”之意。先生每用附子治头眩头痛诸症，即使无明显寒象，经过适当配伍，也能取得较好疗效，可见一药之用，不可

妄言什么情况下可用、什么情况下不可用。其原则有2条："有是病用是药"，适当配伍，所谓"去性取用"是也。

当归六黄汤原为阴虚盗汗而设，先生用此方非囿于盗汗一症，诸如肝硬化、慢性肾炎及其他杂病等，此方补泻兼施，气血并调。本案中伍以附子，则有燮理阴阳、协调气血之功。是案数剂后诸症显减，可见一方之用，也不可泥执。治病以方，用方在人，法不必拘，方不应泥，古方今病皆相能也。

案4：蔡某，女，50岁。就诊日期：2005年8月25日。

主诉：患者眩晕、四肢震颤6个月，逐渐加重。

初诊：患者6个月前行子宫切除术，步行不利，蹒跚不稳，四肢震颤，站立后眩晕明显，天气转凉时自觉四肢寒冷，语言不利，夜尿3~4次/日，大便干结。CT检查示轻度脑萎缩。舌淡、苔薄，脉细。

处方：黄芪35g，桃仁15g，西红花1g，熟地24g，川芎15g，当归18g，干地龙15g，赤白芍各15g，蜈蚣2条，全蝎粉（另吞）3g，炙僵蚕15g，莪术18g，丹参18g。14剂。

上方加减调治2个月余，患者血压稳定，直立时120/70mmHg，卧时140/70mmHg。站立时颤抖减轻，站立时无眩晕。

按：患者因子宫切除术后发生直立时眩晕，伴四肢震颤、行走不利，说明本病与手术损伤有关，可能为手术后遗症。术后最易损伤气血，该病为血虚筋脉失养致四肢震颤，行走不利；气血亏虚不能上荣头目，致头晕目眩，治疗当以益气养血祛风为务。裘沛然又喜在养血药中加活血之品，如桃仁、西红花、赤芍、丹参等，提高治疗效果，故全方以桃红四物汤为主加祛风通络药全蝎、僵蚕等以止眩晕。经治三诊，眩晕明显好转。

偏瘫案

谢某，男，51岁。就诊日期：1992年8月16日。

主诉：右侧肢体偏瘫20个月余。

病史：患者有高血压史10余年，1990年12月24日在一次会议中突然昏仆肢体瘫痪，在仁济医院经头颅CT提示"脑出血"，血量60ml，经手术取出血肿，住院3个月后出院经中药及针灸等治疗后肢体功能有所好转。

初诊：来诊时下肢依拐杖可以行走，右上肢可抬至胸前，说话口齿不清，口中有痰，大小便正常。神志清，两侧鼻唇沟轻度不对称，伸舌左偏，鼓气实验（±），右上肢握力0，可抬至第3~4纽扣处，右下肢可以跛行，舌苔薄黄，脉弦。

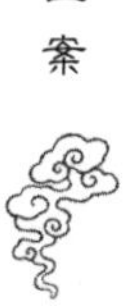

辨证分析：肝阳素盛，复以恼怒而风阳激越，风中于脏，经治疗后证情稳定，残存半身不遂，口齿不清。此风中络脉，久病筋脉失养，功能废用。

诊断：中风；脑出血后遗症。

治法：祛风通络，壮骨强筋。

处方：黄芪 40g，生白术 18g，丹参 24g，巴戟天 20g，仙茅 15g，狗脊 15g，白附片 15g，当归 15g，防风己各 18g，桂枝 20g，秦艽 18g，怀牛膝 15g，川柏 18g，红花 9g，羌独活各 15g，桑寄生 15g。7 剂。

复诊：1992 年 8 月 30 日。上方自配药继服 7 剂，现口齿较前好转，前法守治续进。

处方：黄芪 40g，桂枝 18g，防风己各 18g，羌独活各 15g，生白术 18g，狗脊 15g，怀牛膝 15g，川柏 15g，当归 20g，生熟地各 20g，熟附块 15g，桃仁 15g，藏红花 1g，川芎 10g，石楠叶 12g，龟甲 20g，大蜈蚣 2 条。10 剂。

三诊：1992 年 9 月 10 日。晨起痰多，口中浊腻，药后口齿渐清，鼓气实验阴性。下肢功能进步，舌苔薄腻，脉弦。前法佐以化痰之品。

处方：陈胆星 12g，制半夏 15g，川连 10g，茯苓 15g，龟甲 20g，熟地 30g，黄柏 18g，川芎 12g，羌独活各 15g，桑寄生 15g，黄芪 40g，防风己各 15g，西红花 1.5g，桂枝 15g，丹参 20g，焦楂曲各 12g，大蜈蚣 2 条。14 剂。

四诊：1992 年 10 月 4 日。口齿较前又进一步，走路可不依拐杖，右上肢功能未进步，口中有痰，但较前减少，舌苔薄腻，脉弦。治以化痰祛风通络，强壮筋骨。

处方：竹节白附片 12g，制半夏 15g，狗脊 18g，桑寄生 15g，红花 4.5g，黄芩 24g，白芍 15g，生熟地各 24g，龟甲 20g，丹参 24g，大蜈蚣 2 条，羌独活各 15g，大贝母 15g，桂枝 15g，防风己各 15g，黄芪 40g。14 剂。

按：中风后遗症一般在半年之内治疗效佳，及半年之后恢复较困难，究其病机主要有痰、风、瘀、气、虚几方面，故化痰祛风、活血通络、扶正补虚诸法参伍应用，有一定疗效。

不寐案二则

案 1：陆某，男，44 岁。就诊日期：1991 年 3 月 6 日。

主诉：有长期不寐史，近又发作。

病史：患者过去经常不寐，经治疗一度好转，今日又加剧。过去有胃病史，未做 GI 检查。

初诊：睡眠欠佳，四肢关节酸楚，大便不爽，小便稍频，胃部嘈杂隐痛。略消瘦，眼眶稍显无光泽，心肺无异常，四肢活动好，舌苔薄、质黯红，脉沉。

辨证分析：肾元虚惫，阴不足则大便不爽，气不摄则尿频，神不安则寐差，胃不和则嘈杂作痛。

诊断：不寐，胃脘痛；神经衰弱，胃炎待排除。

治法：填精补髓兼以和胃，龟鹿二仙汤合良附丸增损。

处方：炙龟甲 20g，鹿角片 6g，当归 18g，杞子 15g，仙灵脾 15g，仙茅 15g，高良姜 12g，制香附 12g，桂枝 15g，茯苓 12g，生白术 15g，血竭 4.5g，马勃 4.5g。7 剂。

复诊：1991 年 5 月 15 日。二便基本正常，骨节疼痛及胃中嘈杂疼痛消失，夜寐欠安，视物模糊，舌质轻红、苔薄，脉细。改拟酸枣仁汤合甘麦大枣汤治疗。

处方：酸枣仁 30g，知母 15g，川芎 15g，茯苓 12g，川连 3g，肉桂 3g，夜交藤 10g，龙眼肉 9g，大枣 7 枚，淮小麦 30g，甘草 10g。7 剂。

三诊：1991 年 7 月 10 日。上药服后一度睡眠好转，停药后近睡眠又不佳，梦多，耳鸣，视物模糊，有飞蚊感，苔脉如前。改拟归脾汤增损。

处方：生黄芪 18g，党参 15g，生白术 12g，当归 12g，甘草 12g，远志 6g，茯苓 15g，酸枣仁 12g，木香 9g，龙眼肉 9g，大枣 7 枚，灵磁石 30g，五味子 9g，山茱萸 9g。7 剂。

四诊：1991 年 8 月 28 日。夜寐仍欠安，有时夜间服用 6 粒地西泮（安定）才能入睡，但晨起有头痛，视物模糊，耳鸣腰酸，舌苔根腻，脉小弦带滑。病情缠绵，拟补肾平肝、益水制火，兼以和血通络，嘱咐勿妄服西药。

处方：大熟地 30g，山萸肉 12g，煅石决明 30g，杞子 15g，当归 15g，大蜈蚣 2 条，肉桂 4.5g，川连 4.5g，丹参 20g，酸枣仁 18g，细辛 9g，白蒺藜 12g。7 剂。

七诊：1991 年 9 月 18 日。头痛明显好转，近 2 天来太阳穴处有麻木感，夜尿 10 余次，每周遗精 1 次，夜眠欠安，苔薄，脉濡。改拟益气聪明汤加减。

处方：黄芪 18g，生甘草 9g，党参 18g，升麻 9g，葛根 15g，蔓荆子 12g，白芍 15g，黄柏 18g，炙僵蚕 12g，大蜈蚣 2 天。7 剂。

按：1992 年 12 月复诊随访，患者睡眠时好时坏，但与前相比有明显改善，头痛基本未发作。此类病症常与情志变动有关，随心理变化而进退，总需畅情志、注意摄养为宜。纵览整个治疗过程曾用龟鹿二仙汤、酸枣仁汤、甘麦大枣汤、归脾汤及升降散数方，可见先生用方之灵活多变，尤其升降散一方用治于此类病症较少见。

升降散系清代杨栗山所著《寒温条辨》方，原治温病表里三焦大热，症

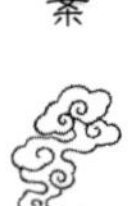

见憎寒壮热，或头痛如破，或烦渴引饮，或咽喉肿痛，或身面红肿，或斑疹杂出，或胸膈胀闷，或上吐下泻，或吐衄便血，或神昏谵语，或舌卷囊缩等。方中用蝉蜕、僵蚕祛风解表，僵蚕行气消胀止痛，大黄清泄里实，为表里双解、升降并用之剂。

本案患者长期睡眠不好，出现头痛、心悸便秘等症，又伴汗出恶风疼痛等，此表里俱病。移用升降散加减，使症情明显改善。

案2：陆某，男，45岁。就诊日期：2005年1月9日。

夜间失眠反复发作10余年。因杂事烦乱、情绪紧张导致夜间睡眠不酣，迄今已有10余年，每晚均需服安眠药1~2片，若有心事则彻夜不寐。

初诊：近2年来失眠有加甚趋势，每晚仅睡2~3小时，易醒，醒后不易入睡，睡后乱梦纷扰，并伴畏寒肢冷，口苦烦躁，神疲乏力，盗汗耳鸣，眼前时有飞虫感，夜尿颇多，纳可便调，苔薄，脉细。裘沛然先进以归脾汤原方7剂，服后精神较前好转，他证如前；后改服黄连温胆汤7剂，药后盗汗，口苦有减，但夜寐仅睡3~4小时，乱梦仍多，夜间小便频数，耳鸣明显，四肢关节酸痛。苔薄白，脉沉细。病由肾精亏损，精血不足，脉络失和，神失养所致。治宜补肾益精，养血安神。

处方：鹿角片（先煎）12g，炙龟甲20g，仙茅12g，仙灵脾15g，枸杞子15g，大熟地30g，全当归18g，金樱子15g，覆盆子15g，羌独活各15g，生甘草9g，煅磁石30g，酸枣仁15g，大红枣5枚。水煎服，日1剂。

复诊：服上药7剂后患者夜梦明显减少，停服西药安眠药也能安睡6小时，夜尿显减，偶尔也仅1次，小便后能再次入睡，关节酸痛也瘥，耳鸣不显。继服上药14剂以示巩固，患者未再复诊。后经其友人相告，失眠之症已痊愈。

按：不寐之证，主要由于脏腑阴阳失调，气血不和所致。裘沛然先用补益心脾、益气和血、安神定志之归脾汤，使气血不足稍得改善。故精神稍振，但失眠多梦、口苦烦躁、盗汗耳鸣等症仍见，再予黄连温胆汤以清热除烦，化痰安神。药后口苦烦躁、盗汗等症虽除，但夜寐仍不酣多梦，究其患者失眠已有十余载，肾气当亏，故重用龟鹿二仙、熟地、当归补肾填精，养阴和血以治其本，而夜尿频数、关节酸痛、耳鸣不休均是影响睡眠的因素，因此在处方中加羌活、独活、细辛等以治关节酸痛，加金樱子、覆盆子补肾涩精以缩小便，加灵磁石镇惊安神、潜阳纳气以治耳鸣：加枣仁酸收以养心安神。药后肾精充沛、气血流畅，使之心定神安、寐安梦除。

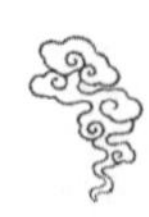

痹证案二则

案1：祝某，女，41岁。就诊日期：1990年11月26日。

主诉：四肢肌肉酸痛1年余。

病史：患者自去年12月始觉周身乏力，四肢肌肉酸痛；今年4月住院于苏州市第一医院诊断为“多发性肌炎”，给予泼尼松、氢化可的松等治疗后，肌力逐渐恢复，但肌肉酸痛及化验指标改善不明显。

初诊：刻下诉四肢及颈项部肌肉酸痛、上楼梯较困难，胃纳一般，夜寐尚佳，大便日行1次。眼睑轻度下垂，四肢肌肉有触痛、无萎缩，无明显肿胀，皮肤无斑丘疹，说话声音无嘶哑，心肺听诊无异常，四肢活动可，肌力基本正常，舌苔薄腻，脉细濡。

辨证分析：此案先由气血亏虚，复感风寒湿邪留于肌肉经络关节，经脉痹闭，营卫失和，气血运行不畅，肌失所养。

诊断：多发性肌炎；肌痹（寒湿痹络）。

治法：补气活血，祛风通络。

处方：黄芪30g，当归15g，延胡索15g，丹参15g，血竭4.5g，桂枝12g，赤白芍各15g，炙甘草9g，威灵仙15g，防风己各15g，生白术15g，陈胆星9g，全瓜蒌30g。7剂。

复诊：1990年12月24日。上药续服20余剂，证情反复，时轻时重，刻诉肌肉酸痛稍减，神疲乏力，口干，大便溏薄，纳可，苔薄，脉沉细。证属肌痹。病情顽固，当耐心调治，治以补气填精、活血祛风。

处方：黄芪36g，黄精12g，当归15g，杞子12g，山药20g，肉苁蓉15g，玉竹15g，巴戟天15g，威灵仙18g，延胡索15g，桂枝12g，血竭4.5g。14剂。

三诊：1991年1月21日。证情好转但不稳定，颈部肌肉酸痛，上楼仍感困难，近来月经来潮量多，月经周期尚准，饮食乏味，胃脘嘈杂，大便溏薄，近来激素已停用，舌苔薄，脉细。再以和营卫、祛风湿。

处方：黄芪30g，桂枝15g，白芍15g，防风己各15g，威灵仙18g，延胡索15g，葛根15g，当归15g，仙茅15g，仙灵脾12g，川连3g，川朴4.5g。14剂。

四诊：1991年3月4日。证情时轻时重，呈游走性四肢肌肉酸痛，神疲乏力，但总体趋势较前减轻，纳可，便调，已正式上班，苔薄，脉细。再以前方守治。

处方：黄芪30g，当归15g，桂枝12g，川乌10g，防风己各9g，延胡索

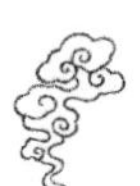

18g，巴戟天 15g，仙茅 15g，威灵仙 15g，仙灵脾 15g，生白术 12g，大蜈蚣 1 条，黄精 15g。14 剂。

按：多发性肌炎属于中医痹证范畴，病情顽固，易反复发作，不易根治。先生治疗本案，用补气活血祛风法治疗，证情有所缓解。

先生用活血剂必以补气为先导，气行则血行；用祛风药又以活血为先行，此即“治风先治血”。祛风药中常用虫类搜剔，以祛络中之邪。此外，巴戟天、仙茅、黄精等补肾药之用，大抵是久病及肾之意。

案 2：戚某，女，33 岁。就诊日期：1991 年 10 月 15 日。

主诉：周身关节酸痛 10 年，近 4 年来发作加剧。

病史：患者于 10 年前发现周身关节酸痛，手指及膝关节肿胀变形，外院拟诊为“类风湿关节炎”，近 4 年发作加剧。

初诊：目前右中指及膝关节肿胀疼痛，须服用吲哚美辛（消炎痛）等稍得缓解，生活不能自理，行走不便，周身关节均有酸痛，口腔处溃疡，大便 2 日一解，较消瘦，行步蹒跚，口腔黏膜有多处溃疡，左膝关节肿大疼痛，局部无波动感。右手中指畸形，弯曲困难。舌苔薄质淡，脉细，皮肤（-）。近查血沉 33mm/h，抗 O 正常，类风湿因子（-）。

辨证分析：此属痹证，无非风寒湿邪气乘虚袭于经络，气血凝滞所致，然恙起十年，关节变形，皆由久病气血亏虚，筋骨失养。故久痹而肢节变形者不必先治其痹，当以养血气为治。

诊断：痹证（虚痹）；类风湿关节炎。

治法：养气血，祛风寒，除痹痛。

处方：生地 30g，白芍 15g，当归 15g，川芎 9g，甘草 12g，延胡索 18g，桂枝 12g，知母 12g，制川乌 12g，细辛 9g，羌独活各 15g，红藤 20g。7 剂。嘱咐慎避风寒湿。

复诊：1991 年 10 月 29 日。经年顽疾，难图速效，证无进退，口腔黏膜溃疡多处，进食困难，舌苔薄、质淡，脉细。再守前方消息。上方去羌独活、川芎，加黄连 6g、黄芪 30g，红藤改 30g，加血竭 9g、木通 9g，7 剂。

三诊：1991 年 11 月 5 日。4 天前突觉关节酸痛加剧，入夜即发热，体温 38. 4℃。经用西药后热退而未净，口干，胃脘不适，纳呆，便调。舌有溃疡，较前好转。治拟清热除痹。

处方：红藤 30g，虎杖 30g，升麻 30g，延胡索 18g，玄参 20g，川连 9g，乳香 6g，公丁香 4. 5g，木茴香各 9g，羌独活各 15g，连翘 15g。7 剂。

四诊：1991 年 11 月 12 日。药后膝关节肿胀疼痛减轻，昨又起感冒发热，体温 37. 5℃，关节疼痛今又加剧，活动不便，精神稍委顿，舌中溃疡好转，但未消失，苔薄，脉细。久病气血亏虚，邪气易于外袭，拟加玉屏风散化裁。

处方：黄芪30g，生白术12g，防风15g，汉防己30g，延胡索20g，桂枝15g，赤白芍各20g，当归15g，川芎12g，红藤30g，血竭4.5g。7剂。

五诊：1991年11月19日。关节肿痛均明显改善，活动失利，近又发热，自服安乃近后热稍退，纳呆，舌苔薄、边有少许溃疡，脉细。再守前意增损。

处方：黄芪30g，防风15g，汉防己30g，延胡索24g，桂枝18g，生白芍30g，当归20g，川芎12g，红藤30g，血竭4.5g，连翘12g，知母12g。7剂。

九诊：1992年6月3日。头昏目眩已除，手指关节微有酸痛，口腔稍有溃疡，口渴不欲饮水，纳可，大便3日一解，苔薄，脉小弦。上方去络石藤，加丹参15g、延胡索15g，14剂。

十诊：1992年8月5日。发热1周，胃脘不适，大便硬结难解，四肢大小关节均有酸痛，伴有咳嗽、咯痰不爽，舌苔薄、质淡，脉小弦。前法伍以和胃之品。

处方：藿苏梗各12g，制半夏12g，川朴6g，全瓜蒌30g，川连6g，延胡索15g，玉蝴蝶4.5g，天竺子15g，丹参15g，款冬花12g，生甘草10g，焦楂曲各10g，天仙藤15g。14剂

十一诊：1992年10月7日。头晕已减，关节酸痛缓解，夜寐易醒，舌边有数颗小溃疡，苔薄，脉细。

处方：羌独活各12g，当归20g，枣仁15g，川芎10g，延胡索15g，丹参15g，川连4.5g，天仙藤15g，老鹳草15g，生甘草10g，连翘15g，制半夏12g。7剂。

十二诊：1992年11月14日。顽痹历时较长，经络气血为外邪壅滞，运行不利，难以遂除。患者自诉服药以来证情较前为轻，现酸痛以上半身为主，舌边溃疡时有小作，苔薄，脉细。

处方：生地30g，川连6g，木通6g，生甘草15g，制川乌15g，桂枝15g，羌独活各12g，当归20g，延胡索20g，丹参20g。7剂。

按：此属痹证，日久迁延反复发作，属顽痹之类，久病气血亏虚，卫阳失固，易感外邪，外邪又诱发宿恙，次第发作，如此形成恶性循环，造成治疗上的困难。

《医门法律》作者喻嘉言曾云："凡治痹证，不明其理，以风门诸通套药施之者，医之罪也。"他特别强调，凡痹证日久，关节变形僵硬者，未可先治其痹，而应先养血气。先生治本案时，在养血养气的基础上佐以活络祛风除痹之品。鉴于患者经常感冒，因感冒而加重症状，故施以玉屏风散补气

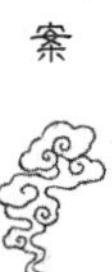

固表方药，以杜滋漫。

虽未尽愈其痛，但症情较前明显缓解。此类病症当抓紧初发时断其病根，一待迁延以致关节畸形之变，恐回天乏术也。

癌症案七则

案1：胃癌

柳某，男，76岁。就诊日期：1984年5月15日。

主诉：中上腹胀痛半年余。

现病史：去年中秋之后，自觉胃纳不馨，中上腹隐隐作痛，自服胃药未缓解，赴外院检查，做胃钡剂造影及胃镜检查，诊断为“胃癌”，建议手术治疗。患者认为年已古稀，何必再尝开刀之苦，转而求治于裘沛然。来诊时形体消瘦，面色黯滞，精神委顿，胸闷胀满，中上腹时有隐痛，嗳气频作，口渴喜饮，腹部胀满，胃纳不佳，大便量少较软。舌苔薄腻，舌质略黯，脉弦细。

辨治：脾虚失运，湿浊内停，又兼本元亏损。治拟健脾化湿为先，佐以补益。

处方：生黄芪30g，延胡索15g，潞党参15g，生薏仁30g，生白术15g，左牡蛎（先煎）30g，白茯苓9g，木茴香各9g，炙甘草9g，枸杞子12g，蛇舌草10g，大生地20g，缩砂仁（后下）3g，半枝莲24g。7剂。

服上药7剂后，自觉胃脘隐痛明显改善，嗳气亦少，胃纳有增，精神亦振，患者自感中药能解决他的病痛，愿意继续服用中药。裘沛然嘱其续服上药3个月，3个月后复诊，面色黯滞已退，脸有光泽，精神颇佳，言语响亮，中上腹隐痛消除已近2个月，胃纳颇佳，自言病已痊愈，可以停药。裘沛然认为临床症状虽已缓解，但胃癌恶病不能轻视，当以提高自身免疫为佳，建议在上药的基础上加巴戟天、淡苁蓉、大麦冬，此方可长期服用，但无需天天服，可1周服2剂，或每周用1剂。患者遵照医嘱，坚持服药10年，仍健康安度晚年。

按：西医学对于癌症的治疗不外乎手术、化疗或放射治疗。中医对癌症特别是晚期的临床表现，在治疗上历来主张扶正为主，佐以达邪。裘沛然遵循这一原则，重在扶正，以四君子为主方健脾益气，重用黄芪以增强补气之功。现代药理研究也证实，黄芪除强壮及抗老延寿作用外，在恶性肿瘤的治疗中，有提高巨噬细胞吞噬率及T淋巴细胞转化率的作用。方中选用生地、枸杞以补益肾阴，加牡蛎软坚散结化痰。至于半枝莲、蛇舌草既可清热解毒、化湿散瘀，又有抗肿瘤作用。在此病例中有两个要点，一为裘沛然辨证

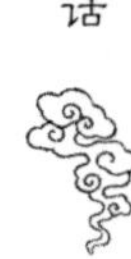

精当，方药配伍合拍；二为患者有坚强的信心，因此能坚持服药达10年之久，故病情长期稳定。

案2：口腔上腭癌术后

李某，男，60岁。就诊日期：1985年3月15日。

主诉：口腔上腭癌术后10天。

现病史：自今岁新春以来，口腔上腭时见破碎，牵及右侧头面部疼痛，并见鼻塞、目糊。赴外院检查，诊断为右口腔上腭癌，于今年3月5日手术切除，术中发现附近淋巴结肿大，病理切片为右上腭鳞癌Ⅱ级，淋巴已有转移；嘱化疗，生存期为3~6个月，患者拒绝化疗，自动出院，来裘沛然处诊治。就诊时患者面色㿠白无华，面部肌肉凹凸不平，已失正常人容貌，神情委顿，言语不清，视物模糊，流泪不止，眼眵颇多，口渴喜饮，口臭较甚，大便量少，胃纳不佳。舌苔薄白稍腻，舌质稍红，脉细濡而散。

辨治：手术损伤元气，导致脾肾虚衰，又兼痰瘀热毒上扰清窍。治宜培补脾肾，佐以化痰软坚。

处方：生晒参（另煎冲服）6g，生黄芪30g，生白术15g，白茯苓12g，生薏仁30g，左牡蛎（先煎）30g，枸杞子15g，蛇舌草30g，夏枯草15g，大熟地30g，锁阳12g，巴戟肉15g，淡苁蓉15g，陈海藻30g，猫爪草24g。7剂。

患者服上药7剂后，症状虽无明显改善，但自觉精神较前好转，胃纳稍有增加，进食略有滋味。因该病系重证顽疾，况又经手术创伤，元气大损，嘱其长期服用本方，患者坚持服药，视力由模糊不清到视物清晰，言语也逐步流利，泪水逐渐减少，眼眵减少，口渴不显，口臭消除，面色转华，纳谷转馨，精神如同常人。连续服药1年余，1995年随访已存活达10年，平素很少不适，长期以来，感冒也仅1~2次，还能协助家人做些家务。患者在随访后仍坚持每周进服2剂中药。

按：先生治疗肿瘤的基本思路是，肿瘤虽生于局部组织器官，但由“瘤邪”导致的反应却是全身性的，表现为脏腑气血的损耗、组织的破坏、功能的失调。按照中医学的整体观念，局部的病变是由于全身脏腑气血功能失调的结果，人之所虚之处，即是留邪之地。因此，不能只着眼于局部肿瘤，忙于寻觅消瘤、攻瘤的“特效”方药。先生认为，中医治疗肿瘤，应该非常重视发挥病人正气的防御作用。他提出：像恶性肿瘤这样有形之积恐难尽伐，而无形之元气亟宜扶助。主张在扶助正气的基础上，佐以清热解毒、活血软坚、化痰散结等祛邪方法来治疗肿瘤。

扶正法中重点调整气血阴阳及培补脾肾。如人参、白术、茯苓、甘草、

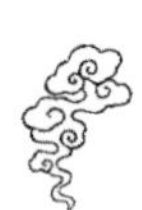

黄芪、当归、杞子、熟地、首乌、沙参、麦冬、龟甲、黄柏、女贞子、山茱萸、巴戟天、仙灵脾、菟丝子、补骨脂等。至于清热解毒药，如夏枯草、黄芩、黄连、猫爪草、石见穿、山慈姑、蜀羊泉、蛇舌草、木馒头等；活血化瘀药用桃仁、红花、芍药、三棱、莪术、水蛭、地鳖虫等；化痰软坚药用南星、半夏、陈皮、瓜蒌、牡蛎、昆布、海藻等。临床运用时，根据邪正虚实态势，参合配伍，不可顾此失彼。另外，鼓励患者树立战胜病魔的信心十分重要。实践证明，以扶正为主兼顾祛邪、医患相得，可使不少肿瘤患者减轻了痛苦，延长了生命，个别也有长期存活者。

案3：颈静脉球体瘤

廖某，女，57岁。就诊日期：1981年5月30日。

主诉：耳鸣逐年加甚8年。

现病史：自1973年起时有耳鸣，伴有听力下降，并未重视。近四五年来耳鸣加重，听力也明显下降，近半年来还伴有头晕、左面颊麻木，口角略有歪斜，张口困难，发音不清，左颈项强直，胃纳不佳，口渴少津。半月前曾在外院就诊，诊断为颈静脉球体瘤，颅后侵犯可能。苔黄兼灰，脉濡细。

辨治：气阴两虚，肾精亏损，痰湿阻络，经气不畅。治宜益气养阴，补肾化痰。

处方：北沙参12g，生黄芪30g，天麦冬各9g，枸杞子12g，制黄精12g，白茯苓9g，潞党参12g，生白术12g，全当归15g，白花蛇舌草30g，淡黄芩30g，左牡蛎（先煎）30g，生薏仁30g，大生地24g，佛手柑4.5g。7剂。

患者连续服药21剂，耳鸣、头晕明显改善，发音逐步清晰，左面颊麻木范围缩小，程度减轻，精神大有好转，左颌下有一弹子大小的淋巴结，质地柔软，能移动。患者断续服药半年，虽未再次复查肿瘤，但患者病情大有改善，耳鸣偶作，头晕消失，言语已清，左面颊麻木及左颌下淋巴结消失而自行停药。

按：颈静脉球体瘤是源起颈静脉球嗜铬体的肿瘤，位于中耳的肿物。临床表现为进行性传导性听力下降，和脉跳状耳鸣，这类体瘤多见于女性，男女之比为1∶4或1∶5，可产生颈静脉综合征（即第九、第十、第十一对脑神经麻痹和第十二对脑神经和面神经麻痹）。西医学一般采用手术摘除及放射治疗，但放射治疗有13%可引起骨坏死，肿瘤侵犯范围越广则治疗效果越差。

颈静脉球体瘤的主症为耳鸣及听力下降。耳鸣是指病人自觉耳内鸣响如闻蝉声或潮声，并可发展成耳聋，有虚实之分，暴起者多实，久病者属虚。其病因病机归类，以肾虚为本，风、火、痰、瘀为标，临床上往往标本互

见，暴起以标症为主，久病则以本虚为主，久鸣突然加重则多本虚标实。该患者发病8年，耳鸣加甚，因不愿手术治疗而求助于中医。裘沛然以扶助正气为主，用黄芪、党参、白术、茯苓、沙参补益元气；以当归、枸杞、生地、天冬、麦冬、黄精补血养阴填精；用薏仁、佛手化痰，药理实验证实薏仁之提取物有抗肿瘤作用；用白花蛇舌草、淡黄芩、牡蛎以清热解毒、软坚散结、祛除肿块。用药扣住病症，并服用较长时间的药物，因而取得较为满意的疗效。

案4：多发性浆细胞骨髓瘤

尚某，男，60岁。就诊日期：1988年6月15日。

主诉：胸骨痛8个月余，进行性加重。

现病史：去年10月起胸骨及其左侧肋骨疼痛，伴咳嗽、气急、呼系痛。X线片见左胸第5肋骨骨折伴左胸膜反应。之后半年中因胸骨持续疼痛多次就诊，经用止痛膏、敌咳等内外兼治却愈见加重。今年4月起又经X线片及CT、同位素检查，示胸骨中段、左第5肋及腰椎等处骨质侵蚀病变，胸口处有直径10cm大小肿瘤，诊断为多发性浆细胞骨髓瘤。先后求治五家综合性大医院，均告无法收拾，并断言最多生存3~5个月。症见胸部疼痛难忍，咳嗽不止，神疲乏力，前胸肋处已有明显隆起。舌黯红，脉细弦。

辨治：气阴亏虚，痰凝血瘀，肺肾两伤。治宜益气养阴、调补肺肾，佐以活血止痛、化痰软坚。

处方：

第1方：生晒参9g，生黄芪30g，生白术15g，大熟地30g，巴戟肉15g，半枝莲20g，夏枯草15g，茯苓15g，葶苈子12g，川贝母6g，左牡蛎30g，大麦冬15g，淡苁蓉15g，大丹参20g，延胡索20g。28剂。

第2方：生晒参9g，生黄芪30g，大力15g，葶苈子15g，生白术15g，左牡蛎30g，半枝莲20g，巴戟肉15g，延胡索20g，川贝母6g，北细辛10g，天仙藤15g，光杏仁30g。牛黄醒消丸1瓶，分2次吞服。

第3方：生晒参12g，生黄芪50g，巴戟肉15g，仙灵脾15g，潞党参20g，天麦冬各12g，焦楂曲各12g，淡黄芩30g，北细辛12g，炙䗪虫12g，虎杖18g，大蜈蚣1条，丹参24g，延胡索20g，天仙藤18g。牛黄醒消丸1瓶，分2次吞服。

第4方：生晒参12g，生黄芪50g，巴戟肉15g，仙灵脾15g，大熟地30g，炙鳖甲20g，炙甲片20g，荆三棱15g，生莪术15g，败酱草24g，红藤30g，汉防己20g，淡黄芩30g，北细辛12g，大丹参24g，延胡索30g。牛黄醒消丸1瓶，分2次吞服。

前两方服用近 3 个月，咳嗽明显减轻，胸部隆起渐平、肿块缩小、疼痛已缓。因转为腰部疼痛，行走不便，时有发热，以第 2 方减去葶苈子、贝母、杏仁、牛蒡等药，加仙茅 15g、仙灵脾 15g、熟地 40g、天冬 12g、莪术 15g，加减服用 7 个多月，咳嗽停，胸痛止，热退，唯略有腰痛，全身情况良好，患者生活已能自理。1989 年春，病情反复，腰背疼痛加剧，伴发热、咳嗽，改投第 2 方及第 4 方至 7 月间病情好转，腰痛大减，热退咳止。后以基本药味不变，药量略作变动，持续就诊至 1990 年 6 月止，患者诸症皆缓，身心宽松，每日独自散步长达 4 小时而不觉疲劳，可独往浴室洗澡，后来还系统整理了自己的治病记录，远远超过了原先预测的存活期。

按：多发性骨髓瘤是由单克隆浆细胞在骨髓内恶性增生引起的一种恶性肿瘤。临床常因多发性溶骨性病变引起骨痛、骨折、贫血、高血钙、肾脏损害及易发生感染等表现。实验室检查可见血浆中单克隆免疫球蛋白显著增多，骨髓象呈原、幼浆细胞或成熟浆细胞显著增多。

此案既被判为“不治之症”，西医束手，医院谢绝，家属无奈而来求治中医，聊尽人事。裘沛然以重证不拘成方，所制基本方药，针对正虚邪积，不离攻补兼施，但有主次缓急，药量偏用重剂。察病者年已花甲，证属气阴两亏，肺虚及肾，使气失所主，痰湿凝结，瘀血阻络，髓失所养，骨质恶变。治疗病程大致可分两个阶段。第一阶段，患者胸痛咳嗽剧烈，胸部肿块隆起，病位主要在肺部。故前两方用人参、黄芪等大补肺气，兼以熟地、麦冬、巴戟、苁蓉等益肾滋阴，同时用宣肺祛痰、软坚散结之剂合活血逐瘀、通络止痛之药，第二方更增服用牛黄醒消丸及细辛 10g 以加强豁痰逐瘀、消肿止痛之功，药后效果更好。至第二阶段，症以腰背剧痛伴发热为主，病位移于下焦肾部。故撤去利肺化痰之品，既加大参芪用量以稳固元气，又投仙茅、仙灵脾、熟地、巴戟、鳖甲等味补肾壮骨。因虑病程较长，久病入络，血脉瘀阻，不通则通，第 3 方用虫类药、第 4 方用破坚逐瘀之品，加重了活血通络、消积止痛之力，而以牛黄醒消丸长服，更增加黄芩、红藤、败酱草等助其清热解毒、消肿祛瘀之效。综观本案前后共治 2 年，疗效确实，病家满意，延长了癌症患者生存期限，改善了生存质量，终使不治之症延长了生命。

案 5：左乳癌根治术后

程某，女，34 岁。就诊日期：1990 年 4 月 11 日。

主诉：左乳癌根治术后 2 年，近有胸痛 1 个月。

病史：患者于 1988 年 1 月做“左乳癌根治术”，其间曾多次进行化疗。近 1 个月来发现胸痛，遂做 X 线胸片检查示“左上肺阴影，左上肺转移灶可

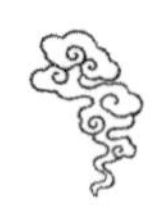

能”。头颅CT未见占位性病变。目前已“化疗”3天。刻下诉神疲倦怠乏力，欲恶，不咳无痰，纳可便调。

初诊：面稍苍白，锁骨上淋巴结未及，心（-），肺部听诊未闻及干湿啰音，左胸手术瘢痕。舌苔薄腻，脉细弦。

辨证分析：患者罹乳房癌，经化疗、手术等气血戕伤，故神气倦怠。正不能制邪，则癌瘤转移。此正气大虚，无力克邪，刻下以顾护正气为主。

诊断：乳岩（气血两虚）；左乳癌术后，左肺转移？

治法：大补元气，佐以消削。

处方：生晒参10g，生黄芪30g，生白术15g，败酱草30g，三棱15g，莪术15g，细辛10g，黄芩30g，巴戟天15g，仙茅15g，牡蛎30g，延胡索18g。7剂。另，牛黄醒消丸4盒，1支/日，分吞。

三诊：1990年5月2日。左侧胸痛，精神稍好转，不咳，纳可，无恶心感。舌苔薄，脉细。外院胸部CT示“两肺中叶散在性结节阴影，考虑转移灶可能。纵隔淋巴结肿大”。上方服用至8月，同时化疗2个月。X线胸片复查肺部阴影已消失。近查血象，白细胞计数1700/mm^3而停用化疗。

四诊：1990年8月29日。诉神疲乏力，纳可，大便少，无恶心，舌根苔薄腻，脉细。治仍宗扶正气为主，补气补血，益肾健脾。

处方：党参20g，生黄芪30g，当归20g，生白术15g，熟地30g，龟甲20g，鹿角片6g，川柏片15g，枸杞15g，巴戟天18g，补骨脂15g，牡蛎30g，生米仁15g。14剂。

七诊：1991年2月27日。X线胸片提示右肺点状阴影已消失，近1个月来右肩关节疼痛，手指麻木，颈椎片示退行性改变。纳可便调，舌苔薄，脉细。拟独活寄生汤加减。

处方：独活18g，桑寄生15g，秦艽15g，防风15g，细辛15g，川芎15g，当归20g，熟地30g，白芍24g，杜仲15g，川牛膝15g，生甘草15g，党参24g，生黄芪30g。7剂。

十诊：1991年6月26日。上药服后1周，声音嘶哑。右侧胸骨痛伴随胸闷气短，余症无进退，苔薄，脉细。拟补气养阴兼以活血消癥。

处方：生晒参10g，生黄芪40g，葶苈子12g，南北沙参各15g，麦冬15g，熟地30g，炙甲片20g，龟甲20g，巴戟天18g，细辛12g，川黄柏20g，丹参24g，延胡索30g，莪术20g。14剂。

十二诊：1991年8月7日。左手疼痛麻木，手掌肌肉萎缩。华山医院神经科检查：左乳癌术后局部瘢痕，压迫神经，导致左手大小鱼际萎缩。药后左胸疼痛好转，夜寐欠安，便通，汗出量多。补气血中佐以祛风通络。

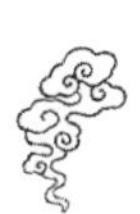

处方：生晒参 12g，生黄芪 45g，熟地 30g，补骨脂 15g，巴戟天 18g，仙灵脾 18g，炙龟甲 20g，杞子 15g，当归 20g，羌独活各 15g，秦艽 15g，细辛 12g，桃仁 12g，红花 9g，炒白术 15g。14 剂。

十三诊：1991 年 8 月 28 日。左侧胸痛，左上肢疼痛仍作，口渴欲饮，食欲尚佳，近肿瘤医院 X 线胸片于 6 月相比肿块阴影增大。某院神经科肌电图示“左臂丛神经部分损伤，以下干为主”。苔薄，脉细。遵前法续治。

处方：生晒参 12g，生黄芪 45g，熟地 30g，莪术 20g，党参 18g，巴戟天 20g，川黄柏 18g，龟甲 20g，蜈蚣 2 条，牡蛎 30g，细辛 12g，羌独活各 15g，桃杏仁各 12g，威灵仙 20g。14 剂。

十六诊：1991 年 11 月 14 日。胸骨疼痛 2 周，声音嘶哑 1 周，胸骨柄肿胀 7 天。咳嗽时上胸牵掣左右中胸部，伴呛咳。今年 5 月胸部 CT 检查示纵隔未见异常；10 月 17 日 X 线胸片示肺部肿块与前同，未见增大。目前未做化疗。

检查：一般可，胸骨上端稍大，轻压痛，右胸壁上部见小静脉曲张，舌苔薄腻，脉细。

诊断：左乳房癌术后，右肺转移灶，上腔静脉综合征。

治疗用独活寄生汤。

处方：独活 15g，桑寄生 15g，秦艽 12g，防风 12g，细辛 9g，川芎 12g，当归 15g，熟地 30g，白芍 30g，桂枝 9g，杜仲 15g，川牛膝 15g，党参 18g，甘草 12g。14 剂。

十七诊：1992 年 1 月 8 日。口服化疗药 1 个月余，头发脱落变稀，X 线片示第 6 颈椎骨质模糊，右肺阴影 2. 5cm×2. 5cm，1 个月来呛咳，咳吐白色泡沫痰，胃纳可，眠尚好，二便调。口角热疮已结痂，苔薄腻，脉细。拟补气养阴，解毒行瘀消癥。

处方：生黄芪 30g，党参 24g，熟地 30g，北沙参 15g，天麦冬各 12g，牡蛎 30g，桃杏仁各 15g，蛇舌草 30g，莪术 18g，大蜈蚣 2 条，细辛 9g，炙甲片 18g，补骨脂 15g，仙茅 15g。14 剂。

二十一诊：1992 年 5 月 6 日。上方加减服用至今，现诉四肢麻木，胸骨增厚前突，轻度呛咳，胸闷不舒，二便自调，盗汗。肿瘤医院疑左颈 6 脊神经麻痹，致大小鱼际、蚓间肌萎缩。舌苔薄，脉细。治仍扶正与消伐并投。

处方：生黄芪 40g，党参 20g，熟地 30g，巴戟天 20g，川柏 15g，牡蛎 30g，桃仁 15g，三棱 18g，莪术 18g，炙甲片 20g，桂枝 18g，川芎 10g，细辛 10g，生甘草 15g。7 剂。

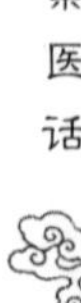

二十二诊：1992年6月17日。胸闷气短伴心悸，左上胸痛至左肩，呈压榨样疼痛，呛咳未减，痰中有少量血。

检查：心率114次/分钟，律齐，$A_2>P_2$，心音有力。两肺间未闻及干湿啰音，胸骨上部畸形，局部有压痛，左锁骨上淋巴结肿大，质坚无压痛。心电图示：窦性心动过速，逆钟向转位。治宗补消兼施。

处方：生黄芪40g，生晒参10g，党参20g，黄精18g，巴戟天20g，牡蛎30g，莪术20g，川柏15g，龟甲20g，熟地30g，荜茇9g，冬虫夏草3g，杞子12g。7剂。

二十四诊：1992年7月8日。声音低微，仍有汗出，咳痰量少色白，胸闷气短，胸骨处疼痛，形体略胖。

检：神情萧索，见霍纳综合征（左上眼睑下垂，左瞳孔较右缩小，左面部汗闭），左手掌肌肉萎缩，胸骨部上端突出，压之疼痛，舌胖边有齿痕，脉细数。癌变久羁，多处转移。正气逐渐不支，恐凶多吉少，治再专注扶正兼顾消瘀解毒。

处方：生黄芪40g，生晒参10g，石见穿20g，党参20g，冬虫夏草3g，巴戟天20g，熟地30g，麦冬15g，莪术18g，半枝莲18g，龙葵20g，蛇舌草30g，生米仁20g，炒谷麦芽各15g。7剂。

按：1993年电话随访：患者自末次来诊后，住肿瘤医院，经治疗后近期出院，情况尚可，“改日再来服中药”。患者1988年1月做乳房癌根治术，2年后发现肺转移，遂来先生处诊疗，断续服用中药2年余，中间曾做化疗及定期复查，中药治疗达到了减轻痛苦、延长存活时间的目的。

纵观治疗过程，其基本原则是扶正为主，消补兼施。扶正可以加强祛邪作用，而祛邪也是为了保存正气，对于恶性肿瘤来说，保存正气尤其重要。“正之不存，邪将焉祛！”“虚之所在，受邪之地。”故治疗不主张攻邪，始终以扶正作为主要治疗大法，即“以守为攻”。扶正之法尤重于脾胃，脾胃为后天之本，肾为先天之本，水谷精微赖脾气以输化，脏腑之功能恃肾气以鼓舞。健脾补气以参、芪、术、草、枣为要药。对严重正虚用生晒参、黄芪量大，甘草一般15~30g，云甘草有助药之功。补肾常阴阳并调，如熟地、杞子、巴戟天、仙灵脾、龟甲、鳖甲、黄柏等，其中巴戟天与黄柏二味最为常用，前者湿而不热，益元阳，补肾气；后者苦寒，滋益肾阴，李东垣云其具有“泄热补水润燥”之功，元代名医以一味黄柏制剂，称大补丸，良有深意。二者一阴一阳，对协调脏腑，燮理阴阳，具有良好的功效。另熟地一味，填补真阴，与参芪相伍，大补气血，功效卓著，为先生所常用。本案系肺部转移，案中用冬虫夏草研末吞服，补肺肾，效佳。至于祛邪之药，无非解毒消瘀散结等，兹不赘述。

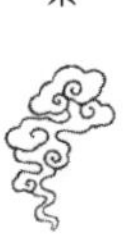

案 6：卵巢腺癌术后

叶某，女，43 岁。就诊日期：1991 年 5 月 17 日。

主诉：双侧卵巢腺癌术后 2 年。

病史：患者在 1989 年 5 月 7 日体检时发现卵巢肿块，经 B 超等检查提示卵巢癌，同年 7 月 6 日在长征医院行“卵巢部分切除术”，术中发现有癌细胞向大网膜转移病灶。术后曾做放疗及介入化疗。

初诊：胃纳欠馨，神疲乏力，无明显疼痛，略消瘦，面色稍黯少华，舌苔薄，脉细弱，近经妇科检查提示腹部肿块较前明显缩小。

辨证分析：肿瘤术后，气血戕伤，复经化疗、放疗，正气亏损，故神色不华。腹部癥块，不外毒瘀作祟。

诊断：癥瘕（气虚，痰凝瘀滞）；卵巢癌术后转移。

治法：补气益肾，消瘀解毒散结。

处方：生黄芪 35g，党参 20g，生白术 15g，三棱 20g，莪术 20g，炙甲片 20g，炙鳖甲 20g，巴戟天 18g，仙茅 15g，川柏 18g，丹参 20g，大蜈蚣 2 条，蛇舌草 30g。7 剂。

复诊：1991 年 7 月 10 日。上方计服 38 剂，同时做化疗，7 月 3 日查血象示白细胞计数 $2100/mm^3$，7 月 5 日 B 超示子宫后壁可见 11mm×13mm×11mm 实质性低回声团 2 个。右侧卵巢（ROV）24mm×15mm，左侧卵巢（LOV）27mm×15mm。最近曾 2 次输白细胞，精神稍好转。治遵前法守治，原方改黄芪 40g、巴戟天 20g、熟地 30g，14 剂。

三诊：1991 年 8 月 7 日。近诉时感心悸胸闷神疲乏力，查心电图示心肌损害，白细胞计数 $2400/mm^3$。追询病史，患者有先天性心脏病、法乐氏三联征，1972 年曾做手术。诊脉结代细弱。再以补气益肾，解毒消癥。

处方：党参 24g，生黄芪 35g，当归 18g，熟地 30g，龟甲 20g，炙鳖甲 20g，炙甲片 20g，炙䗪虫 15g，半枝莲 30g，蛇舌草 30g，仙灵脾 15g，巴戟天 20g，川柏 18g，川芎 15g。14 剂。

四诊：1991 年 8 月 28 日。面色无华，头晕耳鸣，腰酸，口干欲饮，大便不实，日行二三次。舌质淡，脉结代细弱。上方加强扶正之品。

处方：党参 18g，炒白术 18g，熟附块 9g，鹿角片 4. 5g，炙龟甲 20g，川柏 18g，生黄芪 35g，杞子 15g，巴戟天 20g，熟地 30g，当归 18g，炙甘草 18g，茯苓 12g，生姜 3g，大枣 5 枚。7 剂。

五诊：1991 年 9 月 4 日。口干头晕好转，神疲面色不华，大便略溏，半年来咳嗽断续，无痰。检：左锁骨上扪及淋巴结 1 枚、2cm×2cm，质硬固定，无压痛；X 线胸透两肺（-），主动脉阴影增宽，心影扩大。血红蛋白 7. 9g/dl，红细胞计数 214 万$/mm^3$，白细胞计数 $2250/mm^3$，中性粒细胞百分

比（N）48%，淋巴细胞百分比（L）44%，单核细胞百分比（M）7%，血沉（ESR）6mm/h。守法续治，上方去生姜、大枣，加牡蛎30g、生莪术20g、猫爪草20g、生血丸10瓶，7剂。

六诊：1991年9月11日。右侧头痛，不吐，面色少华，神疲乏力，大便成形，日行2次，体征同上，舌苔薄，脉细。仍拟消补兼施之法。

处方：三棱20g，莪术20g，牡蛎30g，炙䗪虫15g，炙鳖甲20g，大蜈蚣2条，党参20g，生黄芪40g，当归18g，熟地30g，巴戟天18g，川柏18g，延胡索24g，丹参20g。7剂。

七诊：1991年9月18日。头痛已止，头晕时作，不吐，精神稍振，夜寐亦安，胃纳欠馨，大便日行一二次、尚成形，面色不华，口唇苍白，苔微腻，脉细。癌肿已转移，预后欠佳，仍恪守消补兼施法。

处方：党参20g，生黄芪40g，莪术20g，牡蛎30g，炙䗪虫15g，炙鳖甲20g，炙甲片20g，大蜈蚣2条，三棱20g，当归18g，熟地30g，生白术18g，熟附块12g。7剂。

按：先生治肿瘤的基本经验是“养正徐图法”。目前，西医治肿瘤的主要方法是手术、放疗、化疗。这些方法虽可以解除某些疾病，但往往容易损伤正气，以致邪未除而正气已惫，使病情越发加重，针对这一情况采用扶助正气为主，以养胃气、建中气、益肾元，药用黄芪、党参、白术、茯苓、巴戟天、仙灵脾、肉苁蓉、熟地、龟甲、鳖甲、甘草等，兼以活血软坚、消瘀解毒，药用桃仁、红花、三棱、莪术、炙䗪虫、牡蛎、猫爪草、半枝莲、蛇舌草等。只要恒心调治，一般均不同程度地增加抵抗力，增进食欲，减轻痛苦，延缓生命。

本案卵巢癌术后转移，在化疗的同时佐以中药治疗，对改善症状、延长生命发挥了一定的作用，其基本治法不离养正徐图法辅以消瘀散结解毒等。

案7：刘某，女，34岁。就诊日期：1991年6月12日。

主诉：甲状腺癌术后2个月余，颈两侧发胀。

病史：患者于1985年患右侧甲状腺瘤并手术切除，后发现左侧甲状腺肿大并于今年4月手术切除，做病理示癌，手术中未发现有转移灶，目前未做“放疗”“化疗”，口服甲状腺素片及维生素C，曾在外院做GI无异常发现。

初诊：刻下颈部两侧作胀、不痛，胃脘部胀闷，进食后痞闷胀痛、呃逆，消瘦，面色少华，颈部手术瘢痕，未扪及淋巴结，心肺（-），苔薄腻，脉濡细。

辨证分析：瘿瘤术后，气血受戕，胃气失和，失于健运。“有胃气则生，

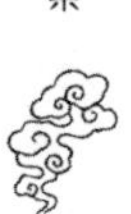

无胃气则亡”，当先调理脾胃。

诊断：瘿瘤，胃脘痛（胃失和降）；甲状腺癌术后。

治法：拟调脾和胃，兼以化瘀散结。

处方：党参 20g，生甘草 18g，牡蛎 30g，延胡索 20g，高良姜 12g，制香附 12g，莪术 15g，海藻 18g，大贝母 12g，夏枯草 12g，黄芩 18g。14 剂。

三诊：1991 年 7 月 10 日。胃脘部闷胀呃逆进一步减轻，近大便次数增多，溏薄，日行二三次，舌苔薄，脉细。治仍和胃理中，兼顾化瘀散结。

处方：牡蛎 30g，海螵蛸 15g，党参 24g，生甘草 20g，高良姜 12g，制香附 12g，制半夏 12g，川连 10g，延胡索 20g，海藻 15g，夏枯草 15g。14 剂。

六诊：1991 年 12 月 18 日。四五天前感冒咽痛发热，近热已退，中脘闷胀，精神倦怠，大便日行二三次，呈糊状。今日月经来潮，舌苔薄腻，脉细。查血红蛋白（Hb）13.8g/dl，白细胞计数 3500/mm^3，血小板计数 8.4 万/mm^3。拟理气健脾和胃。

处方：藿苏梗各 12g，制半夏 15g，川连 10g，党参 24g，生甘草 20g，牡蛎 30g，煅白螺蛳壳 12g，广郁金 15g，枳壳 15g，生白术 20g，茯苓 15g，川朴 6g，砂仁 4.5g。7 剂。

九诊：1992 年 1 月 29 日。胃痛未发，大便成形，每日 1 次，胃纳尚可，嗳气偶有，平时易疲劳。检查：右腹股沟淋巴结肿大似黄豆大，轻压痛，舌质略红，苔薄脉细弦。治宗和胃调中，理气化瘀，软坚散结。

处方：川楝子 9g，延胡索 18g，路路通 12g，海螵蛸 15g，党参 24g，川连 10g，生甘草 18g，木茴香各 12g，红花 9g，生莪术 18g，海藻 18g，青陈皮各 10g，胡芦巴 15g。14 剂。

十诊：1992 年 2 月 19 日。因受寒，胃中又起难过，稍有嗳气，多食油腻后大便溏薄。此脾胃虚弱，治疗仍遵前法损益。

处方：高良姜 12g，制香附 12g，党参 24g，牡蛎 30g，川连 12g，制半夏 15g，海螵蛸 15g，甘草 20g，焦楂曲各 12g。14 剂。

十三诊：1992 年 8 月 19 日。上药加减服药至今，近口腔溃疡发作，疼痛，咽喉痛，口干，偶有嗳气胸闷，苔薄根腻、中有裂纹，脉细。胃中蕴热，灼津则口干，上蒸则咽痛，口疮频作，治以清热滋阴解毒。

处方：升麻 30g，玄参 20g，川连 12g，麦冬 15g，人中黄 10g，木通 6g，马勃 4.5g，生地 30g，枳壳 12g，广郁金 12g，连翘 12g，黄芩 20g，山豆根 18g。7 剂。

十四诊：1992 年 8 月 27 日。咽痛，口疮基本痊愈，近因饮食不当，胃脘部痞闷不舒，大便不成形，日行一二次，神疲，苔薄白，脉细弦。再事调治脾胃。

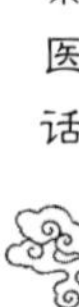

处方：制半夏 15g，川连 12g，党参 20g，生甘草 18g，茯苓 15g，枳壳 12g，黄芪 24g，菖蒲 9g，广郁金 12g，川朴 6g，玫瑰花 4.5g，佛手 4.5g。7 剂。

按：患者甲状腺癌术后，迭经化疗、放疗后，正气备受克伐，胃脘时有作痛，面色黧黑消瘦，经年治疗后证情基本稳定，未见明显癌肿扩散的迹象。1993 年 4 月随访，除胃脘部偶有不适外，生活如常，无特殊证候。

浏览治疗经过，先生主要以理气和胃、降逆宽胀、寒热并调之法。药用高良姜、制香附、川连、干姜、广郁金、牡蛎、半夏、茯苓、延胡索、枳壳等，泛酸加白螺蛳壳、瓦楞子；血瘀加莪术、红花；痛甚加白芍、川楝子、五灵脂等，兼顾原发病加海藻、夏枯草、贝母、黄芩等；气虚加参、芪等。

举凡治病，有是证用是药，对疑难杂症或恶性肿瘤之类，不忘扶助胃气，而扶胃气不独补健一法，通降胃气，促其健运则生化不竭，令御邪有资，也是治病的重要一环。

血证案五则

案 1：间断便血

藤某，男，37 岁。就诊日期：1991 年 5 月 8 日。

主诉：大便间断出血 1 年多。

病史：患者近 1 年来出现大便间断出血、量少，有时伴有少量黏液，大便不成形，无明显腹痛，大便每日一二次，食欲尚好。1991 年 3 月 29 日外院 X 线钡剂灌肠摄片示全结肠多发性息肉。某三甲医院大病理报告示“直肠管状腺瘤伴不典型增生急性细胞浸润”。乙状结肠镜检查诊断同上。1991 年 4 月 8 日职工医院 GI 示“胃窦部 1 处息肉，空肠中段 3 处息肉”。

初诊：1991 年 3 月在某职工医院用活血行瘀药后大便带血已止。一般情况好，神色佳，略胖，心肺无异常，腹软无压痛，舌苔薄腻，脉小弦。实验室检查见前。

辨证分析：患者间断便血经治疗后已控制，目前无特殊主诉，根据肠镜及病理检查报告，凡癥块结节，不外痰瘀胶结而成。

诊断：便血；结肠多发性息肉。

治法：化痰祛瘀，软坚散结，兼以扶正。

处方：昆布 15g，海藻 18g，牡蛎 18g，穿山甲 18g，川芎 12g，失笑散 15g，木茴香各 9g，炙鳖甲 20g，三棱 18g，莪术 18g，党参 20g，生黄芪 30g，莱菔子 15g，白芥子 6g。7 剂。

四诊：1991 年 5 月 29 日。大便逐渐成形，日行一二次，无便血，苔薄，

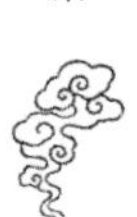

脉弦。法不更变。

处方：生黄芪40g，党参20g，生白术15g，牡蛎30g，炙甲片20g，炙鳖甲20g，当归18g，炙䗪虫12g，三棱18g，莪术18g，川芎12g，制大黄9g，生地30g。7剂。

八诊：1991年8月7日。大便略溏，每日一二次，舌体稍胖，舌苔薄，脉弦。5月29日方改党参24g，加炒蒲黄15g，14剂。

十诊：1991年9月18日。大便畅，每日一二次，呈糊状，无腹痛，胃中有嘈杂感，进食后仍感不舒，夜寐安，舌体略胖，苔薄腻，脉小弦。拟用寒热平调法和胃健脾。

处方：党参30g，生甘草24g，干姜15g，川连12g，制半夏15g，黄芩24g，牡蛎30g，海螵蛸15g，延胡索20g，陈皮12g，佛手4.5g。14剂。

十三诊：1992年1月8日。大便日行1次、色黄、基本成形，纳佳，无腹痛，一般情况均好，舌苔薄腻，脉弦。宗前法加减守治。

处方：党参15g，白术15g，甘草12g，干姜12g，川连10g，制半夏12g，焦楂曲各12g，茯苓12g，黄芩15g，牡蛎30g，延胡索18g，陈皮9g，生莪术18g。14剂。

十七诊：1992年2月26日。证无进退，改拟香砂六君子汤加减。

处方：党参18g，白术12g，茯苓15g，生甘草12g，制半夏15g，陈皮9g，木香15g，砂仁4.5g，干姜12g，川连9g，黄芩15g，莪术18g，延胡索20g。14剂。

二十一诊：1992年6月24日。大便通畅、日解1次、时成形时溏糊、色黄无便血，工作学习皆正常，食欲好，偶有口苦黏腻，舌苔薄腻，脉弦滑。上方加减。

处方：蛇含石18g，牡蛎30g，甘草18g，制半夏15g，黄芩15g，黄连12g，生姜3g，大枣5枚，生莪术18g，炙甲片20g，党参20g。14剂。

按：本案经查实系肠息肉，先后在先生处治疗近2年，1993年2月随访，患者大便基本正常，日行1次，大多成形，有时候略呈糊状，无明显腹痛，大便中未见血状物，惜未做肠镜复查，但诸症均安。

本案治疗分为2个阶段，初以活血软坚散结为主兼以健脾理气，后以健脾理气为主兼以活血止血。活血软坚散结用昆布、海藻、牡蛎、穿山甲、川芎、延胡索、三棱、莪术等；健脾理气用党参、黄芪、白术、枳壳、木香等。治疗过程中还应用了黄芩、黄连坚阴厚肠胃，苦泄肠中热邪，又用干姜、肉果等辛热温中阳之品，此乃先生习用方法，尤其对胃肠疾患辄用寒热并调、辛开苦泄法，调畅其升降之机，对改善肠胃功能，解除腹痛、腹胀、嗳气、大便不爽等症状，有很好的疗效。

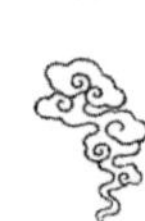

方中蛇含石一味，又名蛇黄，为矿石类药物，现代应用较少，书载其"止血定痛"，可以治"肠风血痢"。《圣济总录》有蛇黄散，用一味蛇黄研末，陈米饮送下，可治肠风下血。先生用此颇为切当。

案2：血小板减少

沈某，男，11岁。就诊日期：1992年11月11日。

主诉：发现血小板减少2个月余。

病史：患儿于今年9月9日开始发热，即起皮肤红点，在新华医院儿科门诊查见血红蛋白14.7g/dl，N 35%，L 65%，血小板计数28×10^9/L。

9月15日做骨髓检查，报告示：粒系增生明显活跃，以中晚幼为主，巨核系增生活跃，但产板区及血小板未见。经住院治疗后，用泼尼松30mg/d，药后血小板计数升到240×10^9/L，减量后又降至49×10^9/L，以后又随激素的升降而波动。现已停用泼尼松，近查血小板计数38×10^9/L，白细胞计数12.4×10^9/L。平时易感冒，2个月来咽肿痛未解，用抗生素奏效不明显。

初诊：刻下食欲不振，有恶心欲吐感，声音嘶哑，面色苍白少华，略胖，咽红，扁桃体肿大充血，颌下淋巴结未及，心肺听诊无异常，皮肤未见出血点，下肢无浮肿，舌苔薄，脉细。

辨证分析：血液化生于脾，受藏于肝，输布于肺，化精于肾，在脉中运行不息，以充润营养全身。

本案感受外邪，留恋不去，热灼阴血亏损，证属虚实兼夹。

诊断：血证（邪热留恋，阴血亏损）；原发性血小板减少症。

治法：滋阴凉血，清热解毒，补气益血。

处方：升麻30g，玄参20g，川连12g，川柏20g，炙龟甲24g，生熟地各30g，紫草20g，生甘草20g，阿胶9g，白芷12g，生黄芪40g。7剂。

复诊：1992年11月18日。上周查血小板计数80×10^9/L，白细胞计数7.8×10^9/L。本周一查血小板计数38×10^9/L，白细胞计数7.8×10^9/L。新华门诊已停用激素，经静脉滴注大剂量丙种球蛋白。

刻诉无明显发热，咽痛，恶心，食欲欠佳，头痛，声音嘶哑，眠可。BP 115/70mmHg，舌苔薄，脉细。再守前意出入。

处方：生熟地各30g，炙龟甲24g，川柏20g，玄参20g，麦冬18g，川连12g，党参20g，生黄芪40g，紫草24g，阿胶9g，生甘草20g，生姜3g，大枣5枚。7剂。

四诊：1992年12月9日。近有感冒，口腔溃疡，咽痛，声音嘶哑耳鸣，头胀痛，大便不成形，日行二三次。便前有腹痛，舌苔薄、质稍红，脉细。

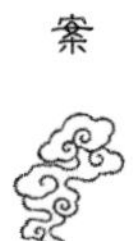

血小板计数 80×10^9/L。治法仍以兼顾虚实。

处方：生熟地各 30g，炙龟甲 24g，川柏 20g，党参 18g，黄芪 40g，紫草 24g，生甘草 20g，川连 10g，生白术 18g，白芍 24g，巴戟天 20g，玄参 20g，旱莲草 15g，麦冬 18g。7 剂。

五诊：1992 年 12 月 23 日。大便不成形，日行二三次，查大便常规（-），牙龈肿痛，声音嘶哑，胃脘痛。血红蛋白 12.7g/dl，白细胞计数 5.2×10^9/L，血小板计数 118×10^9/L。上方佐以健脾和胃之品。

处方：党参 20g，炒白术 18g，生甘草 20g，木香 12g，砂仁 6g，生熟地各 30g，炙龟甲 24g，川柏 20g，川连 10g，紫草 24g，山药 20g，黄芪 40g，旱莲草 15g，巴戟天 20g，玄参 20g。7 剂。

七诊：1993 年 2 月 10 日。胃纳好转，睡眠尚可，咽不痛，喉中有痰，两大腿有出血点 2 颗，偶尔头痛，便调，小便清长，舌苔薄，脉细。血红蛋白 12.7g/dl，白细胞计数 64.1×10^9/L，血小板计数 64×10^9/L。治以补气养血填精。

处方：党参 20g，黄芪 40g，生白术 18g，当归 18g，黄柏 18g，熟地 30g，炙龟甲 20g，制半夏 15g，牛蒡子 12g，生甘草 18g，巴戟天 18g，旱莲草 15g。7 剂。

八诊：1993 年 2 月 17 日。本周又感冒鼻塞，咳嗽痰少，3 天前曾静脉注射“丙种球蛋白”。刻下咳减，胃纳欠佳，咽轻红，心肺（-），血小板计数 74×10^9/L。

处方：炙龟甲 20g，鹿角片 6g，熟地 30g，当归 18g，杞子 15g，党参 20g，黄芪 40g，黄柏 18g，巴戟天 18g，菟丝子 15g，天麦冬各 15g，砂仁 4.5g，炙甘草 15g。7 剂。

十诊：1993 年 3 月 10 日。白细胞计数 4.4×10^9/L，血小板计数 70×10^9/L，血红蛋白 14.9g/dl，咽痛 1 周，由受凉引起，喉中有痰，色白易咳，胃纳欠佳，大便日行 2 次，无明显发热，舌苔薄，咽微充血，脉细，皮肤无紫癜。

处方：天麦冬各 15g，玄参 18g，生甘草 15g，党参 20g，黄芪 40g，生白术 18g，鹿角片 6g，炙龟甲 18g，熟地 30g，阿胶 9g，黄柏 15g，巴戟天 18g，菟丝子 15g，焦楂曲各 12g，仙茅 15g。14 剂。

十一诊：1993 年 4 月 14 日。证情稳定，再以前方守治后，缓缓图功。

处方：党参 20g，黄芪 40g，生熟地各 24g，炙龟甲 20g，黄柏 18g，生白术 18g，生甘草 18g，杞子 20g，紫珠草 18g，仙灵脾 18g，巴戟天 20g，茯苓 15g，川连 12g，山萸肉 18g，炒谷麦芽各 15g。7 剂。

按：原发性血小板减少症是一种与自身免疫有关的疾病，由于血小板抗

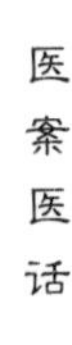

体形成破坏了血小板，可导致出血，多见于青少年和女性病人。

本案初起时有发热皮肤出血，以后未见出血，用激素后血小板计数可暂时升高，其主要表现为反复发作的感冒、呼吸道感染。此正虚邪凑，邪气留恋，证情反复，药用补气养血，补肾填精，标本兼治，治疗当耐心调治，始可奏效。

案3：再生障碍性贫血

顾某，女，17岁。就诊日期：1974年4月30日。

主诉：头晕乏力7年余。

现病史：患者因头晕乏力，面色无华而赴外院就诊，经检查诊断为再生障碍性贫血。经常输血、口服激素及肌内注射丙酸睾丸酮等，疗效不显。现面色萎黄如蜡，伴面目虚浮，头晕乏力，时有齿衄，下肢略肿，胃纳不佳，月经量多色淡，血常规检查：血红蛋白5g/dl，红细胞计数90万/mm^3，白细胞计数1700/mm^3。舌苔薄白、舌质淡、舌体胖，脉濡细无力。

辨治：脾肾两虚，气血不足，肾精亏损。治当补益气血，滋肾填精。

处方：炙龟甲24g，补骨脂15g，淡苁蓉9g，大熟地24g，枸杞子9g，菟丝子12g，生黄芪18g，全当归12g，鹿角粉（分吞）3g，仙茅12g，潞党参12g，生白术9g，川黄柏9g，炙甘草9g。7剂。

服上药半月，齿衄止，月经经量较前略有减少。复测血常规：血红蛋白4g/dl，红细胞计数110万/mm^3，白细胞计数1400/mm^3。患者连续服上方4个月，多次血常规检查：血红蛋白由5→7→10.3g/dl；红细胞计数由144万→184万→304万/mm^3；白细胞计数由2350→2500→3200/mm^3。患者面色转华，面目虚浮也消，头晕已除，精神渐振，月经经量正常，经色亦转红。裘沛然嘱其隔日服上药1剂，以稳定疗效。

按：再生障碍性贫血简称“再障”，是由于多种原因造成红骨髓总容量减少，造血功能衰竭，临床上以全血细胞减少为主的一组综合征。主要表现为眩晕、乏力、气短、心悸、鼻衄、齿衄、肌衄、便溏、腰酸、纳呆等。

患者是一例较为典型的气血不足引起的眩晕，裘沛然在治疗中除了补益气血外，紧紧抓住精血同源的关键，重用补肾填精的药物，如龟甲、补骨脂、淡苁蓉、大熟地、枸杞子、菟丝子、鹿角粉、仙茅等。再者气血不足，非旦夕可以补足，尚需一定的时间，方能奏效，因此裘沛然坚持应用原方达半年之久，患者的血红蛋白水平稳步提高，直至接近正常。故守方有时也是裘沛然的用药特色，对治疗慢性病是颇有疗效的一种方法。

案4：血小板减少性紫癜

李某，女，32岁。就诊日期：1991年1月3日。

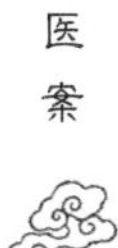

主诉：皮肤瘀点反复出现 20 余年。

现病史：20 余年来，全身皮肤反复发现乌青紫斑，外院诊断为血小板减少性紫癜。口服鲨肝醇、维生素 B_4 等西药，病情时好时坏。近日皮肤瘀斑又现，尤以四肢为甚，并伴有头晕耳鸣、牙龈出血、精神倦怠，夜寐欠安，二便尚调。舌红，舌体胖，边有瘀点，脉弦细而沉。血常规复查：血红蛋白 11.8g/dl，红细胞计数 3.28×10^{12}/L，白细胞计数 3.1×10^{9}/L，血小板计数 54×10^{9}/L。

辨治：心脾两虚，气血不足。治宜益气补血，健脾养心。

处方：生黄芪 30g，潞党参 15g，生白术 15g，白茯苓 15g，生甘草 12g，全当归 15g，远志肉 6g，广木香 9g，酸枣仁 15g，龙眼肉 9g，生姜片 5g，大红枣五枚，大生地 30g，川黄柏 15g，煅磁石 30g，柏子仁 15g。14 剂。

进服上方 14 剂，皮肤瘀斑有逐步消退之势，头晕不显，夜寐亦安，牙龈出血减少，唯耳鸣仍作。先生再予上方去龙眼肉，加净蝉蜕 6g、青防风 12g，连服 14 剂，皮肤瘀斑消失，牙龈出血亦止，精神大振，耳鸣改善。复查血常规：血红蛋白 13.5g/dl，红细胞计数 3.85×10^{12}/L，白细胞计数 4.2×10^{9}/L，血小板计数 142×10^{9}/L。因患者煎煮汤药有一定困难，要求服成药，故嘱其常服归脾丸，每日 2 次，每次 6g，以资巩固。

按：血小板减少性紫癜是一种较为常见的出血性疾病，目前认为其发病与免疫有关，故该病也称为免疫性血小板减少性紫癜。本病的主要临床表现为皮肤紫癜及黏膜出血，归属于中医学的“血证”及“发斑”范畴。中医学认为导致皮肤出血的主要病因是七情、饮食、脾虚、肾亏、瘀血等。

脾为气血之源，又能统摄气血。患者精神倦怠、头晕耳鸣、夜寐不安、牙龈出血、皮肤瘀斑、脉细而沉，乃一派脾虚不能统血之象。衄血既久，血分亏虚，“神者，血气也”，气血虚弱，神气失养而寐不酣。脑髓失养，则脑转耳鸣。先生投归脾汤消息，药证合拍，至于蝉蜕、防风两味，先生辄用于耳鸣者，往往屡试不爽，亦先生长期用药之经验。

案 5：再生障碍性贫血

丁某，女，10 岁。2003 年 3 月 27 日初诊。

患者经西医诊断为“再障”3 个月余。

初诊：刻下面色苍白，精神欠佳，胃口尚好，因接受激素治疗面部浮肿明显，呈满月脸，右下肢皮肤有红色斑点，便溏，时呕。血常规检查：白细胞计数 3.3×10^{9}/L，红细胞计数 9.4×10^{12}/L，血小板计数 25×10^{9}/L。过去有乙肝病史。舌质偏红，苔薄，脉细。中医辨证属脾不统血，肾阳失于温煦所致。当以脾肾二脏论治，兼以清热凉血止血。

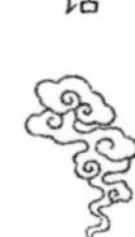

处方：党参15g，黄芪30g，当归15g，生熟地各24g，川柏15g，女贞子12g，旱莲草15g，炒蒲黄15g，侧柏炭15g，枸杞子15g，仙灵脾15g，黄芩18g，炒白术18g，云茯苓12g，炙甘草10g。14剂，日1剂。

复诊：2003年8月28日。上方服2个月余，精神转佳，血常规基本正常，血小板恢复明显，舌边红，苔黄腻，脉濡。

处方：苍白术各18g，黄芪30g，党参18g，川连9g，制半夏15g，藿苏梗各15g，当归15g，炙龟甲20g，川柏15g，厚朴10g，枸杞子15g，西红花1g，焦楂曲各12g，女贞子15g，鸡血藤15g，功劳叶12g。

患者坚持服药2年余，于2005年2月26日来诊时，骨髓象基本正常，后一直症情平稳。

按：该患者经裘沛然治疗，随访血常规各项指标正常，骨髓象指标亦正常，说明疗效较好。综观治疗经过，大致分为3个阶段，初诊时因患者服用激素，故浮肿、便溏、体倦乏力等症明显，以调补脾肾为主；第二阶段针对肌衄症状，以凉血止血为主；第三阶段患者诸症转佳，针对再障气血亏耗之总病机，抓住精血同源的关键，采用补肾填精法巩固疗效。

痉 病 案

李某，女，3岁。就诊日期：1991年10月30日。

主诉：右侧肢体颤动2年。

病史：近2年来发现右侧上下肢震颤，常随情绪激动时加剧，步履蹒跚，有呈醉酒样步态，外院拟诊“震颤麻痹”，曾服苯海索（安坦）、多巴丝肼（美多巴）等，未能控制症状。平素月经量多，彻夜不眠，二便正常。过去史尚健。

初诊：表情呆板，如“面具脸”，躯干俯屈，有呈慌张样步态，上肢震颤甚于下肢，运动徐缓，肌张力亢进，无肌肉萎缩，舌质黯红，苔薄腻脉细。

辨证分析：此气血亏虚，不能滋养筋脉，虚风内动，故肢体震颤。《素问·上古天真论》曰：“年四十而阴气自半。”中年以后阴气渐衰，气血运行不畅，故见“掉眩”之症。

诊断：痉病（血虚生风）；震颤麻痹综合征。

治法：补气养血，活血祛风。

处方：党参15g，麦冬15g，五味子9g，柴胡15g，灵磁石30g，僵蚕10g，蝉蜕10g，炙䗪虫12g，炙甲片18g，炙鳖甲18g，羌活15g，丹参20g，制半夏15g。7剂。

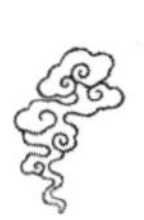

复诊：1991 年 11 月 13 日。药后睡眠好转，症状也稍稍改善，停药 1 周后震颤加重，流涎，欲恶，苔薄质稍红，脉弦。上方去五味子，加川芎 12g，14 剂。

三诊：1992 年 1 月 8 日。近 1 周来午后 3 点左右精神萎靡，晚 8 点左右，双手震颤加重，服美多巴 1 小时后安静。3~4 天来泛泛欲恶，呕清水，表情呆板，动作迟钝，本月月经来潮如崩，故症情稍加重，舌苔薄腻，脉弦。痰瘀互结脉络，虚风内动，治以化痰行瘀祛风。

处方：生黄芪 30g，黄芩 20g，生蒲黄 15g，生白术 20g，干姜 12g，大蜈蚣 2 条，茯苓 12g，生甘草 12g，制南星 9g，木香 9g，僵蚕 15g，巴戟天 15g。14 剂。

五诊：1992 年 1 月 29 日。药后症情改善，痰血已止，美多巴已减量，夜眠基本正常，小便色黄，大便通畅，月经 2 个月未行，舌质稍红有瘀斑、苔根部微腻，脉弦。法不更变，前法续治。

处方：生黄芪 40g，生地 30g，石决明 30g，黄芩 30g，仙鹤草 15g，生蒲黄 15g，大蜈蚣 2 条，僵蚕 15g，钩藤 10g，炙龟甲 20g，黄柏 15g，威灵仙 20g。14 剂。

八诊：1992 年 3 月 18 日。上方增减服药 1 个月，症情尚稳定，近月经来潮如崩，症又加剧，现步履困难，下肢麻木，苔薄根腻质稍黯，脉右反关弦滑、左沉细。拟调冲任。

处方：炒荆芥 9g，炒黄芩 20g，生地 30g，当归 15g，生白术 15g，黄芪 40g，炒蒲黄 15g，牛角腮 12g，槐花炭 10g，杜仲 12g，川断 10g，炙甘草 10g，党参 20g，大枣 5 枚。7 剂。

十诊：1992 年 7 月 8 日。月经来潮色红量少，持续 10 天未净，近来流涎较多，夜眠欠安，纳可便调，盗汗，苔薄，脉细弦。拟归脾汤加减。

处方：生白术 15g，党参 18g，黄芪 30g，当归 12g，茯神 12g，远志 6g，枣仁 12g，木香 9g，龙眼肉 9g，大枣 7 枚，桑叶 24g，淮小麦 30g。7 剂。

十二诊：1992 年 8 月 19 日。浮肿减，汗出仍多，动作困难，夜寐尚好，二便自调，苔薄，脉细弦。再以上方续治，加巴戟天 20g、党参 18g、杞子 15g，去桂枝、白芍，14 剂。

按：震颤一证系“筋脉约束不住而莫能任持，风之象也”。《证治准绳》云：“壮年少见，中年之后始有之，老年尤多。”但风之所起，或由血虚生风，或由肝肾阴虚生风，或由痰浊动风。从临床看来，数因杂合为病。故治疗或补气养血以祛风，或调肝益肾制阳动，或化痰行瘀使络脉安宁，风无从起。

先生用方：气血兼补——参、苓、当归、熟地等；阴阳并调——桂枝、

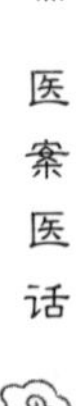

干姜合连、芩、柏等；动静结合——白芍、川芎、延胡索、牛角腮合熟地、生地、杞子等；刚柔相济——蝉蜕、广地龙、僵蚕、蜈蚣合熟地、杞子等。

本病的治疗应注意以下几点：①服药宜恒心，不能朝三暮四；②本病的发作常与月经多少有关，本案每来月经如崩，而加重症状，故及时控制崩漏十分重要；③疾病的变化常与情绪相关，急躁、恼怒、易激动可加重病情，故宜注意情志调摄；④本病的治疗不易明显取效，但能控制其进一步发展，即是有效。

盗 汗 案

李某，男，71 岁。就诊日期：1987 年 1 月 21 日。

主诉：盗汗 1 个月余。

病史：近 1 个月来经常夜间汗出，伴神疲乏力，胸闷，头晕口苦，纳可，大小便无异常。患者过去有高血压、心肌炎病史。

初诊：刻下夜间汗出，神疲乏力，胸闷，头晕口苦。一般情况好，心肺（-），苔薄，脉弦。

辨证分析：高年卫气虚弱，腠理不固，故盗汗频作。

诊断：盗汗（气虚不固）；自主神经功能紊乱。

治法：补气固表，兼和营卫。

处方：黄芪 24g，生白术 12g，防风 10g，茯苓 10g，半夏 12g，陈皮 9g，桂枝 9g，白芍 9g，甘草 9g，生姜 3g，大枣 7 枚。14 剂。

复诊：1987 年 2 月 4 日。盗汗减少，晨起动则自汗，口干口苦，心悸，身有潮热感，神疲乏力，舌苔薄腻，脉弦。再以前方进退。

处方：黄芪 24g，党参 15g，白芍 9g，防风 10g，茯苓 10g，制半夏 12g，陈皮 9g，桂枝 9g，川连 15g，佛手 4.5g。14 剂。

三诊：1987 年 2 月 18 日。近因工作繁忙汗出稍多，口干口苦，心悸等症药后改善，精神亦振，大便日行 2 次、成形，舌质稍红、苔薄黄，脉弦带数。汗多阴液亏损，改拟滋阴敛津，佐以补气固表。

处方：生地 30g，北沙参 15g，五味子 9g，麦冬 15g，防风 12g，生白术 15g，黄芪 30g，大枣 7 枚，陈皮 9g，牡蛎 30g。7 剂。

七诊：1988 年 11 月 9 日。盗汗、自汗基本消失，夜间偶有烦热感，口苦，四肢发麻，纳可便调，夜尿 3 次，舌苔根薄腻，脉细弦。高年阴阳俱不足，阴虚则高热内生，经治疗后阳虚好转，治仍兼顾。

处方：银柴胡 10g，炙鳖甲 15g，生黄芪 30g，半夏 15g，黄芩 20g，牡蛎 30g，天花粉 15g，泽泻 12g，巴戟天 15g，川柏 15g，太子参 15g，丹皮 9g，

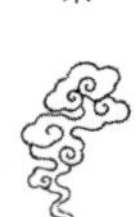

14 剂。

按： 古有将盗汗作阴虚，自汗作阳虚论，实际也不可能绝对，当据证分析。但无论自汗或盗汗，其根本病机不外营卫不和，腠理开合失司。本案以盗汗为主，先生用玉屏风散合桂枝汤化裁，一以固表，一以和营卫，仲景治疗伤寒有当发汗，凡数处皆用桂枝汤，又云，无汗不得用桂枝，一药二用似乎矛盾。实际桂枝汤应用范围甚广，其根本在于调和营卫，营卫失和，或汗或无汗；营卫和，则无汗可汗，有汗可止。一方之用，不独以一症为用方着眼点，必须分析其病机是否合方意为是，所谓异病同治，即如斯。

厥逆案

王某，男，23 岁。就诊日期：1992 年 5 月 6 日。

主诉：左大腿阴冷 4 年余。

病史：患者近 4 年来，自觉左侧大腿部阴冷，及于腰部，冷气自下向上窜动，不能平卧。若膝部抬高，则症状加重，膝关节平直伸位似觉好转。纳可，便调，睡眠不好。曾经本市仁济医院精神科检查，无异常发现。查抗“O”、血沉皆正常范围。患者 1988 年曾患甲型肝炎。经治疗后恢复正常，后多次复查肝功能皆在正常范围。家族中无精神病史。

初诊：面色略白，对答切题，心肺听诊无异常，下肢活动自如，局部无明显发冷，舌体略胖，苔薄，脉小弦。

辨证分析：下肢厥冷，不外阳虚、阳郁两端，前者如《素问·厥论》云“阳气衰于下，则寒厥”，由阳气不足，失于温煦；后者由于气脉运行不畅，阳气内郁而不伸。本症恐属于后者。

诊断：厥逆；神经症。

治法：拟宣散阳郁，用麻黄连翘赤豆汤。

处方：生麻黄 15g，连翘 15g，赤小豆 30g，梓白皮 18g，生甘草 18g，杏仁 18g，生姜 15g，大枣 7 枚，丹参 30g。7 剂。

复诊：1992 年 5 月 21 日。投麻黄连翘赤豆汤，证情未减，左侧大腿仍然感觉阴冷，并且有冷气向上窜动感，苔薄、体略胖，脉小弦。《内经》云：“阳气衰于下，则寒厥。”此阳气当指肾阳不足。改拟金匮肾气法化裁。

处方：熟地 30g，山萸肉 12g，怀山药 15g，茯苓 15g，泽泻 15g，丹皮 10g，桂枝 15g，熟附块 12g，黄芪 30g，当归 15g，仙茅 18g，沉香 3g（分吞）。7 剂。

四诊：1992 年 6 月 24 日。左下肢仍有冷感，近日伴头晕乏力，眠安，纳可，舌苔薄，脉细弦。再改当归四逆汤损益。

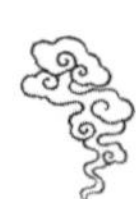

处方：桂枝15g，白芍24g，大枣7枚，生甘草20g，当归15g，木通6g，细辛9g，茯苓15g，生白术18g，干姜18g，熟地30g，巴戟天20g，仙灵脾15g。14剂。

五诊：1992年7月1日。其姐代诊，云患者自觉发冷感从腰部渐冷至右手，伴胸闷头昏气短，稍有腹胀，咯痰较多。患者姐姐也曾患肝炎，也有类似全身发冷的情况。改投十味温胆汤加减。

处方：制半夏15g，茯苓15g，陈皮9g，甘草15g，生姜2片，大枣7枚，枳实10g，远志6g，五味子9g，熟地20g，酸枣仁12g，党参18g。7剂。

八诊：1992年8月12日。药后下肢畏寒有减，肠鸣，右侧胁部阵发性作胀，腰酸，每周遗精2次，纳可，舌苔薄，脉细弦。再以前法进步。

处方：豆蔻花4.5g，川朴花4.5g，佛手花4.5g，大腹皮9g，五加皮12g，青陈皮各9g，覆盆子12g，金樱子12g，菟丝子9g，女贞子12g。14剂。

九诊：1992年9月2日。投疏理气机，证情改善，用逍遥丸、归脾丸治疗。

按：患者主诉自觉有冷气厥逆，经西医诊查未见异常体征，恐属于神经症之类。主诉每多奇特，且常变异，治疗也不易。本案曾先后用麻黄连翘赤豆汤、金匮肾气丸、一贯煎、当归四逆汤、十味温胆汤等，奏效均不如意，后改用疏肝理气之法，症有好转。此类病症情感色彩甚浓，除药物治疗外，当佐以精神疗法，必不可少。

头痛案三则

案1：曾某，男，42岁。就诊日期：2005年8月8日。

偏头痛反复发作10余年。头痛时有发作，部位时左、时右、或巅顶，发作无定位，病程已达10余年。外院诊断“血管性头痛”。给予“麦角胺咖啡因”治疗。每次发作均需口服1~2片，方能暂时缓解，但不能治愈。平素常因劳累、失眠或进食啤酒而诱发，近年来发作较前频繁。偏头痛每周发作4~5次，疼痛程度较前加剧，甚至达痛不可忍之程度，疼痛时间也不断地延长，每次发作均伴有恶心呕吐、羞光、烦躁等症。

初诊：刻下精神委顿，睡眠不佳。苔薄白，舌质黯红，舌边有瘀点，脉细涩。病由少阴寒凝气逆，瘀阻脉络所致。治宜活血化瘀，温经通络为主。

处方：当归20g，川芎12g，生黄芪30g，龙胆草9g，生甘草15g，天仙藤15g，桂枝15g，细辛12g，大丹参24g，熟附块12g，大蜈蚣2条，生白术20g，左牡蛎（先煎）30g，酸枣仁15g。7剂。

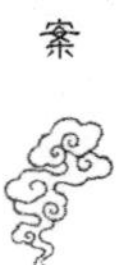

复诊：服药7剂，头痛发作次数即见减少，服药第1周，头痛发作3次，亲友邀宴进食啤酒后亦未见发作。头痛程度已明显减轻，无需再服“麦角胺咖啡因”，后继用上方略作加减，续服2个月，头痛消失。

按：血管性头痛是临床上较为常见的病，与遗传、过敏、内分泌功能紊乱、精神因素等有关。中医学认为“头为诸阳之会”“清阳之府”，五脏六腑之气，皆上注于头，若气血充盈、阴阳升降如常，自无头痛之疾。此例患者病程较长，发作既频繁而疼痛又较重，并屡服西药不瘥。裘沛然根据苔脉，认为其病属下焦虚寒，寒气上凌：又兼脾气虚则清阳不升，血虚则脑髓失养，以致血行不畅，瘀凝脉络。故选用附子、桂枝温肾通阳；黄芪、甘草、白术以培补脾气；当归，丹参、川芎活血通络；细辛散少阴之寒；蜈蚣搜剔血络，兼有止痛之效；天仙藤为马兜铃之茎，入心、肺、脾、肾四经，有利气活血、祛风化湿之功，裘沛然常用此药以治头痛及咳嗽，疗效颇佳；龙胆草有苦泄下降之力，裘沛然也每配用于头痛，这是其治病有法不囿法的处方配伍的独到经验，在大剂温经通络活血药中配佐一些苦寒之品，以收取更佳的疗效。

案2：李某，女，40岁。就诊日期：1987年8月12日。

主诉：偏右头痛8年。

病史：病始于产后受精神刺激，以后渐起头痛，开始均为2周发作1次，以后发作逐渐频繁，每周发作1次。曾在华山医院神经科诊疗，拟诊“血管神经性头痛”，平素头痛发作时常服用麦角胺咖啡因。

初诊：刻下头痛偏以右侧，以胀痛为主，严重时伴有恶心呕吐，畏光。头痛发作每与天气发热、情绪波动、疲劳、月经来潮有关。一般情况尚好，心肺（-），舌苔薄腻，脉细弦。

辨证分析：头痛原因复杂，患者恙起8年余，且随多种因素而诱发，病机大抵与气虚血瘀、痰阻络脉等有关。王清任云：“元气既虚，必不能达于血管，血管无气，则停留而瘀。”妇人头痛常与经期有关，皆因情绪抑郁，气逆化火而头痛。

诊断：偏头痛（气虚血瘀，痰阻络脉）；血管神经性头痛。

治法：补气活血行瘀，化痰通络，清肝祛风。

处方：川芎10g，当归20g，桃仁12g，丹参18g，红花6g，大蜈蚣1条，全蝎4.5g，黄芪30g，柴胡15g，半夏12g，细辛9g，龙胆草12g。7剂。

复诊：1987年8月26日。药后头痛稍减轻，但每周发1次，此次月经来潮前又复发，经期提前、量多，舌苔薄白，脉弦细。《内经》云“痛者寒气多也”，“有寒故痛也”，但每多与寒滞经络有关。治仍如前法为主，佐以温经散寒。

处方：黄芪 30g，当归 30g，白芷 12g，细辛 10g，大蜈蚣 1 条，茯苓 12g，酸枣仁 12g，延胡索 15g，制半夏 12g，全蝎 4.5g，藁本 12g，熟附块 12g。14 剂。

六诊：1987 年 11 月 11 日。头痛偶发，程度较轻，大便数日一行，略干，苔薄脉，弦细。

处方：莪术 15g，丹参 30g，黄芪 40g，当归 15g，白芍 15g，黄芩 20g，生蒲黄 15g，生槐花 15g，生地 30g，制香附 12g，川芎 10g，细辛 10g，荆芥炭 15g。14 剂。另头风宁 9g。

附：头风宁方：制半夏　蜈蚣　细辛　川芎　当归　熟地　山药　生白术　白芷　龙胆草　熟附块　茯苓　全蝎　远志　杞子　以上 15 味研细末。

九诊：1988 年 6 月 1 日。本年来头痛仅有小发，程度轻时间短。此次经后又发作，自述与疲劳有关，大便正常，舌苔薄白，脉弦细。再以和血补气，化痰温经，通络止痛。

处方：全蝎 4.5g，白芷 12g，羌活 15g，熟附块 12g，当归 30g，黄芪 30g，茯苓 12g，生白术 15g，细辛 12g，丹参 20g，陈皮 10g，大蜈蚣 1 条。14 剂。

按：偏头痛易反复发作，治疗颇不容易，即使暂时控制，常随多种诱因的影响而再度发作，或因节气变化而作，或因情绪激动而诱发，或因劳顿而横生，妇人则每随经临而伴作，故治疗除药物以外更须避免某些诱发因素的干犯。

先生用药：①化痰与行瘀并投：如半夏、陈皮合川芎、桃仁、红花等；②升降并调，常用白芷与龙胆草相伍；③寒热并施，如附子与龙胆草为常用；④虫类搜风药物：如蜈蚣、广地龙、全蝎等，此外酌加黄芪等扶正之品。

案 3：黄某，男，68 岁。就诊日期：1986 年 5 月 28 日。

主诉：偏头痛 16 年余。

病史：患者 1970 年开始反复发作偏左头痛，无呕吐，头痛每于睡眠不安而诱发，1980 年起发作较频繁，每于夜间发作，约 3~5 天发作 1 次，经中西医诊治，奏效欠佳。无明显高血压史。

初诊：无特殊体征，舌苔根部腻，脉弦。

辨证分析：头痛发作常与痰瘀有关，痰瘀阻络，不通则痛，久病又气血亏虚，气血通行不畅则痛发迁延。

诊断：偏头风（痰瘀阻络，气血亏虚）；偏头痛。

治法：补气活血，化痰祛风。

处方：白附片 9g，陈胆星 9g，当归 30g，川芎 9g，广地龙 9g，延胡索 15g，白芷 12g，丹参 15g，细辛 6g，山药 30g，生黄芪 30g，酸枣仁 15g。7

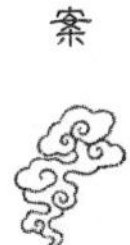

剂。头风宁 9g/d。

复诊：1986 年 7 月 9 日。服用头风宁已近 1 个月，头痛次数减少，但痛势如旧，仍服麦角胺咖啡因，昨夜头痛又作，舌苔薄，脉弦。改拟温经活血、通络祛风、平肝化痰并举。

处方：熟附块 9g，当归 30g，川芎 9g，生白术 15g，黄芪 30g，山药 15g，制半夏 15g，白芷 12g，细辛 9g，蜈蚣 1 条，全蝎 4.5g，龙胆草 9g。7 剂。

三诊：1986 年 7 月 30 日。药后头痛一度缓解，未发作，25 日头痛又作，但程度减轻，夜寐欠安，梦绕纷纭。舌苔薄，脉弦。治仍宗前法化裁。

处方：熟附块 9g，当归 30g，川芎 9g，黄芪 30g，枣仁 12g，蜈蚣 1 条，生白术 15g，茯苓 9g，山药 15g，制半夏 15g，细辛 9g，全蝎 4.5g（分吞）。14 剂。

四诊：1986 年 9 月 24 日。上药持续服用至今，1 个月来头痛发作 2 次，证情明显减轻，诉自 1980 年以来最佳情况。法遵前，方续服。上方改川芎 12g、熟附块 10g，14 剂。

按：《经》云：痛者寒气多也，有寒故痛也。痛证引起的原因很多，但由寒所致者众。人之气血得湿则行，得寒则凝，痹而不通，不通则痛。考止痛药物大多性温热，如乌头、附子、细辛、木香、延胡索等，亦可资证。

先生治偏头痛每投附子一味，旨在温经散寒以止痛。《金匮》有头风摩散，用大附子一枚（炮）与盐等分为散，沐了，以方寸匕，以摩疾上。《备急千金要方》及《外台秘要》头痛头风门均载此方，可治头痛。《三因极一病证方论》也载用附子以姜炙之治“偏正头痛，年久不愈”。《本草正义》曰：“附子，本是辛温大热，其性善走，故为通行十二经纯阳之要药。”偏头痛，年久不愈，经脉痹阻，用此通行络脉，邪不能阻，通则不痛。

脑梗死案

袁某，女，64 岁。就诊日期：1991 年 5 月 8 日。

主诉：左侧肢体偏瘫半年。

现病史：半年前因情绪过度兴奋导致脑血栓，住院对症处理后神志虽清醒，但左侧肢体活动受阻，服用西药，病情无进展。刻下头晕时作，左手足不用，语言低微，含糊不清，口渴欲饮，胃纳不馨，精神委顿，夜寐易醒，心神不宁，夜尿频多、且时有失控，大便二三日 1 行，情绪易激动流泪。苔薄白，舌质稍红，脉弦细。局部检查：左侧肢体皮肤温度明显低于右侧，左侧上、下肢肌力均为 0。

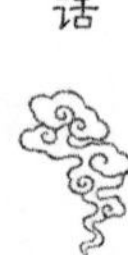

辨治：肾精亏损，阴阳两虚，筋脉失养，又兼痰浊阻络。治宜补益肾精，化痰浊，开窍络。

处方：大熟地 30g，山萸肉 18g，川石斛 15g，寸麦冬 15g，五味子 9g，石菖蒲 10g，远志肉 6g，淡苁蓉 15g，巴戟肉 15g，生姜片 3g，大红枣 7 枚，川桂枝 12g，熟附块 12g，嫩薄荷（后下）6g。7 剂。

服上药 7 剂，患者精神大振，言语较前响亮、清晰、大便隔日 1 行。继服原方 7 剂，患者口渴不显，大便日行 1 次，较畅，小便失控现象未现。继服原方 1 个月，患者能在别人搀扶下站立，左下肢稍能迈步，左侧肢体皮肤温度与右侧肢体相比无明显差异。再嘱服原方，1 个月后患者夜尿减少，每晚仅 1~2 次，左下肢可自行缓慢行走，左上肢稍得抬举，嘱其 2 日进服 1 剂汤药，缓图功效。

按：脑梗死是指局部脑组织，包括神经细胞、胶质细胞和血管，因缺血缺氧所致的坏死、软化。临床表现瘫痪、失语等局灶性神经功能缺乏，多发生于 50 岁以上的老年人。该病多由情志所伤，生活起居失宜，使人体阴阳平衡失调，以致气血亏损，气滞血瘀，血阻经络，发生该病。

中风又名“卒中”，多由忧思恼怒、饮食不节、恣酒纵欲等原因，以致阴阳失调，脏腑气偏，气血错乱所致。本案患者因五志过极、心火暴甚、肾水虚惫、阴不制阳而发病。《素问玄机原病式·六气为病》中说：“所以中风瘫痪者，非谓肝木之风实而卒中也，亦非外中于风雨，由乎将息失宜而心火暴甚，肾水虚衰，不能制之，则阴虚阳实，而热气怫郁，心神昏冒，筋骨不用，而卒倒无所知也，多因喜怒思悲恐之五志，有所过极而卒中者，由五志过极，皆为热甚故也。”本案中风后，虽经西医对症处理后神志转清，但肾虚亏损、筋脉失养等病理基础犹未改善。先生取专治肾虚喑痱厥逆的地黄饮子原方，一以温补下元、摄纳浮阳，一以开窍化痰、宣通心气。方中熟地、巴戟天、山萸肉、苁蓉之类，大补肾之不足，而以桂枝、附子之辛热，协 4 味以温养真阳；但真阳下虚，必有浮阳上越，故以石斛、麦冬清之；然痰火上浮，必多堵塞窍道，菖蒲、远志能交通上下，而宣窍辟邪；五味子以收其耗散之气，使正有所归；薄荷以搜其不尽之邪，使风无留着；用生姜、大枣者，和其营卫，匡正除邪。

神经症案

王某，男，61 岁。就诊日期：1989 年 5 月 7 日。

主诉：下腹部胀气上逆频作已达 10 余年。

现病史：患者以往有胃窦炎、胆囊炎、胆结石及心动过缓等病史。近 10

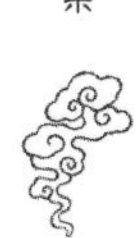

年来每遇情怀不舒、受寒、劳累、即有少腹胀满，自觉少腹之气自下向上动至咽喉，并伴有嗳气及下肢胀麻抖动，少腹胀气甚则下肢抖动亦甚，嗳气则长而响亮。胃纳尚可，二便调畅。舌苔薄黄而腻，脉弦滑。

辨治：少腹系肝肾之位，年过半百，肝肾已亏，又兼气机逆乱，气乱上逆则循肝肾两经上动胸腹咽喉，引起奔豚。治宜降气为先。

处方：旋覆花（包煎）12g，煅代赭石 15g，潞党参 15g，制半夏 12g，广郁金 12g，木茴香各 12g，缩砂仁（后下）5g，淡黄芩 18g，江枳壳 12g，焦楂曲各 12g，佛手柑 5g，玫瑰花 3g。14 剂。

服上药半月，自觉下腹部胀气好转，上升之感也缓解，下肢抖动亦减轻。自行停药后又有反复，继服上药半月，上述症状完全消失，停药后也无复发征象。

按：神经症又称神经官能症、自主神经功能紊乱，是一种临床表现差异较大的疾病。临床表现为各种不同程度的焦虑或恐怖，情绪怫郁，有各种身体主诉而无阳性体征，自主神经系统失调，强迫思维和动作，或癔病性精神发作，在中医学中分别称谓“梅核气”“脏躁”“奔豚气”“虚劳”“惊悸”等。

本病以腹胀、气上逆为主证，古人命为“贲豚”或“奔豚气”；西医称其为“神经症”。主要表现为各种身体或精神不适，可持续存在，也可反复出现，但缺乏任何可查明的器质性变化，发病多由情志因素或体质衰弱所致。该患者的症情完全符合上述所言。对其病机，裘沛然认为是情绪不畅所引起的气结、气乱，故治疗以降气、散瘀为主。进以旋覆代赭汤加减。全方以旋覆花为君药，降气散结，通经散寒；配代赭石重镇降逆；同时佐以郁金、木香、茴香、枳壳、佛手、玫瑰花等理气药，以加强行气、散结、温通之力。裘沛然在情绪不畅引起的病证中，每喜用玫瑰花，因玫瑰花香气清而不浊、和而不猛，既可疏气活血，又能补血和血，同时无辛温刚燥之弊。正如《本草正义》所言：“玫瑰花……断推气血药之中，最有捷效而最为驯良者。”故用药虽为简单，但疗效颇为迅速。

郁 证 案

张某，女，30 岁。就诊日期：2006 年 1 月 26 日。

主诉：情志抑郁，失眠 2 年，加重 1 个月余。

现病史：2 年前因患皮肤湿疹，久治未愈，导致精神紧张、忧愁、失眠，当地医生诊断为抑郁症，口服抗抑郁药，3 个月后好转，停药后 6 个月复发，继服抗抑郁药 6 个月未见明显缓解。于 2005 年 12 月症情反复，症状加重。

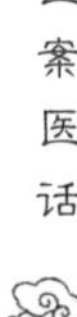

失眠更严重。慕名来到上海。症见心悸、胸闷，精神容易紧张，情绪低落，夜寐不安，仅能睡眠 2~3 个小时。经当地医生治疗后能安睡 4~5 个小时，伴有神疲乏力，眩晕头胀，纳食不馨，月经衍期，量少，大便正常。舌边尖红，苔薄，脉细少力。

辨治：肝气郁结，郁而化热，心失所养。治宜益气养阴，疏肝解郁，清心安神。

处方：

第 1 方：炙甘草 18g，桂枝 18g，麦门冬 18g，西红花 1g，黄连 9g，生地黄 30g，生龙齿（先煎）30g，生龙牡各（先煎）30g，常山 9g，茯苓神各 12g，郁金 15g，党参 18g，生姜 6g，大枣 7 枚。7 剂。心情放松，生活起居有规律，每天适度进行散步活动，避免劳累。

第 2 方：野山人参 1g，生龙牡各（先煎）30g，生龙齿（先煎）30g，藿苏梗各 15g，阿胶（烊化）9g，炙甘草 20g，川桂枝 24g，生地黄 30g，常山 10g，麦门冬 18g，五味子 9g，郁金 15g，益母草 30g，丹参 20g，淡干姜 15g，生姜 4.5g，大枣 7 枚。14 剂。

第 3 方：野山人参 1g，生牡蛎（先煎）30g，阿胶（烊冲）9g，炙甘草 20g，川桂枝 24g，生地黄 30g，常山 10g，麦门冬 18g，郁金 15g，全当归 18g，大川芎 15g，益母草 30g，丹参 20g，云茯苓 15g，酸枣仁 20g，细辛 9g，淡干姜 15g，生姜 4.5g，大枣 7 枚。7 剂。

服以炙甘草汤加减为主的第 1 方 7 剂后，睡眠质量明显好转，每晚可入睡 6 个小时左右，精神逐渐振作，自信心大增；仍有心悸、胸闷，容易紧张，偶尔有恐惧感，故加灵磁石（先煎）30g、川芎 15g，续服 14 剂。服用 21 剂之后，患者睡眠大有好转，但仍有精神紧张感。上方再次续进 14 剂。第 4 诊时，诉夜寐时好时差，仍有心悸和恐惧感，全身乏力疲惫，纳食欠佳，经期衍迟，已过 40 天仍未有经讯。故在炙甘草汤基础上，加用野山人参、阿胶，以大补气血；再以益母草、丹参调整月经周期。服用中药 2 个月后，抑郁已基本痊愈，患者欣喜万分，感激之至。嗣后以调经补肾、益气养血、疏肝解郁为主，以善其后。

按：郁证多由情志不舒，气机郁滞而致病，以心情抑郁、情绪不宁、胸腹满闷、胁肋胀痛，或容易紧张焦虑忧愁，或咽中似有异物梗阻等为主要症状。郁证属于心理性疾病，其躯体症状繁多，用药难以速效。加上患者往往对疾病过于担忧与恐惧，或悲观失望，使症情变得更为复杂，又进一步加重了患者的心理负担。治疗这类疾病，裘沛然颇有经验，强调在药物治疗的同时，一定要帮助患者解决其心理问题，所谓“治郁先治心”；所以一边要强调坚持服用中药，一边还要耐心劝导，嘱其心情宽松，此病并不难治，只要

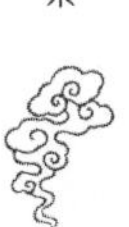

医患全好，一定能够治愈的。医生要非常有信心地表明此病一定能治好，此举非常重要，能为患者建立信心和决心，并能够为患者树立和振奋精神的力量；加之用药对证，多能取效极佳。

根据本案症情，治以益气养阴、养心安神的炙甘草汤加减为主方。先生的临床经验是：本方用炙甘草20g、桂枝24g，其剂量必须较大，若用量偏小则疗效欠佳，效果不显著；本方加用常山，取其有镇静安神之功。复诊时加用灵磁石是增强养心安神镇摄之力，加川芎取其活血理气之效。第2方用药重在大补气血，故加用野山人参与阿胶，此方用益母草与阿胶相配，是重在养血调经；第3方加细辛是针对出现干咳之症，因细辛是治咳嗽之良药。本案患者治疗3个月，其抑郁症完全治愈，患者心情怡悦，精神振奋，寐安纳佳，生活正常。

遗传性共济失调案

李某，女，63岁。就诊日期：1989年6月28日。

主诉：头晕伴行走不稳2年。

现病史：患者在2年前自觉下肢乏力，行走时则感头晕，并伴足跟提起困难，以后逐渐发展至行走不稳，容易跌跤，头晕伴目眩、健忘，有时有失语现象，左侧肢体稍有麻木，精神委顿。外院CT断层摄片提示“小脑轻度萎缩”。舌苔薄白，舌质稍黯，脉弦细。

辨治：肾精不足，髓海失养，气血亏损，脉络瘀阻。治宜益肾填精，益气补血，活血通络。

处方：骨碎补20g，鹿角霜9g，生黄芪40g，桃仁泥15g，杜红花6g，大蜈蚣2条，巴戟肉15g，补骨脂18g，枸杞子15g，菟丝子15g。生白术20g，左牡蛎（先煎）30g，生熟地各20g，全当归18g，荆三棱15g。7剂。

连续服上药2周，头晕全消，精神也振，足跟稍能提起，步履仍欠稳妥，后回原医疗单位抄录上方继续服用。数月后家人转告，步履虽仍欠稳当，但头晕未显，未曾跌跤，失语现象消失，精神颇佳，疾病已处于稳定状态。

按：遗传性共济失调是以小脑及其基本神经通道受累为主，除引起共济失调和辨距障碍外，还伴有不同程度的感觉和运动系统的功能障碍。本病有遗传基础，因此本病的病机主要是先天元精不足，气血虚弱，髓海不充，脉络失和。先生在治疗上以补益肝肾、气血为主，佐以活血通络，其中以骨碎补为主药，既补肾坚骨，又活血通络，《本经续疏》述该药有“能不使瘀结者留滞，不使流动者妄行”。方中重用白术、黄芪以治头晕；骨碎补、鹿角

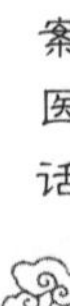

霜、巴戟肉、补骨脂、枸杞子、大熟地益肾填精；桃仁、红花、蜈蚣、生地、当归、三棱、牡蛎活血化瘀，软坚散结，用量均偏大，故攻补之功也强，药后疗效颇佳。

类风湿关节炎案

赵某，女，16岁。就诊日期：2002年5月8日。

主诉：反复发热9个月，伴关节皮疹。

现病史：去岁深秋起反复发热已9个月，伴有四肢关节周围皮疹，无明显瘙痒，外院诊断：承认 Still 病（类风湿关节炎）。骨髓象提示轻度粒细胞增生。目前口服泼尼松（每日 15mg）、氯喹。今日血常规：白细胞计数 16×10^9/L，血红蛋白、血小板均在正常值范围。患者面色㿠白无华，口唇苍白，神情委顿，肘、膝、腕关节处有皮疹，稍作活动则发热，胃脘饱胀，大便秘结，夜寐不酣。苔薄腻、质红，脉沉细。

辨治：气血虚耗不能营养筋骨，筋脉瘀痹，气机不通。治宜补气养血，通经活络。

处方：生黄芪 24g，全当归 15g，大川芎 10g，赤白芍各 12g，大生地 24g，生白术 15g，潞党参 12g，白茯苓 12g，防风已各 15g，紫丹参 15g，干地龙 6g，杜红花 9g，丝瓜络 9g。14剂。

服上药14剂，发热未出现，关节周围皮疹也较前好转，大便2日1行。在上方基础上加用苍术 12g、苦参 15g。并告诫病人泼尼松适当减量，又服药14剂。2周后四肢关节周围皮疹完全消退。服中药1个月，未出现过发热现象，精神、面色均有显著改善。血常规检查：白细胞数量恢复正常（8.9×10^9/L）。泼尼松减量，日服 10mg。继续仍在上方基础上适当调整加减，3个月后停服泼尼松。患者恢复上学读书，病情至今稳定。

按：类风湿关节炎是一种慢性自身免疫性疾病，多侵犯四肢小关节；早期有炎症反应，局部红肿，可伴发热；晚期关节强直变形，运动障碍。临床诊断应注意与风湿热、风湿性关节炎相区别。中医治疗大多归于“痹证”范畴。本病辨治主要是把握病机，也可根据不同阶段的主症表现，灵活归类，诊治重点，宜标本兼顾。

本案例患者类风湿关节炎症状不典型，而反复发热主要是气血亏虚为主，筋脉瘀阻为标，因此既投十全大补汤，通过大补气血来治本，又用活血通络、燥湿清热之剂以治标，标本兼治使热平，并使四肢关节周围皮疹渐消。本方特点是：一方面大补气血，同时又用防风、丝瓜络祛风通络，加地龙以舒筋活络，再加用红花、丹参活血祛瘀，第2方再加苍术、苦参以燥湿

清热，共奏祛瘀活络、燥湿除痹、培补气血之功。由于标本兼顾而治，用药1个月使症情明显改善，诸多症状基本消失，3个月后停服泼尼松，并使患者恢复正常的上学读书。能在短短的3个月内使患者不再出现反复发热，顽固的皮疹消退，外周血白细胞恢复正常，并撤停激素，重新走进课堂读书，是投药切中病机的缘故，实属不易。

艾迪生病案

朱某，男，45岁。就诊日期：1974年7月20日。

主诉：消瘦、面黑1年余。

现病史：去岁6月起纳谷渐减，至每日仅1~2两，午后低热，面色逐渐转黧黑，外院诊断为艾迪生病（阿狄森病）、早期肝硬化、胃窦炎、十二指肠炎。患者因不愿激素治疗而向裘沛然求治，就诊时面色黧黑，形体消瘦，体重由50.25kg降至45.25kg，精神疲惫、胃纳减少、头晕耳鸣，午后低热绵绵，体温在37.3~37.6℃，口稍渴，大便偏干，动则汗出。苔薄白，脉细濡。

辨治：肾精不足，气阴亏损，内火炽盛，耗津伤液。治宜补益肾精为先，佐以益气养阴。

处方：鹿角粉（分吞）5g，补骨脂15g，炙龟甲30g，大熟地24g，炙地鳖虫9g，生黄芪24g，木茴香各9g，青防风9g，枸杞子9g，仙灵脾12g，生白术9g，生甘草9g，全当归9g。5剂。

药后精神稍振，体温日趋正常，大便正常，但胃纳未增，汗出仍见。裘沛然仍予上方去木香、茴香，加潞党参12g、炙鳖甲15g，服7剂后精神较增，面部黧黑消退颇多，胃纳渐增，患者续服3个月，面部黑色全退，并转为红润，胃纳也恢复正常，精神大增，体重增加2.5kg，并已恢复工作。

按：艾迪生病是慢性肾上腺皮质功能减退症，是自身免疫功能紊乱导致肾上腺皮质激素分泌不足所引起的疾病，临床可表现为疲乏、色素沉着、纳呆、消瘦、低血压、水液代谢紊乱及胃肠功能失调等一系列症状。本病属中医学的“虚劳”及“黑疸”等范畴。

患者以面色黧黑、消瘦、低热为主，从中医辨证理论分析，即属肾精亏损、气虚热盛为主。裘沛然用龟鹿二仙膏及玉屏风散为主，治虚损精极，以鹿角、龟甲补益肝肾，鹿角在《备急千金要方》中称其可“散热、行血消肿、辟恶气”，配黄芪可益气升阳；龟甲除滋补肝肾之阴外，还有清热作用，配熟地其滋阴之功增强；补骨脂补肾中之阳，《玉楸药解》称其“能温暖水土，消化饮食，升达脾胃”；仙灵脾也补肾助阳，与补骨脂相配在本方中起

阳生阴长之功；地鳖虫破血逐瘀；木香、茴香健脾和胃；当归补血、养血、和血、治血，善治内伤发热，配熟地滋阴养血之功加强，配黄芪补气养血；药理研究证实，玉屏风散在机体免疫反应方面具有双向调节作用，免疫低下可提高，免疫亢进可降低，并能显著提高肾上腺皮质功能，以增强体力，对抗疲劳。

甲状腺腺瘤案

高某，女，36岁。就诊日期：1992年10月21日。

主诉：右手不自主抖动4个月。

现病史：患者1年前在健康检查中发现甲状腺腺瘤，因自觉无特殊不适，未做任何治疗。近4个月来，右手出现不自主的细微颤动，近日左手也出现颤动，但没有右手明显，颈部正前方偏正有一肿块，如小拇指大，同时伴有胸闷气短，神疲乏力，夜寐多梦，腰酸膝软，大便较软、日行1次。外院B超检查：左甲状腺上极1.4cm×0.2cm大小腺瘤。实验室检查：血清总三碘甲状腺原氨酸（T_3）1.9nmol/L（正常值1.8~2.9nmol/L），甲状腺素总量（T_4）115.5nmol/L（正常值65~156nmol/L）。局部检查：左侧甲状腺旁触及肿块如小拇指大，表面光滑，随吞咽动作而上下活动，未闻及杂音，闭目站立平举双手，右手有轻微振动。舌苔薄白，脉弦细。

辨治：气滞、痰凝、血瘀阻结于颈部，又兼气阴不足，内火偏亢。治宜理气化痰、活血化瘀，消瘿散结，佐以益气养阴。

处方：大玄参15g，左牡蛎（先煎）30g，陈海藻20g，猫爪草20g，制半夏15g，大贝母12g，潞党参18g，生白术15g，生地黄30g，青陈皮各10g，全当归15g，淡子芩24g，生薏苡仁18g。7剂。

服药7剂后，夜梦明显减少，精神稍振，他症如前。继以上药加夏枯草15g、巴戟天18g、炙甲片20g，再服14剂，右手抖颤及掌心汗出明显改善，仍以上方连续服用2个月，诸恙均瘥。B超检查：“左甲状腺上极0.5cm×0.1cm大小腺瘤”；局部检查：左侧甲状腺旁肿块不明显。

按：甲状腺腺瘤，不伴有甲状腺功能失常的称为单纯性甲状腺肿，是以缺碘为主的代偿性甲状腺肿大；成人在多结节状腺肿的基础上，常可继发甲状腺功能亢进。本病在中医学中归属“瘿病”范畴，以痰湿内阻、瘀血停滞为主要病机。瘿病以颈前结块肿大为基本临床特征，病证属实居多，但病久则由实转虚，故临床多见虚实夹杂现象，治疗以理气化痰、消瘿散结为基本治疗大法。裘沛然对此患者应用海藻玉壶汤加减出入而收效。方中海藻、牡蛎、薏苡仁化痰软坚、消瘿散结；青皮、陈皮、贝母、半夏理气化痰散结；

生地、玄参滋阴降火、散瘀解毒；当归养血活血；黄芩清热泻火；猫爪草除滋阴外，还可软坚化痰，能治颈部肿块；党参、白术健脾益气以化湿；夏枯草配合半夏、贝母以增强化痰散结之功效；加山甲片以增强活血化瘀、软坚散结的作用，同时重用巴戟天以补虚益肾，故能较快见到成效。

甲状腺功能亢进案

梁某，男，41岁。就诊日期：2005年8月16日。

主诉：患者泄泻6个月。

初诊：近年来消化功能一直较差，西医诊断为甲状腺功能亢进4~6年余。现形体消瘦，神疲倦怠，腹中胀满，纳可，日常以多纤维素饮食为主，仍然泻下不消化食物。舌质红，苔厚腻，脉濡。

处方：牡蛎（先煎）30g，夏枯草15g，玄参15g，生地30g，生甘草12g，川厚朴10g，焦楂曲各10g，海藻15g，丹参18g，党参18g，炒白术15g，西红花1g，木香9g，昆布12g，14剂。

上方加减调治至2006年2月，患者T_3、T_4已恢复正常，神疲倦怠明显改善，消化功能好转，大便正常。

按：本病为肝阳偏亢，克伐脾土，而致泄泻经久不愈，治当以散结消瘿，平肝潜阳，健脾止泻。方以消瘰丸为底方加党参、白术、厚朴、焦楂曲健脾行滞。脾胃功能恢复则泄泻自止，配合西药治疗，第二诊消化功能即明显改善，T_3、T_4恢复正常，停用西药，继续中药调治。

颈淋巴结炎案

马某，女，48岁。就诊日期：1993年9月8日。

主诉：右颈部肿块3年。

现病史：3年前因右颈部出现如蚕豆大小的肿块，并伴有胀痛不舒，曾在外院检查诊断，排除颈淋巴结结核，诊断为颈淋巴结炎。口服抗生素后疼痛虽减，但肿胀不消，自行停服抗生素。近2个月来右颈部肿块胀痛较甚，并伴有右耳闭塞，听力下降，面目虚浮黯滞，大便干结如羊屎。舌苔薄腻，舌体胖大，脉沉细。

辨治：肝郁化热，脾虚湿甚，滞而化痰，痰热互搏，结于颈项之脉络。治宜疏肝清热，化痰健脾。

处方：龙胆草10g，全当归18g，淡子芩24g，川雅连10g，蒲公英30g，连翘壳15g，制半夏15g，大贝母12g，凌霄花24g，猫爪草24g，潞党参

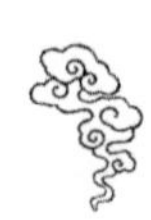

18g，生白术15g，生黄芪30g。7剂。

服上药仅7剂，右颈患部疼痛消失，继服上药14剂，右颈部肿块明显缩小，按摸亦未触及。唯觉疲劳后右侧颈部稍感发胀，嘱其仍服上药14剂，以示巩固，并嘱其注意休息，避免重体力劳动及情绪波动。

按：颈淋巴结炎是发生于颈部的一种常见病，常因附近器官的炎症使细菌通过淋巴管传到局部淋巴结，或细菌产生毒素使淋巴结肿大，或因病毒性疾病所致。临床上常见淋巴结肿大，并伴有疼痛和压痛。该病在中医学中称为"瘰疬"。

瘰疬又名"鼠瘘""老鼠疮""疬子颈"等，多发于颈部、腋、胯之间，一般小的为瘰，大的为疬，相当于西医学的淋巴结结核及淋巴结炎。该患者发病于颈部，排除淋巴结结核，系属颈淋巴结炎。该患者还具备面色晦暗、耳闭、便结、苔腻等症，裘沛然认为是肝火、脾湿、痰热交阻所致，故选用龙胆草、黄芩、黄连、蒲公英、连翘、猫爪草等药清热解毒；以贝母、半夏化痰；党参、白术、黄芪以健脾化湿；而妙在重用凌霄花一味，凌霄花性寒，味辛、酸，入肝经，以其寒凉之性清解瘀热，以其辛散之性行气活血，配当归和营以养肝阴。肝血足，肝气舒，气血通畅，则痰热瘀阻能消，诸恙均瘥。

五官科病案三则

案1：姚某，女，40岁。就诊日期：1987年1月14日。

主诉：右眼疼痛1周。

现病史：以往有右眼疼痛史，外院诊断为病毒性角膜炎。经局部治疗及内服西药，3个月方愈。近1周来右眼疼痛如针刺样，畏光流泪，要求中药治疗。就诊时见右眼羞光、时时流泪，右眼结膜稍充血，口渴、口苦，神疲乏力，夜寐不酣。舌苔薄白稍腻，舌质淡红、中有裂纹，脉弦细。

辨治：风邪挟热上扰，心神失养。治宜疏风散热，养心安神。

处方：大川芎9g，白菊花10g，冬桑叶10g，决明子10g，枸杞子12g，陈广皮9g，淮小麦30g，生甘草9g，大红枣7枚，煅磁石30g，制半夏12g。7剂。

服上药7剂后，右眼刺痛、畏光、流泪均有明显好转，结膜充血也有改善，病变已被控制，再进上方14剂，症状全部消失。

按：病毒性角膜炎是角膜病的一种，常发生于感冒、急性扁桃体炎、上呼吸道感染等发热性疾病之后。角膜病是最为常见的重要的致盲残疾眼病之一，且易复发。角膜位于眼球表面的最前端，容易发生损伤及感染。角膜没有血管，其营养供应受到限制，故病程一般较缓慢。角膜中有丰富的三叉神

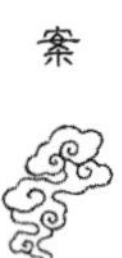

经末梢，故知觉十分敏锐，当炎症或外伤时，疼痛、流泪、畏光等症状十分明显。该病在中医学中属“黑睛生翳”范畴。

角膜，中医称为黑睛，在中医学中内应于肝，故辨证论治多从肝入手。裘沛然在治疗中，并不因是角膜的炎症，而选用清热解毒的黄连、黄芩之类，而专用入肝经的川芎、桑叶、菊花、决明子以疏风清热；加用枸杞子养肝明目；配合甘麦大枣汤养心安神；同时重用磁石既可交济水火，宁心安神，还可潜阳明目。方药得当，故症状能较快缓解，并能很快痊愈。

案 2：汪某，男，14 岁。就诊日期：1992 年 7 月 15 日。

主诉：鼻塞 2 年。

现病史：幼时曾患流行性脑脊髓膜炎及哮喘病。近 2 年来，鼻塞流黄涕，曾累治不效，经五官科医院检查，诊断为慢性鼻窦炎。刻下鼻塞不闻香臭，涕黄质稠，头痛头胀，口渴喜饮，精神委顿，上课时有瞌睡出现，学习成绩下降。舌质淡红，舌体胖大，苔薄根微腻，脉弦。

辨治：肺热内蕴，上犯清窍。治宜疏风清热，辛宣利窍。

处方：苍耳子草各 15g，辛夷花 6g，香白芷 12g，北细辛 9g，淡黄芩 24g，净蝉蜕 12g，生甘草 15g，远志肉 6g，石菖蒲 12g，炙僵蚕 12g。7 剂。

服药 1 周，鼻塞稍通，头痛减轻，黄涕略有减少。再服上药 7 剂，鼻窍完全通畅，头痛大减，精神亦振，唯黄涕仍多，左耳稍有疼痛。裘沛然在上方的基础上加防风 9g、龙胆草 9g，7 剂后头痛除，香臭知，黄涕大减，精神较前集中，上课已不打瞌睡，主动要求再服药。续服上药半月，诸恙均除，考试成绩也明显提高，家长及患者均表示感谢。

按：慢性鼻窦炎是临床常见的鼻病之一，继发于急性鼻窦炎，常为多发性，甚至可累及两侧。本病一年四季均可发病，秋冬发病率明显升高；临床以流涕、鼻塞、嗅觉减退、头痛为主要症状，并伴有头晕、记忆力减退、精神不振、失眠等全身症状。本病属于中医学“鼻渊”范畴。

鼻在五脏与肺的关系最为密切，在经络上与手足太阳、手足阳明、任、督等经脉相连。涕为五液之一，起保护鼻腔的作用，如为邪热熏灼，则变为浊涕，在治疗上多在清热泻火药中佐以辛散清透之品。裘沛然用苍耳子散疏风利窍；加黄芩清热解毒；加细辛辛散通窍；加僵蚕、蝉蜕以祛风；处方妙在用远志、菖蒲以“开心窍”，此法裘沛然称之为内外通贯法，故患者服上药后，不但能开鼻腔、除黄涕，还能使患者神志较清，思想集中，精神振作，上课瞌睡现象消失，还提高了学习成绩。

案 3：金某，女，35 岁。就诊日期：1993 年 11 月 18 日。

主诉：复发性口疮 3 年，咽痛口干 1 周。

现病史：口腔溃疡反复发作3年，半个月前舌根部、上腭部黏膜有数个小溃疡，疼痛不适，进食时疼痛更甚，用锡类散喷撒患处，疼痛缓解，自服板蓝根冲剂，每次2包，口服3次，1周后溃疡面愈合。近1周仍有咽部干痛，伴口干，喜凉饮咽部略感舒适。平时饮食偏于温热即易上火，咽痛口干；有慢性扁桃体炎病史；神疲乏力，纳可，大便正常，偶感便秘；经接时而下，但经量较多，色偏红，无血块。脉细，舌红，苔薄。

辨治：气阴两亏，阴虚火旺；治宜补气滋阴泻火。

处方：京玄参18g，麦门冬15g，甘中黄12g，淡黄芩24g，川黄连9g，川黄柏15g，大生地30g，炙龟甲20g，生黄芪30g，全当归18g，肥玉竹15g，枸杞子15g，生石决明（先煎）24g。10剂。

服药10剂后，口干咽痛之症十去七八，口腔溃疡亦未发作，自觉咽喉舒畅。近3天来，感觉右胁肋前后部位有气攻窜伴隐隐作痛，得温则舒，即在上方基础上加金铃子、延胡索、广郁金、陈皮、青皮、木通，再服7剂后，咽痛口干完全消除，胁肋隐痛亦平。患者停药3个月后口腔溃疡又见复发，仍服用第1方，5天即口腔溃疡愈合。嘱平时可服用益气养阴之剂。

按：《金匮要略》中有泻心汤，功能泻火解毒，主治三焦实，高热烦躁、面红目赤、口疮肿痛等症。裘沛然常将大黄易为黄柏，因本病例为阴虚火旺之证，用黄柏更为贴切。黄柏为滋阴降火之要药，与生地黄、龟甲组方即为大补阴丸，其效更佳；甘中黄一味，药物资源甚广，为此裘沛然嘱老字号中药店一定要备货，以备临床之需；另有人中白一味，有清热解毒、祛瘀止血之功，与甘中黄有协同增效之力，常一起配伍治疗咽喉肿痛、口舌生疮之证，然药店或医院大多数无药可派。为此，先生曾呼吁药学界须认真探讨，多加论证，对于确有良效之传统中药，还是应极力保留为妥，其关键在于提高临床疗效。

皮肤病案六则

案1：陈某，男，8岁。就诊日期：1969年11月9日。

主诉：下肢频发皮疹半年。

现病史：今岁入夏以来，两下肢皮肤出现大小不等的红斑、丘疹，瘙痒不休，伴有水疱。外院诊断湿疹，应用西药内服外治，但疗效不显。入秋以来，下肢湿疹未减，瘙痒较剧，浸淫流水疱，口稍渴，喜冷饮，两便畅通。舌苔薄白，舌质稍红，脉沉细。

辨治：湿热留滞，日久化火。治宜清利湿热，佐以泻火解毒。

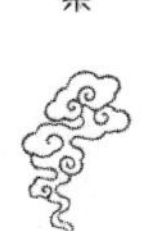

处方：

第1方：苦参片12g，川黄柏12g，净蝉蜕12g，浮萍12g，鲜生地24g，土茯苓30g，蒲公英30g。3剂。

附：鲜蒲公英、鲜野菊花，适量捣烂外敷。

第2方：净麻黄6g，连翘壳9g，赤小豆24g，净蝉蜕6g，苦参片9g，川桂枝6g，蒲公英30g，浮萍18g，鲜生地18g。4剂。

附：浮萍30g，煎浓汤洗下肢。

服第1方3剂之后，瘙痒明显改善，流水已除，局部已结痂；继服第2方后湿疹已全部结痂，未见新的疹子，瘙痒消失，嘱再服2剂，以资巩固。

按：湿疹是由多种内外因素引起的皮肤炎症反应性疾病，也是临床较为常见的皮肤病。皮疹形态多样，瘙痒剧烈，易复发。湿疹不论季节、性别、年龄、部位均可发生。临床一般分为急性和慢性两大类。急性阶段以丘疱疹为主，慢性阶段以表皮肥厚和苔藓样变为主要临床表现，常为对称性和局限性。本病属于中医学“浸淫疮”“旋耳疮”“绣球风”“奶癣”等范畴。

该患儿家住农村，居住环境潮湿，又兼平素饮食不节，过食生冷，因而外湿、内湿结于体内，日久化热，湿热郁蒸肌表。裘沛然采用内服外治相结合的方法进行治疗。第1方以清热燥湿、解毒止痒为主，重用苦参、黄柏、蝉蜕，苦参与黄柏相配使泻火除湿之功大增，正如《外科正宗》所说“诸疮一扫光”；蝉蜕善走皮表，除了可疏散风热之外，还有较为显著的止痒功效。应用鲜蒲公英、鲜菊花捣烂外敷使其直接作用于湿疹部位，起清热解毒、除湿之效。第2方以麻黄连翘赤小豆汤为主方，取其既解表邪，又能清热利湿；加用桂枝调营卫之气，麻黄泄营卫之邪，再用蝉蜕、苦参止痒化湿；蒲公英、浮萍清热燥湿、解毒止痒；鲜生地养阴清热。浮萍煎汤外洗取其疗营热透发之效。此例收效甚速，除用药合拍之外，裘沛然并不拘泥于内服一法，结合外敷、洗涤，使药直捣病所，故能迅速痊愈。

案2：沈某，女，48岁。就诊日期：2008年11月20日。

主诉：面部四肢皮疹反复发作5年。

现病史：5年来每逢节气交替时，面部和四肢皮疹贫乏，伴有轻度瘙痒，秋冬季发作较甚。外用西药尿素霜等涂抹后皮疹能消退，但长期用含有激素类西药后疗效逐渐不明显，故涂抹次数越来越多。症见面部及四肢皮疹呈点状、片状散布，用尿素霜涂抹已2周，皮疹消退后留下许多色素沉着斑；四肢关节酸痛多年，近遇天气转冷则疼痛明显；偶有头胀目糊；凡每次饮酒或偶食辛辣，则鼻腔有烘热感，眼睑易发红，甚至出现口腔溃疡；纳可，大便尚调；素有形体畏寒怕冷已20多年。舌淡红，苔薄白，脉细小弦。

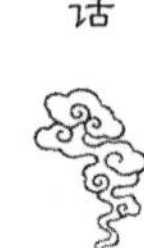

辨治：阳虚体质，气血不足，血运不畅，阴血亏虚，湿热内蕴。治拟益气温阳，养血活血，清利湿热。

处方：净麻黄15g，生甘草18g，熟附块15g，北细辛15g，制川乌（先煎2小时）12g，生黄芪40g，西红花1g，大川芎15g，川雅连10g，龙胆草9g，川黄柏18g，制苍术18g，香白芷15g，蔓荆子15g。12剂。

服药3剂后，尿素霜涂抹次数减少一半；服12剂后，皮疹消退十之六七，色素沉着斑颜色略为变浅，四肢关节酸痛大有好转。仍有目糊，近3天大便较为干结，胃纳欠馨，鼻腔烘热感及头胀均未出现。仍以上法续进，加决明子15g、全当归15g，14剂。

按：湿疹之患为临床常见的皮肤病，但由于病人体质差异，发病阶段不同，以及伴有证候之异同，因此，临床诊治仍应遵循辨证论治之原则。本案湿疹处于缓解期，故应标本兼治。本方之麻黄为君，此乃治风疹身痒之要药，具有透发之功，与甘草组成药对，不仅治疗湿疹有良效，而且裘沛然常用此药治疗咳嗽、哮喘、鼻炎、中风后遗症等；并以黄柏、黄连、苍术清热燥湿，有利于皮疹消退，此寒温相配是裘沛然临床惯用之法，取相反相成之效，尤其对寒热夹杂之证的治疗颇有佳效；患者素体阳虚，年近半百，气血两亏，又伴有关节酸痛，故以附子、川芎、细辛以温阳通络，既有利于消除皮疹和色素沉着斑，又可弥补素体阳虚之不足，并有温通而缓解关节酸痛之功；用大剂量黄芪与当归配伍，可增强益气养血之力；用西红花、大川芎重在活血化瘀，与湿热相合，温通络脉之力更为增强，有利于消退色素沉着斑；因患者长期应用含激素类药霜，因此，以黄芪、当归、西红花、川芎配伍为用，重在益气养血活血，可有助于逐渐消除对激素类药物的依赖性；用龙胆草、蔓荆子、决明子，可清热泻火而明目；香白芷、大川芎可通窍而治头胀。

案3：董某，男，45岁。就诊日期：1991年1月3日。

主诉：皮肤红疹瘙痒反复发作3年。

现病史：近3年来每逢冬、夏两季频发皮疹，瘙痒不休，外院西医皮肤科诊断为皮肤瘙痒症。近2个月来其病又现，尤以腘窝、腋下、肘弯、腹部为甚，发疹部位皮肤焮红，有抓痕，自述入夜痒甚，以致彻夜不寐，皮疹受凉则痒减，故有时半夜起身以冷水擦洗方能入睡，并伴有口渴烦躁，大便正常，右胁肋在劳累后则有隐痛，2年前曾患甲型肝炎，现已愈。舌质稍红，舌苔薄腻，脉弦。

辨治：气血两亏，血虚生风，血热之体，湿热浸淫。治拟益气养血润燥，清热解毒利湿。

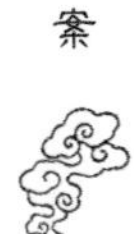

处方：全当归 18g，生黄芪 30g，生熟地黄各 24g，川雅连 10g，淡子芩 24g，川黄柏 15g，净麻黄 9g，黄药子 15g，甘中黄 12g，片姜黄 10g。7 剂。

服上药 7 剂，皮肤瘙痒大减，夜寐亦安，唯大便日行 2 次，但成形，嘱其仍服上药 7 剂，病即瘥。1 个月后因饮食不慎（进食海鲜及酒）皮疹再显，仍以上方去黄药子，加连翘 12g、净蝉蜕 9g。再进服 7 剂，皮疹全部消退。

按：皮肤瘙痒症是一种自觉瘙痒而无原发性损害的皮肤病，好发于老年人及成年人；多见于冬季，由于不断地搔抓常有抓痕、血痂、色素沉着及苔藓样变化等继发损害，有时还可伴发毛囊炎、疖、淋巴结炎等继发感染。本病属于中医学“痒风”范畴。

皮肤瘙痒症常与血虚、血燥、血热及湿热、蕴毒等因素有关。先哲云“血虚生风”“血燥生风”。瘙痒不止、游走不定，即风邪特性。治疗当以养血润燥、活血祛风、清利湿热等法为绳墨。先生惯用当归六黄汤化裁，是方气血并调、邪正兼顾，既可益气养血润燥，又能清热利湿解毒，佐以麻黄祛风解表，黄药子凉血解毒，姜黄活血散风通络。是以标本兼治，熨帖病机，故服药未几，霍然而愈。

案 4：高某，男，47 岁。就诊日期：1981 年 8 月 23 日。

主诉：全身皮疹 1 周余。

现病史：3 个月前因高热、腹胀、腮腺肿胀在外院治疗，诊断为嗜酸性粒细胞增多症。曾经多方治疗而疗效不佳，自行停药，1 个月后逐渐缓解。近 1 周来，全身粟粒状皮疹瘙痒不休，并伴有口臭、口渴、身倦乏力、腹中胀气、大便溏薄、胃纳不佳，因不愿接受西医治疗，而来裘沛然处诊治。观其苔微腻，测其脉濡细。

辨治：表卫不固、湿浊内停，又兼火热内郁，热伏营血，湿热交阻客于肌表。治宜益气固表，化湿凉血为先。

处方：生黄芪 30g，青防风 15g，生白术 15g，江枳壳 9g，浮萍草 15g，玉泉散（包）15g，川厚朴 6g，干荷叶 6g，净蝉蜕 5g，大生地 20g，佛手柑 9g，净麻黄 5g。14 剂。

服上药半月，腹胀即除，皮疹显退，皮肤瘙痒基本消失，仅夜间偶尔出现，胃纳渐增，大便由溏转实，精神亦佳，嘱其仍服上方以巩固疗效。

按：中医对该病依其形如粟粒，瘙痒无度，而名之“粟疮”，西医学称为“痒疹”或“单纯性痒疹”。多数学者认为本病与变态反应有关，而中医学认为是由于内郁火热复受风邪，或热耗营血，生风化燥，肌肤失养所致。该患者全身粟粒状皮疹，瘙痒不休，又兼 3 个月前曾患嗜酸性粒细胞增多

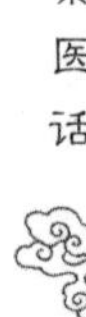

症，因此符合痒疹这一诊断。但患者除有血热病机之外，还有身倦乏力、纳呆、便溏、苔腻等脾虚湿困之象，所以在治疗上重用黄芪为君药，配白术、防风以益气固表；配枳壳一升一降，以补益中气；配生地、玉泉散，以清气凉血；配川厚朴、佛手柑，以理气化湿而消胀；以浮萍、荷叶、蝉蜕清热利湿，透在表之热邪湿毒。本方特点是以麻黄为要药，其为辛温之品，虽用量较轻，但可"去邪热气"（《神农本草经》）；《大明本草》称其"调血脉，开毛孔皮肤"；张元素称其"泄卫中风热"。裘沛然在皮肤病的治疗中每每用麻黄，功效颇佳。

案5：金某，女，36岁。就诊日期：2005年4月5日。

诉：脱发半年。

初诊：头顶部头发稀少可数，头皮暴露，日渐加甚已达半年，并伴有口渴喜饮，头晕偶见，耳鸣目糊，腰酸不舒，精神欠佳。苔薄白，质稍红，脉弦细。此为肾精不足，虚火上炎，精枯火盛则毛发失养而落。治当滋肾泻火。

处方：炙龟甲18g，鹿角粉3g，枸杞子9g，仙茅15g，仙灵脾12g，菟丝子12g，补骨脂15g，生甘草6g，当归9g，石斛12g，熟地24g，生黄芪15g，生白术15g，青防风9g。水煎服，日1剂。

复诊：服药7剂，精神转佳，脱发现象稍改善，继服上方加制首乌9g。

三诊：连服1个月，头发逐渐长出，色泽日见加深，服药至6月12日（约50天）以后未再复诊。后据其妹面诉，头发已生长满头，色泽乌润。

按：患者脱发仅是一个表象，而头晕、目糊、耳鸣、口渴、腰酸、乏力等肾阴亏损是其病本，故裘沛然以龟鹿二仙膏为主方，滋补肝肾，配当归、熟地、杞子、石斛以增强补肾养血润燥之力；结合仙茅、仙灵脾、菟丝子、补骨脂以从阳中求阴，后配玉屏风散以益气固表，调整机体的免疫力。由此可见，治病必求于本，治标往往只能见到短暂的收获，而不能取得满意的疗效。

案6：蔡某，男，48岁。就诊时间：2005年12月1日。

主诉：皮肤瘙痒发作10余年，近日加重。

初诊：患者素有高血脂、糖尿病病史，后开始出现皮肤瘙痒症，发作则周身瘙痒难忍，搔抓时有苍白色脱屑。舌黯红，苔薄腻，脉濡。此血热动风之候，治以养阴养血、凉血消风。

处方：生地30g，川芎15g，西红花1g，决明子15g，黄芪30g，黄连9g，黄芩15g，黄柏15g，葛根30g，天花粉30g，蝉蜕9g，防风15g，丹参18g，当归15g。水煎服，日1剂。

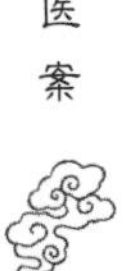

复诊：服上药后，皮肤瘙痒已止，入夜酣睡。继续拟方治疗高血脂、糖尿病等病。

按： 该患者素有高血脂、糖尿病病史，其皮肤瘙痒为糖尿病并发症状。裘沛然制方以养阴养血、凉血消风立意，既针对瘙痒症状，又针对高血脂、糖尿病的原发病，标本兼治，用药12剂，10年痒患霍然而愈。全方为当归六黄汤加味。

妇科病案三则

案1：赵某，女，34岁。就诊日期：1991年3月6日。

主诉：经来腹痛。

病史：患者婚后4次流产，未能得子，月经量少色鲜红，经来腹痛，平时经常腰酸，头痛，肩关节酸痛，上肢麻木。大便每日二三次，微溏，无黏冻，食欲好，过去史健。

初诊：一般情况好，神色如常，上肢活动好，无明显压痛，腰部活动可，无异常发现，舌苔薄、质黯红，脉沉细。

辨证分析：气血不足，气虚失于固摄，血虚不能养脏，故流产成习。邪袭血络，血行瘀阻，故多处疼痛，血行不畅则痛经。

诊断：痛经；痹证（寒凝经络）；习惯性流产。

治法：补气调血，温经除痹。

处方：党参15g，黄芪24g，茯苓12g，当归18g，川芎15g，生白术15g，羌活15g，防风15g，制附片12g，木茴香各10g，焦楂曲各12g，桂枝15g。7剂。

复诊：1991年7月10日。上药后疼痛基本消失，月经正常，故未复诊，刻下恶心，乳房肿胀，末次月经5月21日。舌苔薄腻，脉细滑。尿妊娠试验阳性。

诊断：早孕，妊娠反应。治疗以补气和胃安胎。

处方：生白术15g，生白芍9g，黄芩15g，砂仁4.5g，杜仲15g，陈皮10g，当归15g，制香附9g，生黄芪30g，党参18g，炙甘草3g，生熟地各18g。7剂。嘱咐注意休息。

随访药后情况良好，于1992年3月顺产一子，母子安康。

按： 妇人孕胎赖之血养，血不养脏易于流产，然养胎之法当以健脾为主，盖脾为气血生化之源，脾气得养，则生化不竭，胎孕可保平安。方中术、芩乃安胎圣药，用参、芪、归、地补气养血，香附、白芍疏肝柔肝，经恒心调养，终于喜得一子。中医养胎安胎法，颇有特色。

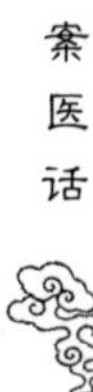

案 2：徐某，女，44 岁。就诊日期：1992 年 8 月 23 日。

主诉：月经来潮如崩漏 2 年余。

病史：患者从 1989 年 1 月开始月经延后半月，后来潮如崩漏。同年 2 月 4 日在市一院做刮宫示宫内膜腺囊型增生过长伴有少量坏死。10 月 10 日因症如故而再次刮宫，宫内膜晚分泌期。用西药无明显效果，改用中药治疗，服后月经基本正常。1992 年 6 月又出现月经过多且淋漓不净，由某医院做内分泌检查，发现泌乳素>400ng/ml，怀疑脑垂体肿瘤。而 X 线头颅片无异常发现，后做头颅 CT 检查示“垂体微腺瘤 0. 7cm×0. 8cm”。

初诊：现月经基本正常，无特殊症状，无头痛恶心等，过去史尚健。纳可便调，夜眠安。形体略丰，心肺听诊（-），腹平软，下肢无浮肿，舌苔薄，脉细。

辨证分析：肿瘤总因气血痰凝聚而成，其发病又每与情志变化有关，而正虚不能克邪又是主因。

诊断：月经失调；垂体腺瘤。

治法：扶正与消削并投。

处方：生黄芪 30g，牡蛎 30g，天麻 12g，当归 18g，龙胆草 9g，生白术 18g，茯苓 15g，莪术 18g，炙甲片 20g，延胡索 20g，细辛 10g，黄芩 20g，炒蒲黄 15g，丹参 18g，大蜈蚣 2 条，全蝎 4. 5g（分 2 次吞）。7 剂。

复诊：1992 年 8 月 29 日。药后大便次数增多，3 天后正常，8 月 17 日来潮，27 日停经，下肢偶有浮肿，食欲稍差，神疲乏力，目前仍坚持上班，苔薄，脉细。再承前法守治。

处方：生黄芪 30g，生白术 18g，莪术 20g，川芎 12g，牡蛎 30g，大贝母 15g，龙胆草 10g，炙甲片 20g，丹参 24g，羌活 15g，天麻 12g，当归 18g，延胡索 20g，细辛 10g，大蜈蚣 2 条。10 剂。

按：本案主要表现为月经失调，治疗在调经的基础上佐以扶正与消削并举。

案 3：查某，女，21 岁。就诊日期：2009 年 2 月 11 日。

主诉：经行第 1 天少腹剧痛。

现病史：痛经史 6 年，逐年加重，近半年来，经行第 1 天小腹冷痛难忍，用热水袋热敷后多可减轻，经行量略有减少，经色紫黯，夹有小血块，经行第 2 天，疼痛减轻，经净后腹痛消失。平时如常人，无明显不适，纳可，寐安，二便正常。脉弦，舌淡红，苔薄白。

辨治：多年来学习紧张，饮食贪凉，尤其是夏天喜食冷饮，稍有不慎易患感冒，形寒肢冷。寒湿于胞宫，血受寒而凝滞，故瘀滞寒凝，经行不畅而

疼痛。治拟温经散寒暖宫，理气活血止痛。以少腹逐瘀汤加减主之。

处方：全当归 18g，大川芎 18g，桂枝 15g，生蒲黄（包）15g，五灵脂（包）15g，延胡索 20g，广木香 12g，金铃子 12g，熟附块 12g，生熟地各 24g，桃仁 15g，炙水蛭（研细末，分吞）2g，大蜈蚣 3 条。10 剂。

每次经行前服 10 剂，共服用 3 个疗程，后 2 个疗程，上方加佛手柑 6g、生山楂 15g、小茴香 6g。经 3 个月经周期的治疗，痛经明显减轻，经量较前增多，经色转红，偶有小血块。平时注意保暖，经行前和经行第 1 天用热敷法，痛经基本缓解。

按：本案属原发性痛经，年少不注意保养，恣食冷饮，衣着单薄，易于受寒，寒湿客于冲任胞宫，血为寒凝，冲任脉瘀阻而经行不畅导致痛经。少腹逐瘀汤重在逐瘀止痛，但温经之力不足，故易肉桂为桂枝，且用量较大达 15g 之多，更加熟附块，使其温经散寒之力更强；少腹逐瘀汤中含有失笑散之蒲黄、五灵脂，且用量为 15g，取其止痛之效更显著，故有评价失笑散“血瘀少腹时作痛，温经活血最见长”之论；桃仁、水蛭活血破血、逐瘀通经；蜈蚣通络止痛，后又加用佛手柑以理气止痛健胃，生山楂化瘀而开胃，小茴香理气散寒止痛。全方重在温经散寒、化瘀止痛，切中病机，且投药重剂，故疗效显著。

（裘沛然名医工作室）

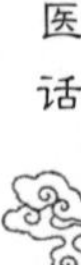

二、经典医话

养生感悟一

近年来各方友朋以我年登耄耋，尚得目明耳聪，行动自如，头脑还未见昏聩，体虽渐衰而很少疾病，度必有养生秘诀，故多有以此垂询者。其实，我虽然从事医学七十多年，对于摄生之道，不甚讲求，更谈不上什么独到心得。我在三十左右时身体孱弱，当时希望能活到四十岁已心满意足，不知怎的稀里糊涂直到今天还没有离开人间。若论卫生保健方法，现在名堂很多，总不外乎动静两方面的锻炼。但我很惭愧，不会打球、游泳、跑步，如目前流行的太极拳、健身操等都懒于练习；至于静功，如气功静坐、老僧禅定，以及道家的守祖窍、炼丹田、大小周天等等，也没有这样的雅兴；什么食品营养、药物调补等，我也无意尝试；庄生所说的“熊颈鸟伸”的呼吸延寿法，从来就没有搞过，还有什么秘诀可言。

贪生怕死，要求健康长寿，是人之常情。但我以为，万物有生必有死，“生吾顺事，殁吾归焉”。贪生是没有必要的。上下数亿年，人生不过度几十寒暑，朝生暮死与存活百岁，不都是白驹过隙！东西数万里，而我只占七尺之地，“寄蜉蝣于天地，渺沧海之一粟”。置身宇宙，不就是蚂蚁一只。衣可蔽体，食可果腹，房屋可以遮风雨，短暂人生，能为社会做些有益的事，使之心安理得，亦已足矣。富贵荣华，有什么好稀罕的，即便你多活几十年，也只是一刹那间事，任其自然，何必强求，至于为了争权夺利，损人肥己而勾心斗角，耗尽心机，真是何苦来！

曾记我早年因赴京开会，当时适值飞机失事频繁，后勤部门为考虑我的安全，特购置火车票，同事们热情可感。但我认为航空出事，毕竟概率很小，而万一适逢其会，则从高空中直坠大地，顷刻骨肉俱化，死得何其痛快！这比呻吟病榻，经年累月受尽折磨而终归一死的人，似乎要潇洒得多。因嘱仍换机票。无奈上帝不让我回去，至今还逗留红尘。

在临床观察中，我遇到不少危重病人，他们大都能坦然自若，置生死于度外，常能心宽体泰，抗病力增强，元气逐渐恢复，往往获得救治。而越是忧愁恐惧怕死的患者，则精神崩溃，气血耗散，病情常加速恶化，偏多预后

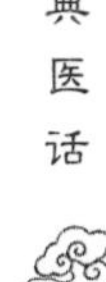

不良。《三国演义》中有二句话："哀求吕布无人救，骂贼张辽反得生。"大概这也是一种辩证法吧。

（裘沛然）

养生感悟二

国庆期间，有位朋友来看望我，并以一副名家书写的对联见赠，不仅书法刚健挺秀，尤其是联词含义深远。词为："战战兢兢，即生时不忘地狱。坦坦荡荡，虽逆境亦畅天怀。"其所说"地狱"，乃形象喻词，意指由过错、罪恶所造成的痛苦悲惨的后果。"天怀"是指纯正宽阔的胸怀。上联是告诫世人工作要兢兢业业，遵守规则，不能胡作非为，贪得无厌，以免受舆论谴责和法律制裁，落得个身败名裂；下联指示人们遇到挫折失意时，务必保持乐观、自强与败而弥坚的精神，才能走向光明。这两句联语，其实只说明一个"度"字，包括理度、法度、制度、气度、节度等，做人的一切行动，都得有个"度"，不论修身养性、待人接物、做官经商，无不适用，真是金玉良言。

对养生来说，这寥寥两句富有哲理的话，已把养生道理囊括无遗。前次我写的《养生且莫贪生》一文，即下联"亦畅天怀"之意，因为要身体健康，首先要求精神健康，在宏观上须树立旷达的生死观，才能心君泰然，百体从命，这是从养生的战略方面说的。至于养生的具体方法，还得具有战战兢兢时刻"不忘地狱"的思想，以免受夭亡的威胁和疾病磨难之苦，而达到健康长寿。这里的关键就是要识"度"。考"度"的含义早见于《尚书·舜典》："同律、度、量、衡。"即衡量一切事物的轻重、长短、多少的统称，后人引申为处理事物最适当时为适度。临床上见到消化道和心脑疾患、高脂、高糖等发病率很高，性病、艾滋病也在蔓延，其发病原因，大多为饮食起居生活的"失度"所致。怎样认识度？例如唐代长寿老人孙思邈提倡饮食应达到"饥中饱、饱中饥"为最合适，就是饮食之度；汉代华佗主张运动，创五禽戏，并指出"人体欲得劳动，但不当使极耳"，就是劳逸之度；《内经》载起居有常，不竭不妄，就是房事之度；《论语》曰"惟酒无量不及乱"，就是饮酒之度；另如"乐而不淫，哀而不伤"，就是悲欢之度；"君子爱财，取之有道"，就是理财之度；"己欲立而立人，己欲达而达人"，"己所不欲，勿施于人"，就是精神文明之度；"仰不愧于天，俯不怍于人"，就是做人之度。

在花花世界里，名利百端，事业千桩，但都有一个度。"度"可以根据体质、生活习惯、地区和时代条件不同而作适当调整。如能"发而皆中节"，可葆身体康强寿考，精神安乐，社会和谐进步，世界和平繁荣，使人间重重戾气，化作天上朵朵祥云。

（裘沛然）

小议辨证论治

辨证论治的内涵简言之，无非理、法、方、药四端，为医者最紧要处即理宜深究，法应变化，方不拘泥，药贵精选。

所谓理，即对致病机理的深入研究。疾病的机理错综复杂，变化万端，古今医家识病各执一理，是非曲直，实难判别。我们目前所掌握的知识和经验实很肤浅，这些理论体会，有的可能是正确的，也有不少恐怕是错误的。面对复杂的病理，能解释清楚的不多，有许多问题则无法解释，因为医学领域尚有很多未知数。故欲明理，必先勤奋读书，其次是勇于实践，在实践中检验医理，在实践中不断探索发现新的医学规律。析理是识病辨证的过程，重要的是思路。从扑朔迷离的临床现象中发现端倪，理清思绪，提出辨治的思路。但真要做到、做好，实非容易之事。

至于法，立法是指导选方遣药的关键，法是建立在理的基础之上。大凡学医须经历以下四个阶段：遵循古法→不泥成法→圆机活法→法无常法。第一阶段乃初出校门，缺少实践经验和个人心得，只能谨守法度，不可逾越规矩。第二阶段则逐步从法随证变到不拘成法，比较灵活地处理复杂病变。第三阶段是临床经验比较成熟时期，各种成法信手拈来，且能灵活变通，方中有法，法中有法，临床疗效明显提高。第四阶段则是变法的最高境界，不仅灵活应变于复杂的病症，且能“纳古法于新意之中，生新法于古意之外”，进入高明医家行列，这不是每位医者所能做到的，但应是我们追求的境界。

有关方，即精通方剂。方分经方、时方、单方、验方。经方法度井然，示人以规矩，不可不用心探究；时方、单方、验方法度稍差，但只要能治好病，必有科学的道理蕴含其中。《千金方》载有许多怪方，很难用常规思路分析方理，但经验证明有效，就值得深究。我在实践中学习古人经验结合个人实践体会，总结出治疗疑难杂病“大方复治，反激逆从”的经验，乃效法孙思邈的旨趣而来。一个医生掌握的方剂越多越好，并能针对临床实际情况灵活应变，可以提高疗效。对年轻医生我主张多读方书，古人的治病经验归根到底荟萃于方中，不读方书，何以得其精粹？

如论药，即指识别药性。古人说“用药如用兵”，辨证论治最终落实到药，对药性不熟识，何以遣兵用药？现在年轻医生对中药的认识往往囿于

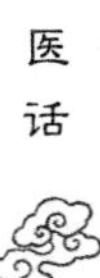

《中药学讲义》这点知识，虽是最基本的，但仅仅这一些是万万不够的。历代本草所载有关药性的介绍常有不同记述，它反映了该时代对中药的认识和运用水平，我们应当认真掌握。例如，现代认为生地功用是滋阴、清热、凉血，而《本经》载其有活血之功。临床大多认为龙胆草一般用于清泻肝胆实火，用于脾胃则可能败胃，而《医学衷中参西录》载龙胆草为“胃家正药”，余在临床经常用于泻胃热，功胜黄连，很少影响食欲，所谓“有是病用是药”，“有故无殒，亦无殒也”。可见，多读本草书，并不断在临床验证探索，才能得心应手。

（裘沛然）

读万卷书行万里路

“瘦因吟过万山归”，是清代著名诗人黄仲则所著《两当轩诗集》中的诗句。仲则所作的诗，以清新俊逸，直逼青莲而见重于时。可是他怀才不遇，在坎坷的遭际中度过了一生。据文献记载：黄氏曾经写过四首律诗，诗中有“全家都在西风里，九月衣裳未剪裁”之句，这二句诗曾经风靡当时吟坛，并成为流传后世的七言警句。而我觉得他“瘦因吟过万山归”一语，无论从艺术上或意义上来说，似都比上述二句高出一筹。因为它深刻地揭示了治学的艰巨性，能够赢得勤苦研究学问者的共鸣。凡是古今中外卓有成就的学者，为探求真理，哪一个不是经历过废寝忘食、失败挫折的艰难困苦的历程。黄仲则的寥寥七字，提示我们研究学问者既要读万卷书，还要行万里路这个颠扑不破的真理。

“瘦因吟过万山归”之句，在我的研究医学征途上也是“心有灵犀一点通”的。我在年青时阅读《清史·叶香岩传》，其中载他濒临属纩时对子孙说过几句告诫的话：“医可为而不可为，必天资颖悟，读万卷书，而后可以济世。不然，鲜有不杀人者，是以药饵为刀刃也。我死，子孙慎勿轻言医!”我当时漫不经心地草草浏览一过，没有引起深切的注意。虽然我也是“青衿之岁，高尚兹典，白首之年，未尝释卷”。今行医垂五十年，经过艰难困苦的挫折以后，越来越觉得香岩此言是语重心长的。叶氏以颖悟的天资，转益多师又医名满天下，而当临殁乃出此言，洵非一般泛泛之论，可说这是此老毕生临床经验总结和他对医学认识的深化。真所谓“仁人之言，其利溥哉”。虽然寥寥数语，对后学却具有重要的启迪意义。

我同天士所处的时代不同，当然体会也不尽相同。然而，“瘦因吟过万山归”，我走过了医学科学上崎岖曲折的道路，临床上遇到许多挫折和教训。这对我来说，诚然是痛苦的回忆。今把它写出来公之医界同道，也许对初学中医者可以提供一些借鉴和参考，作为前车之鉴吧。

我学医过程中所遭受的教训是多方面的，并经历过几个阶段，基本上可归纳为四句话，即：踌躇满志，疑窦丛生，磨砺苦学，一间微明。现拟依次举例陈述。

（一）踌躇满志

我少年在学校上学，当十三岁时即于念书之余跟叔父汝根学习针灸。吾叔为广西名医罗哲初先生弟子。他对我的学习督责很严，不仅针灸要籍都要背诵，凡是中医古代典籍也都要择要背读。家中还另请老师教授国学，不管我理解与否，总是要背得朗朗成诵。当时，午夜一灯，晓窗千字，是习以为常的。叔父初不以医为业，因求诊的病人颇多，我有暇就经常侍诊左右。这些，为以后进入旧上海中医学院修业，总算奠定初步基础。在中医学院修完了各门基础课和临床课后，接着就是临证实习。1934 年毕业，是年开业行医，光阴如白驹过隙，一弹指顷，已整整五十个年头了，真有学未成鬓先秋之感。但是，当我初开业时，对于中医学的造诣是颇为自许的。自以为除了学过各门课程之外，还看过不少医书，仅举伤寒一类而言，当时已研读过数十家著作，其中尤服膺郭白云、成无己、柯韵伯、吕村、尤在泾及日人丹波元简父子之书，对莫枚士的《经方释例》和陆渊雷的《伤寒论今释》亦饶有兴趣。温病方面，则沉酣于叶、薛、吴、王数家，尤偏嗜叶天士与王孟英的著述，特别对叶氏的温病学说，曾经下过一番功夫。当时，对叶天士备极推崇，以为如香岩者，仲景以后，一人而已。说起温病的症因药治，颇能历历如数家珍。另如金元四家和李时珍、王肯堂、张璐、喻昌、张景岳、沈金鳌、林珮琴等医家著作亦通读一过。我最爱读的还是历代的医案、医话，因为这一类书多是前人的临床记述，最有裨于实际应用。对于西方医学的重要学科书籍，亦曾粗加浏览。有关国学文献，经、史、子、集茫如烟海，“弱水三千，我只取一瓢饮”。但亦贪多务得，粗涉藩篱。故以读书而论，当然不敢说已破万卷，确实也读得不算太少了。

诊方面，我在青少年时代即跟随叔父看病，后来又侍诊于孟河丁师之门，对于丁氏的一套常用经验效方，几乎熟极而流。曾记在侍诊之余，还整理过丁师的临证处方，编过一本《丁方手册》，以便记诵，同学一时传抄，作为临证之助。并又亲炙海上诸名家之教诲，如谢利恒、夏应堂、秦伯未、程门雪诸先生的处方特色，也稍稍学到一点。故当开业伊始，饶有一种“学成问世”的优越感。正如孙思邈所形容的读书三年，天下无不治之病的骄傲情绪，满以为挟此以游，真可以天下走得了。

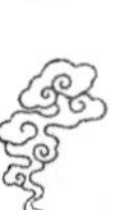

（二）疑窦丛生

事情并不像所想的那样简单，当开始应诊时，胸中是“目无全牛”的，也确实看好了一些疾病。但在岁月积累，病人渐多以后，问题也就越来越突出。在诊疗过程中经常遇到有很多疾病没有办法解决，过去学过的理法方药、辨证论治的本领全用上了，经方、古方、时方、验方一套一套地都用上去，可是仍然有不少疾病不能解决。当这时候，我遇到病人有些怕了，因病家特别相信你，就盯住你看，而我常常束手无策，那时我非常窘，又想起古人说的“治病三年，天下无可读之书”这两句话是有道理的。但是究竟什么原因呢？我怀疑过去所读的书都是不切实用的，中医的理论，我可以说得头头是道，开方用药，也可以丝丝入扣，如果绳以中医一般习用的理论和常规的治法，似乎是无可非议的，但临床效果总是不理想，这是为什么？我开始对祖国医学的价值产生怀疑，信心也有些动摇了。我想中医理论是否会是臆测的玄谈？其学说是否真有指导临床价值？科学是不断发展的，中医理论已是几千年前的东西，是否早已过时？我甚至怀疑古代方书、药籍及医案医话中所载内容的真实性问题，因为历代医案中尽是着手成春的记录，其中可能有贪天之功，也可能是虚构其效，我早年就听人说喻嘉言《寓意草》这本书大吹法螺，内容失实，因联想到其他医案是否也会有同样的情况。在这段时间，我对中医学真可说是疑窦丛生。

既然对中医学失去信心，我的心转向西方医学去了。因为西医是近代科学的产物，如解剖所述，确实有形有质，言之有物，不论生理、生化、组织胚胎、病理以至诊断都可以从实验室里得到验证，不像中医理论看不见、摸不到。所以从此就着重进修西医学，还特别对化学这门学科有过很大兴趣。在认真学习了相当一段时期西医学并通过临床实践观察以后，我又别有一番滋味在心头，西医分析病原病理，诚然清清楚楚，条理井然，还可从实验室验证，但从临床用药的效果来看，有许多疾病也同样没有好办法，尽管诊断检查的仪器设备新颖精密，而最后落实到治病还是效果不显。经过较长时间的实践和从旁观察以后，我对西医也没有多大信心了。虽然当时抗生素、激素等药尚未发明，这些药临床虽有较好效果，可是什么抗药性、药物过敏、药物毒、菌群失调等副作用也随之发生。我徘徊于中西医学之间，为想找寻一种治病的最佳方法而感到苦闷、发愁！

当时我又回忆过去学医时的情景，曾亲自看到海上名医如夏应堂、王仲奇、丁济万诸先生，他们治好了不少西医所不能治的疾病。程门雪先生亲自给我讲过治愈了一个经德国著名医师确诊并谢绝不治的结核性脑膜炎的病儿，他用的是《福幼编》中的一张方剂。在近代著名学者郑传所撰《丁甘

仁墓表》中曾说："晚年名益重，道益行，不独沪地绅商，争相招致，即西商之侨居者，积资数千万，出其百一，足以尽集诸西医，而有疾必折衷先生。"这些，使我猛然省悟，自己看不好病，是我没有学习好，不是中医没有办法，其过在我而不在中医学。这就使我在彷徨的歧途中又回过头来。

（三）磨砺苦学

我国古代学者有句名言，治学要"猛火煮，慢火温"。这次重新学习，就遵循这个方法。且以重学《伤寒论》为例来说罢，过去只泛览各家注疏之说，对大论的精髓和仲景书的本来面貌，没有自己的真知灼见。这次学习，首先改变了学习方法，专读白文，对各家注疏概置不问，专用仲景之言，来解仲景之意，这样学习，很能解决一些问题。例如：在此以前，有关六经的解释，我很欣赏时贤所称的证候群，亦即六经非经络的说法。在这次重读仲景自序及把全书反复对照论证以后，我终于否定了自己过去的错误观点。从前认为《内经》论十二经而不论六经；《内经》中提到太阳、阳明者，多连有"经"或"脉"字，而在《伤寒论》中则截然不同。其实，此说不仅歪曲了《伤寒论》，对《内经》经文也是断章取义的。仲景明白声称撰用《素问》《九卷》，今观《素问·热论》所述伤寒热病，虽只称巨阳、阳明、少阳，而在最后则指出"三阳经络皆受病"；又如《素问》称太阳为开、阳明为阖、少阳为枢等经文，似乎不涉经脉，但最后仍点明"三经者不得相失也"。又如太阴根于隐白、少阴根于涌泉、厥阴根于大敦等文字，如不作经络解，其将安指！且六经之名，早见于《灵枢·百病始生》篇中。《伤寒论》中称太阳病、阳明病、少阳病而略去经字，原同《内经》一样是一种简笔。如果《伤寒论》太阳、阳明病等不是指经络，则书中太阳病欲作再经者，"针足阳明，使经不传则愈"这段文字，将作何种曲解？"灸少阴七壮。"试问在证候群上灸在何处？《伤寒论》中传经、动经、随经、过经、经脉动惕、行其经尽、刺风府风池、刺大椎肺俞肝俞、刺期门等论述经络腧穴的条文是如此明晓，我过去未曾细绎原书文字，只凭臆测耳食，妄谓六经非经络，至今思之，惭愧何及。

我在反复学习白文之后，又将原文全部打乱，再就每病每证的特征和各方配伍与各药主治、进行认真细致的归纳和分析，对仲景的方证药治法则，作了排除成见的探索。过去只认为小柴胡汤的热型是往来寒热，这次才知道仲景用小柴胡汤有三种热型，即恶寒发热、寒热往来与日晡潮热皆可应用，只要符合用小柴胡的特征就可。就以柴胡一药而言，通过学习，深知从前所谓"柴胡劫肝阴"其说之非，一般医家多以头目眩晕为肝阳上亢，柴胡劫肝，故为禁药，然在《大论》中以小柴胡主治口苦、咽干、目眩，所谓目

眩，即今之头目眩晕，仲景却以柴胡为首选药，我以后开始以仲景法用于临床，屡效不爽，始悔过去之偏见。

《伤寒论》中某经疾病，有些还有主药。曾记以前程门雪先生同我聊天，有一次他以考试的语气问我：你看太阳病的主药是哪味？我略加沉思，告以桂枝一药。程公相视而笑，我侥幸地总算没有答错问题。

我在这次重新学习以后，不仅发觉对《伤寒论》的研究是非常肤浅的，凡是其他古典医籍，如内科杂病、方剂本草以及各家学说等等，几乎都是浮光掠影，蜻蜓点水，学习如此不扎实，理所当然地疗效不高。我如梦初醒地渐渐有点自知之明。

（四）一间微明

经过刻苦学习，“为伊消得人憔悴”以后，初步有以下几点认识：

1. 学而不精　我在中年曾害过一次湿温重症，经医院确诊为肠伤寒，身发高热，中西药物遍投而热不退，病延二周左右，乃邀请甬上名医徐余藻医治，徐为拟大承气汤加甘草，药共五味，服后次日腑气通，三日身热退。我病后细思，读了《伤寒论》千百遍，还没有学会用承气汤，良足自愧！其原因当然由于我没掌握承气汤的论治规律，我只知大承气的主证是痞满燥实坚，困守于一般概念而不知用巧；同时，湿热蕴蒸气分，清宣透达之说，也禁锢了我的思路。而西医学中肠伤寒在后期禁用泻药的观念也束缚了我处方用药的手脚。这一次提高了我对中西医学是两个不同理论体系的认识，我不再那么迷信西医了。对于娓娓动听的湿温理论以及伤寒与温病的实质问题，认识也较过去有了深化。

在早年行医时，我见到一位医生用熟地、当归、白术、柴胡以治感冒，心甚鄙之，然而曾目睹其病服该方而告痊。当时以为偶中而已，未之奇也。后来，我自己也遇到感冒病人，曾屡进桑菊、银翘、杏苏、麻桂等方，久延未愈，最后用“五柴胡饮”而竟收捷效。我过去亦熟读景岳书者，由于没有学到手，所以不敢用，不会用。

2. 学而不广　我曾治疗一个患赤白痢疾病者，用了一系列治痢的正规方，如白头翁汤、木香槟榔丸、芍药汤、香连丸、枳实导滞丸以及丁师常用的治痢效方等，可是均无效果，下痢加剧，日夜登厕近百次，病人神情困惫，已臻危殆。在无可奈何中试用了一张《石室秘录》药味分量配伍奇特的方子，即白芍三两，当归三两，萝卜子一两，枳壳、槟榔、甘草、车前子各三钱，当时只照原书依样画葫芦，以冀幸中，不料服后次日泻痢次数减半，又服一剂而病全除。《石室秘录》是托名天师、雷公、张机、华佗等合著的一本妄诞之书，我平素所不齿，今用此方竟如其书所说“一剂即止，二剂全

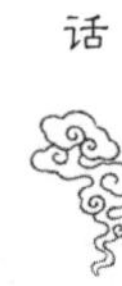

安，可用饮食”的奇妙效果。乃深悔我过去知识之狭和治学之偏见。我还亲见程门雪治高热下痢，擅用荆防败毒饮，往往二三天内表解热退而痢疾并愈，过去囿于细菌、原虫说而反对喻嘉言的逆流挽舟法，而今乃知《寓意草》中尽多可贵之处。我读书先带成见，学而不广，未能牛溲、马勃俱收并蓄，有愧昌黎所称的医师之良。

3. 学而不化　我感到自己在中医理论和处方方面“化”的功夫很差。譬如偏头痛，历代医书所载，常用全蝎、蜈蚣之类，我也常用，但效果并不好。我深知章次公先生治疗经验是相当丰富的，当时我看他治疗偏头痛效果很不错，他也用全蝎、蜈蚣，但却有几点与众不同。配伍方面：全蝎、蜈蚣常与补气养血药同用（如黄芪、当归），而且量也重；还配合健脾化湿药（如怀山药、茯苓、制半夏）；有时还加用附子。剂型方面常采用粉剂服用，以小剂量日服三次，常取得满意疗效。以后我治偏头痛，多遵循其法而奏效，说明“化裁”的重要性。可见前辈用药圆机活法的一斑。

试再举心胸疼痛为例，目前多习用丹参一药，我亦曾步武其后，临床有效有不效。为此细察并世医家之善治该病者，则并不局限于活血化瘀一路，有的作痰饮治，有的用行气宽胸之法，或用芳香宣窍，也可用养阴或扶阳药，并有用甘缓及和胃或养心等法，效果远胜于用单味丹参。这使我觉察到“胶柱鼓瑟”之非。即以活血化瘀而论，也不必定用丹参。我曾治过一些病人，先用丹参无效，继用手拈散、失笑散也无效，最后考虑到用仲景抵当汤，服后效果非常好，病情明显缓解。我深深感到自己学而不化的东西太多了。我还进一步理解到，学习一门学问，如果学得不精、不广、不化，就等于不学。我认识到以前就是犯了这个毛病，现在总算是刚刚入门，还远没有登堂入室。

学到老，开始懂得一点，以前完全是盲人瞎马，现在对中医学略有粗浅认识：

1. 中国医学确实蕴藏着丰富的临床经验和理论知识，其中，有许多宝贵的经验，还没有被我们所掌握，特别是其中高超的理论，更没有被我们认识。所以要虚心学习而万不可武断、臆测。

2. 做医生要边读书、边临床，临床不能脱离读书，读书必须结合临床。光读书只有空洞的理论，光看病只有狭隘的经验，都无裨于提高自己、发展学术。

3. 要开拓思想，既要精研中医学，也要读西医书，懂现代医学，还要多读现代基础科学和边缘科学的书籍。古代的文、史、哲也要有一定基础。

4. 中药的作用是非常深奥的，不要用目前西医理论生搬硬套，例如发热、炎症，不要局限于清热解毒，辛温药甚至补益药也可能有消炎或者更重

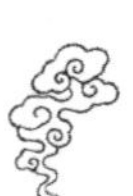

要的作用。同时也要打破中医学中一些人为的“清规戒律”，要在中医学原有基础上深入发掘，有所创新突破。

（裘沛然）

长寿老人孙思邈

在医学史上大名长垂但又不清楚确切年龄的长寿老人孙思邈，对我国医药学作出了卓越的贡献。有关孙氏的学术成就，我国医史学家写了不少纪念性和介绍性文章，诸如他高尚的医学伦理道德思想、预防疾病的理论和实践、伤寒学说的整理阐发、温病治法的开创、脏腑辨证施治的充实发展、针灸经络的高深造诣，在药物方面还有独到研究，特别可贵的是他广搜和精选了唐以前的国内外医书，撰成《备急千金要方》和《千金翼方》两部巨著，成为造福人类、名山不朽的著作。所有这些，国内医家已经说得很多。唯独对孙氏的养生理论和方法，则论述得还比较少，因为思邈养生学说的精髓，确实非常难写，而这方面恰恰是他医学高超造诣的重要部分，值得我们发掘研究。本文试就这一课题作探讨论述。

据历史文献载述：“孙思邈，京兆华原人也。七岁就学，日诵千余言，弱冠喜谈老庄及百家之说，兼好释典。洛州总管独孤信见而叹曰：此圣童也……初魏征等修齐梁周隋等五家史，屡咨所遗，其传最详。永淳初卒，年百余岁，遗令薄葬。”据传记，他在周宣帝时就隐居太白山。以后，直至唐显庆中，皇帝还召见他。孙氏曾经历过北周、隋、唐三个王朝。有些史学家说他享寿一百五六十岁，有些则认为孙氏虽享高寿，但没有活这么长。持后之说者，大概以为人的寿命活到八九十岁已经很不错。孙思邈虽长寿，也不能相差太远。故认为史书所载的“辛酉”是辛丑之误。然而只凭这样一个想当然的推论，就轻易地否定六条重要史料，似乎说服力不够强。究竟孙思邈活到几岁，全国学者还没有一个定论，本文也不拟在这个问题上展开论证。但是，孙氏为百岁外人，则各方面都无异辞，所以称他为长寿老人是没有问题的。

人的寿命究竟可活多长？一般认为，决定人的年寿有二个因素，第一性原因，就是遗传基因；第二性原因，即除遗传基因以外的一切外在因素，如空气、环境、饮食、起居、污染、放射性物质和情绪等等，这些因素都能影响或妨害机体的生理功能，使人的寿命达不到遗传基因安排的极限。特别是情绪最易影响人体功能变化和生命年限。因为，情绪的波动同人体内分泌系统分泌激素大有关系，激素有多种多样，它对人的生长、发育、生殖、衰老都有很大影响。至于遗传基因决定一个人究竟能活到多少岁，目前研究老年

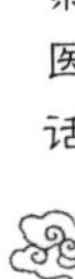

医学和长寿医学者都还没有作出肯定性结论。我国古典医籍《内经》中称："尽终其天年，度百岁乃去。""能年皆度百岁而动作不衰。"似乎一个人能存活到百岁以外，大致上可算是达到天赋的寿命。而在科学迅猛发达、医药卫生日益进步的今天，人们存活的平均年龄，一般还只能达到七八十岁。而孙思邈在一千多年前竟然能够如此长寿，必然有他自己一套可贵的养生延年方法，很值得我们去认真探索。

（一）不肯低头拾卿相

孙思邈能享高寿的原因，当然是多方面的。诚如他自己所说的"安神定志，无欲无求"的淡泊思想，无疑是其中一个重要因素。孙氏除了精通医经、方书之外，他认为做医生的还应"涉猎群书"。如说："不读五经，不知有仁义之道；不读三史，不知有古今之变；不读诸史，睹事则不能默而识之；不读内经（指内典），则不知有慈悲喜舍之德；不读老庄，则不能任真体运，则吉凶拘忌，触途而生。"这些话，思邈不仅是勉励后学，他自己确是身体力行而深受其益的。正因为他读书有得，具有"肯舍"和"任真体运"的精神，故能敝屣尊荣，有视富贵如浮云的恬淡胸怀和高尚志趣。他对卢照邻曾说过"不为利回，不为义疚"两句话，也决不是说说而已，他自己就是这样做的。因为孙思邈在年纪不大的时候，已经是名闻朝野，迨至晚年而声誉益隆。他生平所结交的朋友，除了村夫、野老、方外之士、医生、学者等外，达官贵人，亦多出入其门，只凭他们一纸推挽，就"富贵可立致"。史载思邈在年青的时候，洛州总管独孤信一见而叹为"圣童"，还深恐他"器大适小难为用"。所谓器，就是指人的才具。从前春秋时代，齐国管仲佐桓公霸天下，孔子曾评论过"管仲之器小"，独孤信称思邈器大，就意味着他衡量思邈的才干要超过管仲。"适小难为用"，即寓有"庞士元非百里才"的意思。隋文帝杨坚同独孤信有姻戚关系，所以杨坚一旦辅政，就立征思邈为国子博士，这是很自然的事。而孙思邈却"称疾不起"，拒绝了杨坚的聘请。后来，在唐太宗时又召诣京师，授以爵位，他又固辞不受。既说"固辞"，就含有唐天子再三邀请他出山做官而孙氏坚决辞谢之意。思邈真有"浮云何有，脱屣如遗"的襟怀，他的高风亮节，赢得了唐皇"固知有道者诚可尊重"的赞叹。嗣后，唐高宗又请他做谏议大夫，也同样遭到了拒绝。众所习知，在封建社会里的官场仕途，历来就是文人学士的角逐追求之地，"朝为田舍郎，暮登天子堂"乃是一般读书人的普遍愿望，讲得雅驯或堂皇一点，就是"匹夫有责"。而孙思邈在随时可以取得爵位面前，却不肯稍稍低头去俯拾一下。他这种操守，更不用比别人，就以"文起八代之衰"见称的韩昌黎来说，为了想搞一个官，不知写了多少次"乞求"的书函。他同思

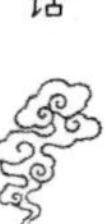

邈相去何啻天壤！像孙氏这般冰心玉骨，称之为“富贵不能淫”，是当之无愧的。

以通晓养生之道闻名后世的晋代嵇康，他认为养生的关键在于养性。其论养性有“五难”，特别是“名利不去”和“神虑精散”二者最为大忌。思邈曾称“嵇叔夜论之最精”。他深通嵇康之指，了解“全神息虑”对于长寿的重要性，而一堕宦海，必然会“华其外而悴其内”，故他竭力摆脱名缰利锁，远避仕途，并有“五者无于胸中，不求寿而自延”之论。《道德经》有说：“不见可欲，使民心不乱。”这是一句重要的养生名言。因为心不乱则精神内守，真气从之，才有可能却病延年。我国古代很多贤哲，都非常重视养生与养心全神的关系。《淮南子·精神训》说：“心者形之主也，而神者心之室也。”中医典籍《素问·灵兰秘典论》说：“心者君主之官也，神明出焉……故主明则下安，以此养生则寿。”“神”在中医学上主要是指感觉和思维等。而在古代哲学上所称的神和神明，则又另有一种境界。如《荀子·天论》：“万物各得其和以生，各得其养以成，不见其事而见其功，夫是之谓神。”《淮南子·泰族训》：“其生物也，莫见其所养而物长；其杀物也，莫见其所丧而物亡，此之谓神明。”上列的神和神明的解释，则似指自然界万物生长收藏发展变化的规律。正是由于“神用无方”，它存在于一切事物发展变化的全部过程，其中也包括人体功能的自然调整和适应环境的能力，所以能全神就可“以此养生则寿”。在《灵枢·天年》中也有“失神者死，得神者生”之说。

这里，要阐明孙思邈养生的一个重要思想：养生首重在养心，而养心莫善于寡欲。所以他要求摒除私心杂念，不要慕求浮荣，不要患得患失，要有“不为利回，不为义疚”的精神。孙氏所说的仁义之道，通古今之变，慈悲喜舍之德，任真体运之心，当然不是只为保健长寿，而从却病延年来说，也是极其重要的关键。只有在“志意和，精神定”的情况下，才能气血和畅，五脏安宁，使人体的自控调节功能排除一切人为的干扰，以保持和达到人的原来应享的年寿。从而可知，孙氏“安神定志，无欲无求”顺从自然的思想，看似平淡而实有神奇之功，是他能享遐龄的重要保证。

（二）坚持一个啬字

孙氏养生的另一要旨，就是特别重视一个啬字。他以焚“膏用小炷与大炷”作为比喻，认为人的精神气血是有限的，必须处处注意摄养爱护，要尽量减少它的消耗。孙氏这一思想是在《老子》说的“五色令人目盲，五音令人耳聋，五味令人口爽，驰骋田猎令人心发狂”的启示下，认识到对声色狗马这类嗜好，如果不知撙节，必然耗伤精神气血，“皆损年寿”。他主

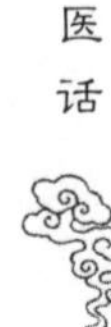

“啬”的养生思想，也是宗法老子“治人事天莫若啬”的观点。《说文》解释说：“啬，从来从亩。来者，亩而臧之。故田夫谓之啬夫……啬者，多入而少出，如田夫之务益藏，故以来亩会意。”《韩非子·解老篇》说：“书之所谓治人者，适动静之节，省思虑之费也。所谓事天者，不极聪明之力，不尽智识之任。苟极尽则费神多，费神多则盲聋悖狂之祸至，是以啬之。”孙氏深通其微言要旨，故重视保护精神气血。他郑重提出“人之寿夭，在于撙节”的告诫。

思邈论述养生有“十个大要”，即：“一曰啬神，二曰爱气，三曰养形，四曰导引，五曰言论，六曰饮食，七曰房室，八曰反俗，九曰医药，十曰禁忌。”其中除啬神、爱气、养形、禁忌等都明显寓有“啬”的思想外，至其所述言论、饮食、房室等内容也可以从他“养性篇”的全面论述中归纳出其主要精神。如“众人大言而我小语，众人多繁而我小记”“可语不可言。自言曰言，言人曰语，言有人来问，不可不答，自不可发言也”。他主张寡言，反对“语笑无度”。在言论时念念不忘一个啬字。其论实亦本于《道德经》中“多言数穷，不如守中”之旨，并符合中医学上言多伤气的理论。有关饮食、房室问题，他也同样强调撙节。如说：“非其食不食。非其食者，所谓猪豚、鸡鱼、蒜鲙、生肉、生菜、白酒、大酢大咸也。常宜淡食。”主张饮食“常宜轻清甜淡之物，大小麦面粳米等为佳”。认为饮食不宜多，最好在“不饥不饱之间”。提倡饱中饥、饥中饱的饮食法。他还列举所见闻的事实，以证明饮食宜从俭啬，提出酱可延年而珍馐能促寿之论。如说：“关中土地，俗好俭啬，厨膳肴羞，不过菹酱而已，其人少病而寿。江南岭表，其处饶足，海陆鲑肴，无所不备，土俗多病，而民早夭。北方士子，游宦至彼，遇其丰赡，以为福佑所臻，是以尊卑长幼，恣口食啖，夜长醉饱，四体热闷，赤露眠卧，宿食不消，未逾期月，大小皆病……以至于死。凡如此者，比肩皆是，惟云不习水土，都不知病之所由。静言思之，可为太息者也。”孙氏提倡以啬为主的饮食宜忌，诸如反对饮食猪豚、鸡、鱼，每食忌杂，饮食当令节俭及主张淡食等，其中不少内容如果用现代营养学的标准去衡量，可能有许多扞格之处。然而这是孙氏在饮食方面的长寿秘诀，又是他调查观察的社会实录，是可以引起我们的深思的。孙氏论述“房室”，是提倡节欲，力主秘啬精气。如他引述彭祖之说：“上士别床，中士异被，服药百裹，不如独卧。”由于世人“但解施泄以生育，不能闭固以颐养”，故他常兴“身枯于流连之中，气绝于绮纨之际”“恣其情欲，则命如朝露”之叹。思邈认为要求长寿，“当先断房室”，同样是突出了一个啬字。

孙思邈养生方法中有许多注意事项，如防止六个“久”（久立、久行、久坐、久卧、久视、久听），提出十个“莫”（莫强食、莫强酒、莫强举重、

莫忧思、莫大怒、莫悲愁、莫大惧、莫跳踉、莫多言、莫大笑），倡导十二个“少”（少思、少念、少欲、少事、少语、少笑、少愁、少乐、少喜、少怒、少好、少恶），反对十二个“多”（即与十二少相反的事）等。所有这些，其总的指导思想，是要将精气神的损耗减少到最低限度，就是把一个啬字全面贯彻和具体实施于生活的各个方面。

忧愁易伤生而愉乐可健身，这是人所共知的常识，但孙氏却认为不关喜怒哀乐，一概以少为佳，故有“多笑则伤脏，多乐则意溢”“忍怒以全阴，抑喜以养阳”。他对心理与生理、病理各个环节之间的密切关系，有颇为深切的了解，所以主张什么事都不能太过，过则必有所伤，“凡言伤者，亦不即觉也，谓久则损寿耳”。思邈对于养生之道，可称探究入微，而其关键仍在啬字上打工夫。

（裘沛然）

还“医者意也”本义

“弃其糟粕，取其精华”，是我们发掘、研究祖国医学者所当共同遵守而不容置疑的依据和原则。同样，它还广泛适用于其他各门学科，包括科学、文化、艺术等各个领域，都必须作为遵循的准绳。无论是继承古代的历史文化，或者是吸收外来的百科知识，以及评价古今中外的各种学说等等，对于去粗取精这个根本原则，是具有普遍指导意义的。

然而，在大自然里还有很多未被我们认识的东西，有不少“疑难杂症”还存在于自然科学范畴中。要真正能有把握地做到去粗取精，并不是很容易的。认识事物往往有几次反复，过去认为定律的东西，一会儿又被新的理论所推翻或补充，而从前早已不屑一顾的理论，却又重新被搬进科学宝库之中，像这样昨是而今非或昨非而今是的情况，在科学的征途上是屡见不鲜的。所以必须弄清精华和糟粕的标准究竟是什么？正确的判断又是从哪里来？如果不首先解决这个问题，势必会出现思想混乱从而妨碍工作的开展。我们对中医学中“医者意也”一辞的评释在近一时期来的混淆不清，就是一个很好的例子。

（一）“医者意也”遭受批判的原因

毋庸置疑，判断正确与错误、精华与糟粕的关键，实践验证是唯一的标准。医学，从其诞生之日起，就是一门实践的科学，它应用于预防、保健和疗病，属于应用科学范围。祖国医学为我国民族生存繁衍所建立的功勋是人所共知的，它既从实践中来，又不断地经受了实践的考验而发展壮大，直至

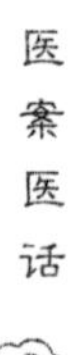

现代科学高度发展的今天，还具有强大的生命力，能屹然自立于世界医学之林，正是因为它具有实践的雄厚基础的缘故。而现代医学也具有同样情况：只有同各种传染病斗争的实践，才能发展为传染病学和预防医学；在各种手术的医疗实践中而形成外科学等等。中西医学尽管其实践和观察方法不尽相同，而且各有其不同理论体系，但作为来源于实践这一点，则它们之间初无二致。医学总是通过不断的实践、观察和实验，从中找出其重要规律，创立各种学说、理论和技艺。反之，如果不去实践，只凭主观臆测，仅仅想当然，随心所欲地胡诌乱来，则势必阻碍学术的发展甚至使之趋于停顿和倒退。我们经常看到近代医学论著中对中医学中“医者意也”这句话提出了批评，这是可以理解的。因为医学是具有规律性的一门科学，它是不以人的意志为转移的，而“医者意也”的说法，似乎医生诊疗疾病，可以不循医学法度，只凭臆测臆断随心所欲而施为。在漫长的医学历史中确也存在那么一些江湖术士干了某些故弄玄虚或纯凭臆度的举动。例如在毛对山的著作中曾载有用舟船的柁木锉末饮服以疗“心疾”的一段叙述：“昔人有乘舟遇风而患心疾，医者取多年船柁于手汗所积处，锉末饮之。”医书中也有用字纸烧灰吞服以治疗天资愚鲁、读不进书，谓服之可以使人聪明的荒诞说法。在过去的医学随笔和文人的稗史、漫话中亦可看到类似这样异想天开的所谓“医疗方法”。像这样的任意胡为，古人就早已加以揭示和批判。这里试举宋文学家欧阳修和苏东坡二人饶有风趣的一段对话：“庐陵常举此语坡公，公曰：然，以才人之笔烧灰饮学者，当疗昏惰；推之，饮伯夷之盥水，即可救贪；食比干之饭，即可愈佞；舐樊哙之盾，亦可治怯；嗅西子之珥，亦可愈恶疾乎？庐陵亦大笑。”欧苏这两位历史上著名的学者，对于江湖术士任心恣意的无知妄作，可谓极鞭挞和揶揄的能事。像这种随心所欲和恣其所措的行为，竟乃视医学为儿戏，人们加以有力的批判，是完全必要的。

毛对山则对“医者意也”一辞有他自己的看法。如说：“医以意用，初似儿戏，往往巧发奇中，有未易致结者……古人用药，每取形质相类，性气相从以达病所，亦有纯以意运，如弩牙速产，杵糠下噎，月季调经，扇能止汗，蛇性上窜而引药，蝉膜外脱而退翳，所谓医者意也，殆即此类，本不当以常理格，亦未可以必愈，其如或执而不通，适为坡老所笑耳！”《冷庐医话》载：“嘉定何弁伯患呕吐，医用二妙丸不效。徐灵胎为加茶子四两煮汤服之，遂愈。因其病茶积，故用此为引经药。”陆定圃评为：“治病者必定察理精而运机敏，始能奏捷效。”概括毛、陆二氏之意，认为在医者意也的资料中，里面有荒诞不经为坡老所笑的东西，也有巧发奇中含有科学内容的东西，还有医患相得的医学心理学的东西，要做科学的区别和细致分析。

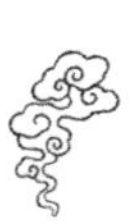

（二）还“医者意也”一辞的本来面貌

中医学中“医者意也”的含义究竟应作何解释？早在《内经》中就有明确表示，如《灵枢·本神》：“所以任物者谓之心，心有所忆谓之意，意之所存谓之志，因志而存变谓之思，因思而远慕谓之虑，因虑而处物谓之智。”可见，中医学中所称的意，是“任物”加“有所忆”。任物即是对客观事物的反映，有所忆乃是经过相当长时间而非一瞬即逝的思维活动，它有持续性的专心致意和集中思想的含义。而在中医文献上记载的“医者意也”的意字，则是属于广义的意，它包括《内经》中所述的“心—意—思—虑—智”等对客观事物的反映和思维活动的全过程。故许胤宗说：“医特意耳，思虑精则得之。”所以意即指精湛的思虑而言。《素问·金匮真言论》有述：“谨察五脏六腑，一逆一从，阴阳表里，雌雄之纪，藏之心意，合于心精。”意思是说诊察疾病必须谨慎，要细致地观察人体脏腑、阴阳的偏胜和逆从情况，须专心致意，多加考虑，然后才能作出精密的判断。又如《灵枢·九针十二原》：“迎之随之，以意加之……神在秋毫，属意病者。”就是说：凡治病用补或用泻，一定要特别加意，要分析病情像辨别秋毫一样精细，要时时刻刻注意患者的症状表现和变化动向。这里，既要求医者要有高明的技艺，又叮咛医生对病人要具有高度的责任感。像《内经》中的这些话，是中医学中的精华还是糟粕?!

考“医者意也”这句话的早期指出者是汉代名医郭玉。他曾说：“医之为言意也，腠理至微，随气用巧，针石之间，毫芒即乖。”请看，他对待医学是如何慎重和细致，他的临证施治，既是遵循规律，又能通权达变。像这样具有高深医学造诣和严谨的科学态度的人，理所当然地能成为汉代著名的医学家。许胤宗为唐代名医，他也曾说：“医者意也，在人思虑。”由于他思虑精，故能选用药物熏蒸法治愈王太后“病风不能言”之证。许氏在论“医意”的同时还批判了当时一些对治病不用心不致意的医生：“今人不能别脉，莫识病原，以情臆度，多安药味，譬如于猎，未知兔所，多发人马，空地遮围，或冀一人偶然逢也，如此疗疾，不亦疏乎？”这里可以明显地看出：古代医学家的“医者意也”一语的提出，正是针对那些不究医理、不重实际，只凭主观想象，以情臆度，治病随心所欲的一些市医而作出的郑重告诫之辞，其真实含义是如此明晓，他和我们所批判的对象原来是一致的。然而如果我们也掉以轻心，没有探本溯源地了解其本义，而径自把它当作唯心的东西加以批判，岂不是对前贤本意的一个极大的误会吗？

近一时期看到了余瀛鳌医师发表的《医者意也释例》一文，对此作了颇为明晰的分析。余文明白指出：“可知医者意也，并不是意味着医者在诊病

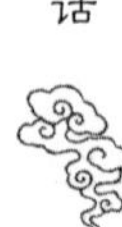

时可以臆想臆说。”又说：“我们在学习古典医籍时，经常可以看到‘医者意也’这一句话，尤其是有些医家在处治某些颇费酌思的病症，运用自己也难以言传，但又在于常理法度之中的有效治法时，往往用‘医者意也’这句话作表白。”这在过去一段时期对“医者意也”的解释混淆不清之际，余君之言，可谓先得我心，堪称之空谷足音。

在《续医说·吴恩序》中也说：“御寇有言，医者理也，理者意也……理言治，意言识，得理与意，料理于未见，曰医。”这段论述很说明问题：医者意也，就是用意以求理，理有未当，则意有未惬，医理难穷，则用意有加，所以要“在人思虑”，不可轻率马虎，如果稍有不谨，就会“毫芒即乖”。这实际上是对医生提出很高也很严格的要求。故所谓“意”，就是希望医生对疾病出现的情况特别对某些疑难病症作出精确分析，悟出新的治疗方法。正如普朗克说的：思虑“可以构成一座桥，让我们通向新知识”。爱迪生也曾说过：“我的一切发明，都是经过深思熟虑，严格试验的结果。”而如果用凭意而废理的说法，恰恰与原意相反，乃是一种以伪乱真的解释。所以，慎思明辨，对治学是何等重要，也说明去粗取精和去伪存真二者是密切联系着的。

固然，医学的形成和发展是以实践为基础，但是它并不是医疗实践的直观反映。单凭观察所得的现象是不可能充分说明其规律性的，它并不是一种简单的技艺，而是具有理论体系的一门科学，所以仅有感性的认识还是不够的，还必须将实践中获得的材料进行加工，认真分析现象与本质、精华与糟粕、一般与特殊，以及去伪存真、由表及里、由此及彼的关系。否则，我们就无法使获得的感性材料上升为理论。而要做到这一点，就非得专心致意、殚精竭虑不可，就要在一大堆感性材料中多多“加意”。因为只有科学的思维，只有反复的实践加上科学的思维，才能形成一门医学科学。从而可知，中医学中“医者意也”的含义，是意味深长的。

祖国医学文献上所称医者意也的意，实质上就是今天我们所称的科学思维。科学思维——意，不仅在医学上是必需的，凡是古今中外卓有成就的科学家，都非常重视科学思维对他们所起的重要作用。

（三）“先生们，让我们学会做梦吧！”

举世闻名的德国科学家凯库勒发现了苯环，使有机化学为之焕然一新。他对自己发现苯环经过作了一段精彩的陈述：“但事情进行得不顺利，我的心想着别的事了。我把坐椅转向炉边，进入半睡眠状态。原子在我眼前飞动：长长的队伍、变化多姿，靠近了，连结起来了，一个个扭动着，回转着，像蛇一样。看那是什么？一条蛇咬住了自己的尾巴，在我眼前轻蔑地旋

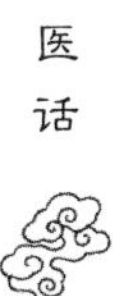

转。我如从电掣中惊醒。那晚我为这个假设的结果工作了整夜……先生们，让我们学会做梦吧！”

这里应该说明的是，凯库勒这个梦，并不是天上掉下来的，而是在他掌握了丰富的科学知识，经历了无数次化学实验失败的教训，反复思维，萦回脑际，坚韧不移，从而能够在感性认识中上升到理性认识迸发出思想升华的火花。正如著名科学家达尔文说的：“作为一个科学家来说……最主要的是：爱科学，在长期思索任何问题上的无限耐心，在观察和搜集事实上勤勉。”达尔文的这一名言，实际上同医者意也的含义是一致的。

爱因斯坦，大家知道他在科学上迸发奇光异彩。我们试节录他自述《我怎样创立了相对论》中的一段话可以了解他的创造发现的情况：“要谈谈我是怎样想到相对论的，这并不是一件容易的事情。有很多潜在的、错综复杂的事物启发了我的思想，在我的想法的不同阶段，各种思想所起到的影响也是不同的，在这里我不想对它们一一列举。”

“当我在学生时代考虑这个问题时，我终于明白了迈克尔逊实验的奇怪结果。例如我们承认迈克尔逊的结果是事实，那么立刻就可得到这样的一个结论：地球相对于以太运动的想法是错误的。这是引导我走上狭义相对论的第一条路径……我有幸阅读了洛伦兹于1895年写的专论。他在一极近似的情况下全面地讨论并解决了电动力学的问题……那时，我坚信麦克斯韦和洛伦兹的电动力学方程是正确的，而这些方程适用于运动物体参照系。这一假设进一步导致了光速不变的概念。但这却与力学中的速度合成法则相矛盾。”

“一个偶然的机会，我在伯尔尼的一位朋友帮我摆脱了困境。那天风和日丽，我带着这个问题拜访了他……突然我领悟到了此问题的关键所在。”

“对广义相对论的最初设想是二年后产生的。即1907年。这一想法也是突然得到的……当我正坐在伯尔尼专利局办公室的椅子上，突然一个意念闯入我的脑海。如果一个人自由下落，他不会感受到自己的重量。我为此吃了一惊。这个简单的思维实验给我留下极其深刻的印象，它引导我走向引力理论。我继续想下去：自由下落的人是在做加速运动，那么他所感觉到的和判断出的事情乃是在加速参照系中发生的。于是我试图把相对论推广到作加速运动的参照系中去。我领悟到，在这样做的同时也解决了引力问题。”

爱因斯坦这段生动的叙述，说明他积累了大量材料和长期辛勤劳动，还通过冥思苦索，最后水到渠成，而在刹那间出现思维高潮从而悟出了“问题的关键”进而使相对论获得了科学论证。由此，我们可以看出科学家们的创造发现，除了掌握各种知识和进行反复实践之外，理性思维所起的作用也是非常重要。像这样的例子是不胜枚举的。如牛顿从落下来的苹果想到月亮的坠落问题；道尔顿富有建设性的想象力形成了原子理论；法拉第的意念思维

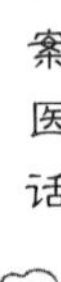

活动都不断作用和指导着他的全部实验。作为一个出色的科学家在很大程度上有准备的想象力都给予他的工作以巨大的支持。

由此可见，上述的理性思维，同唐代许胤宗说的“医者意也，在人思虑”这句话本来是同义语。所以，我希望对于许氏所提出的“思虑精则得之”这句至理名言，也能不妄加菲薄而“三致意焉”。

（四）研究医学要不要思维

作为一个医学工作者来说，他必须具备两方面的知识。即一是扎实的医疗实践的基础，要善于从事各种科学实验，头脑中应储备临床、实验和其他各种感性材料；同时还必须有思维方法的训练，善于思考问题，学会从大量感性材料中进行科学的抽象。这两者是研究医学所绝对必需的。我国历代医学家之所以能够作出可贵的贡献，正确的思维对他们所起的作用，无疑是巨大的。晋代医学家皇甫谧曾经盛赞：“医和显术于秦晋，仓公发秘于汉皇，华佗存精于独识，仲景垂妙于定方。”这些名医所以能“显术”“发秘”“存精”“垂妙”，无不由于掌握了大量的医学实践资料、又能运以心意，既守规矩又能用巧所致。例如扁鹊能够治愈虢太子尸厥危证，正是由于他具备了自己所说的“闻病之阳，而得其阴；闻病之阴，而得其阳”这种由表及里、由此及彼的思考问题的能力。张仲景继承了《内》《难》的医学理论，总结了汉以前医疗实践的经验，他以精密的思维，创造性地建立了中医学辨证论治的规范。所以何颙称赞他“君用思精”。陶弘景也说：“仲景用药，善以意消息。”他们都很重视“意”即思维的作用。华佗是开创世界外科手术先河的医家，《汉书》记载他：精于方药，心识分铢；针灸不过数处；若疾结发于内，针药所不能及者，乃令先以酒服麻沸散，既醉无所觉，因刳剖腹背，抽割积聚，既而缝合，傅以神膏，四五日创愈，一月之间皆平复。华佗所以有这样高深的造诣，是由于他对医药能够精心会意，有随机化裁的功夫。试再举他治病能用意施巧的一个例子：

“又一郡守笃病久，佗以为盛怒则差。乃多受其货而不加功，无何弃去，又留书骂之。太守果大怒，使人追杀佗，不及，因恚吐黑血数升而愈。”

又如六朝名医姚僧垣，医术高妙，为当世所重。梁武帝誉他：“卿用意绵密，乃至于此，以此候疾，何疾可逃。”其结论是高妙的医术在于用意的绵密。

《医说》载张锐治疗新产妇患大泄而喉闭不入食的危证，在众医束手之际，他巧妙地用附子理中丸裹紫雪（丹）服用而立使其病化险为夷。据张锐自述，这是“特以意处之”。也是治疗的一种圆机活法。

仅从上举例子，可以看出古代医学家们的操心之精和用意之巧，乃是医

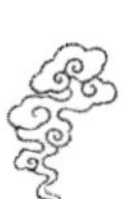

生能够用意的典范。张孝骞教授在《漫谈临床思维》一文中也说："临床诊断可分为两个步骤，一是搜集资料，二是分析整理资料，实际上二者是相互交织的……因为病人的陈述可能琐碎零乱、缺乏条理，需要有一个权衡轻重主次，整理综合加工的过程。"故他认为"如何加强思想性，避免盲目性，这是一个重要的临床课题"。

医者意也的正确理解，在《直指方·证治提纲》中也说得很透彻："古云，医者意也，苟不究其得病之因，其将何以意会？"特别是清代医学家喻昌对此更有明白晓畅的解释："闻之医者意也，一病当前。先以意为运量，后乃经之以法，纬之以方，《内经》所谓微妙在意是也。医孰无意，而浅深由是，径庭由是，而病机之安危倚伏莫不由是，意之凝释，剖判荒茫，顾不危耶？"他把医学的是否需要用意，提到关系到病人生死安危的高度，而理性思维，可以剖判荒茫，其卓识远见，不愧为医林高手。

且不论作为一个负责的医生以至一位高明的医学家，理性思维，当然是不可或缺的。就以学医而论，如果不肯专心致意认真学习，则其成就是可想而知的。古代有个著名的寓言："今夫弈之为数，小数也，不专心致志，则不得也。弈秋，通国之善弈者也，使弈秋诲二人弈，其一人专心致志，惟弈秋之为听；一人虽听之，一心以为有鸿鹄将至，思援弓缴而射之，虽与之俱学，弗若之矣！"可见，学医如非专心致意，锲而不舍，就很难有成，而想学得好一些，则更要用意精密，发挥创造性思维。

由此可见，"医者意也"一辞，如浅乎言之，它是学习医学的一个起码而又必备的条件；若深乎言之，乃是达到一定造诣或者有所创造发现的一个重要保证，它虽是短短的一句话，确是"不废江河万古流"的。

综上所述，主要说明研究任何一门学问，实践和思维是不可分割的。近代学者王国维曾经提出治学要经历三种境界："昨夜西风凋碧树，独上高楼，望尽天涯路。"这是第一种境界。即指研究学问，首先除占有大量的实践资料和广博的知识外，还必须高瞻远瞩，独立思考问题。像爱因斯坦为了论证新的引力场问题就整整花了八年时间，他掌握自然科学中许多学科的知识和各种实验的材料。我国医学家张仲景也是"勤求古训，博采众方"，为探索医学规律奠定坚实的基础。"衣带渐宽终不悔，为伊消得人憔悴。"是指第二种境界。即表示钻研学问，直至废寝忘食，心力交瘁而意志愈坚的情况。像凯库勒研究苯环，也是几番陷入困境，他从不为失败丧失信心而更加认真考虑问题。宋代医学家钱乙为研究气象与医学的关系，竟达到月余不寐亦终不悔的程度。"众里寻他千百度，回头蓦见，那人正在灯火阑珊处。"指的是第三种境界。即通过千百次实践而在百思不得其解的情况下，在偶然的一个机会却发现了和解决了问题。像巴斯德研究微生物学经过无数次实验而都未能

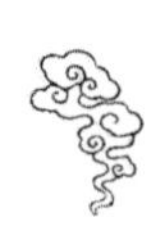

解决问题，却突然想到用新鲜培养物给同一些家禽再次接种，从而使他作出卓越的贡献。金代医学家刘完素曾经梦寐似的遇见异人，饮酒大醉，及其觉醒而“洞达其术”，从而成为中医学上主火学派的创始者。其实，这里所谓偶然的机遇或者是突然的顿悟，只有在有充分准备的头脑中才会出现。科学就是在于用理性方法去整理感性材料，归纳、分析、比较、观察和实验，是理性方法的主要条件。而所有这些，无不依赖于成熟的思想和周密的用意来完成的。“学习知识要善于思考、思考、再思考，我就是靠这个学习方法成为科学家的。”爱因斯坦发人深思的这一谆谆诱导，正可证明中医学中的“医者意也”一辞，不仅只是适用于研究医学，同时对其他各门学科的研究也并不例外。

最后，想引达尔文的一句话作为本文的结束：“我忍耐地回想或思考任何悬而不决的问题，甚至连费数年在所不惜。”

（裘沛然）

谈阅读中医文献

中医学的丰富内容，主要蕴藏在两个方面，其一即流散在民间，举凡养生妙诀、诊疗要法以及秘方效药等等，往往师徒之间口口相传，除了自己的得意门徒之外，概不轻易传授他人，古代“禁方”之称，就具有这个意思。这些可贵的医疗养生经验，尽有不少保存在草野村落的某些人手中，所以古人有“礼失而求诸野”的话。历代不少名医，常乐与一些草泽铃医或渔、樵、释、道等人交游，并能虚心向他们请教，从而获得许多宝贵医药知识。另一方面，史书上记载某些有学问的医家，把他一生勤苦采访所得的医学知识以及经过自己亲身验证的理论与方药，载之篇什，流传后世，以造福广大人民，像孙思邈所编撰的《千金方》和李时珍所著的《本草纲目》两部医籍，就是很有价值的医药学文献。这两位医学大师除了自己精心苦研之外，曾经广泛接触过当时社会的各类人物，他们都具有“一事长于己者，不远千里，服膺取决”的好学精神，并把辛勤获得的医药知识，著述成书。这两部著作所以能成为中医学中的瑰宝，正是因为书中收载了广大群众的丰富医疗经验之故。

由此可见，流传在民间的经验和遗留于后世的文献，原是密切联系而不可分割的。然而采风访贤之举，谈何容易，除了怀着虔诚心愿去采访勤求之外，还得具备其他条件，故虽有不少医药宝贵经验遗落民间，未必便能找觅到。这样就显得从文献中去发掘宝藏的工作，更具有重要意义了。

中医文献的阅读研究，既有这样重要，但要阅读钻研得好，也不是太简

单的，因为中医书籍浩瀚渊博，品种逾万，卷数有几十万卷之多，真像一部二十四史，不知从何说起。何况中医文献的绝大部分都是用古文写成的，其中有不少文义辞旨，都和现代语词不同，不仅阅读费解，有的甚至连断句和卒读都成问题。且历代医家的著作，各有它的特长和缺点，哪些是精华或糟粕，初学的人更是难以辨析。还有，历代医家学说纷如，往往在同一个问题上，各部医书的论述并不是完全相同，有的甚至可以完全不同，究竟哪一部医书说的较为正确？又如，中医学上有不少医学巨著，其重点究竟在哪一部分？“春水船如天上坐，老年花似雾中看。”我们走上中医的“书山”去觅宝，的确不是轻而易举的。

由于上述的各种问题，使我们阅读和研究医学文献的效率受到一定的影响，这对继承和发扬工作会带来很大困难。因此，如何有效地阅读中医书籍，成为当前的迫切问题。现就阅读医书应注意的几个方面，略谈我的点滴体会。

（一）寻找线索

中医书籍，撰述有繁简之分，辞义有深浅之别。初涉藩篱者不仅对文词古奥的巨著，将会头绪茫然，望“书”兴叹，就是读到一本文字浅近的小册子，要想得其精髓，可也并不容易。所以阅读文献的第一个步骤，首先是要了解该书的基本精神和主要内容是什么？好比我们读近人著作，必先阅览一下“内容提要”，用以明了该书的一般内容和主要特点，而古代医籍是没有“内容提要”这个款式，如果要掌握它的基本内容，可从下列几方面去找寻线索。

1. 先读作者传记　要了解某部文献的主要内容，首先应对作者的生平有所知悉，例如作者生长的时代及当时社会背景、个人身世以及他在医学上的贡献等等。这样可以对所要阅读的书先有初步印象并可以较易找到其著作中的精粹部分，而要了解上述内容，先读一下作者的传记，是大有好处的。有关传记这类内容，一般都载列在历代史乘中，可从各朝史书的艺术门、方伎传、人物志或者在医史专著中找觅，还要注意与医家同朝代或时代稍后一些的文人学者的专集，从中也往往可以找到有关医家的传记，包括其墓志、寿序之类。从这些资料中可以探知作者的医技特长所在，然后在其书中某一方面多加注意，或作为重点来学习。查阅文学家专集，除了时代之外，还应注意地域性，例如清代钱谦益、朱彝尊、沈归愚、袁枚等人的著作中多载有与他同时、同地的名医传记，可以为我们提示某一名医的生平概况。此外，各省市的地方志，也是应该查阅的重要资料，现代医刊中的某些医家的生平考证也是非常有意义的线索，还有稗史、笔记等亦可供参考。

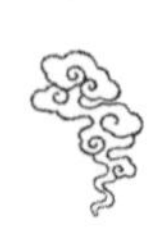

2. 多看书录解题　书录古称“簿录”，即相当于今之目录学。书录解题是古代学者对历代文献所作的内容提要。清代张之洞把阅读书目提要比喻为“今为诸生指一良师”。书目提要，多属综合性的，一般均列有医学门类，其中颇有一些精当的论述，书录解题中记载内容并有现存医籍已经散佚的资料。例如，在《四库全书提要》中所载张元素曾提出古方今病不相能之说，而张著的《医学启源》中无此语，亦未见于张氏门人的著录，然而四库书目提要的作者则必有所本，他决不可能向壁虚造。古代学者都很重视“簿录”的作用，如王鸣凤在《十七史商榷》中曾说：“目录之学，学中第一紧要事，必从此问途，方能得其门而入。”所以，我们在阅读某种医籍之前，先查阅一下各种簿录，每可了解该医书中的主要内容。

3. 阅览序跋和目录　在阅读文献正文之前，必先浏览一下该书的序文、题跋、目录与凡例，这也是非常重要的。因为序文和题跋无论是作者自撰或别人所写，都对该书的基本特点有所说明，包括作者的时代背景和著述动机以及内容要点等。例如读过《伤寒论》中张仲景的自序，就知道当时急性传染病大流行，他的著述是依据《内经》《难经》的理论，同时广泛采集前代名方，并根据脏腑、经络学说而有所发挥，并批评当时医家“不念思求经旨”而只“务在口给”的陋习。阅读序文后，可对仲景的著书动机、时代背景以及立论依据有一个比较全面的了解。又如读《丹溪心法》，如先看一看宋濂等人的序文，就知道朱震亨的高风亮节和千里访师之诚，并可了解他曾对《局方》“昼夜是习”，正因他对《局方》有深切的研究和体验，故能对其书作出比较中肯的批判，还可从戴九灵的撰述中知道丹溪得朱子四传之学，从而知道丹溪的医学思想曾受理学的重大影响，并可窥知丹溪论病重在“湿热相火”。这样，对研究丹溪学说心中已有个底，学习就会方便得多。至于目录和凡例，则可以看出全书内容的梗概。

（二）选择资料

古代医籍中载述的内容，从词藻方面讲，除有些古奥文字外，大部分都是文茂理顺，修辞典雅，但也有某些医书的文笔比较拙劣，或者杂有妄诞的记载和粗俗的俚语。这类文献，如在表象上观察，最容易使人忽视甚至加以鄙弃，其实却有很多宝贵内容蕴藏着，颇有一点“败絮其外，金玉其中”的味道。例如，在陶节庵的著作中有不少粗俗俚语，如“杀车槌”或“截江网”等题目，文字极不雅驯，常为学者所轻视，故章太炎对陶节庵的医著有“陋若陶华”之评。其实，陶氏著作中尽多心得体会，无论其论点、立方和用药，均有突过前人之处。医学乃是科学而非艺术，但求临床有效，即文字粗俚一些，亦无损其医学的价值。又如陈士铎的《石室秘录》一书，所列人

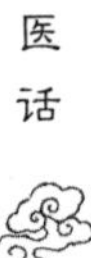

物相距千百年而能彼此问答，可谓荒诞已极，然而书中独多奇验良方，读者决不可因噎废食，以杂有一些荒诞内容而即视为敝屣。宋代窦材的《扁鹊心书》，他自称为“三世扁鹊”，亦语涉荒谬，然而其书中所论灸法和方药，特别是药物麻醉等，均饶有价值。在学习这类医书时，必须多加注意。同时，对于书中某些生僻或者比较奇特难以常理解释的内容，也往往会是作者最宝贵的实践经验之所在，在选择阅读时也要多加留意，不可草草滑过。选择资料，不可先存成见，更不可“逐大流”，虽不敢说独具只眼，而要做到“人誉之，必察也，人毁之，必察也”。例如，你要读《景岳全书》，如果先有《景岳新方砭》的成见，则必将使你入宝山而空返，只有通过曲径，才能窥见“禅房花木”。

（三）精读原著

1. 先读白文　各种文献，常有它的不同学术见解，历代医家的学术思想，还有一个因革损益过程，因此，我们在学习某一文献时，应着重精读原著，领会其精神实质，对原著中的学术观点，某些词义以及处方用药特点等，必须沉潜玩索，先后印证，初学时尽量少看或不读后人的诠注，这样易于掌握其原书的真实含义，可避免歪曲真相。这对阅读古代经典或后世医著，都同样适用。有人主张学习《内经》《难经》和《伤寒论》等书，提倡读白文，这是一种可取的读书方法，因为后人注解，见仁见智，众说纷纭，徒乱人意，会使读者莫衷一是，只有自己对经文反复揣摩，细细玩味作者的用意，才能得其精义。古人说“读书百遍，其义自见”，是很有见地的，如果遇到从原书中确实无法解释的问题，则可多从同时代的其他著作中进行探索，因为时代相差愈近，则其所用名词、概念的含义大致相同，阅读理解可以较为近真。例如读李东垣的医书，其中有“阴火”一词，后世对此争论不休，如果将东垣的著作加以全面的反复推敲，再从金元其他医家有关学术论著中加以推阐，这就比较容易理解李氏“阴火”的原意。至于后世的注解，在掌握原书的基本精神以后，多读些注书也可以博见广闻，触发巧思，而又不至于被他人的解释所桎梏。

2. 弄清概念　概念是从具体事物中抽出来的，它有一定的物质作根据。但具体事物既提升到概念以后，我们常常会从概念到概念，而忽略甚至弄错了这个概念所包含的具体内容。特别在中医文献中，一个名词常常寓有多种含义。例如阴阳这一名词，就分之可千，数之可万，举凡气血、精气、脏腑、经络、上下、左右、升降、浮沉、表里、寒热、虚实、动静、水火、邪正等等，同一阴阳，含义可以全不相同，稍不经意，便致错误。张景岳曾说：“精气之阴阳，有不可离，寒热之阴阳，有不可混，此医家最切之法言也。”说的就是指弄清概念的重要性。以朱丹溪这样高明的医家，在他阴常不足、阳常有余论中，却误引《素问·太阴阳明论》的“阳道实，阴道虚”的经文作为他“阴不足”的理论依据。其实，《内经》在此处所指的阴阳乃是脏腑，故有“阳受之则入六腑，阴受之则入五脏”之语。贤如丹溪，何以会出此差错？主要由于他对这段经文的阴阳概念没有搞清之故。再如“相火”这个名词，从《内经》开始直到后世医家，特别是刘河间、张元素、李杲、朱震亨、张介宾等都在相火问题上见解各有不同，其中有不少是由于概念混淆所引起的争端。所以研究学问，弄清概念和循名责实，是阅读文献的首要关键。

3. 掌握特点　每一部医书总有作者的某些特点，阅读时必须细心领会，找出其中的独特长处。特点是多种多样的，有属于文字语法的，有医学理论方面的，还有处方用药的特点等等。试举例加以说明：

文字方面，如《内经》中有“道者圣人行之，愚者佩之”一句。这个“佩”字，有的作佩服解释，就是因不懂文字的特点而致误。按“佩”“倍”二字古相通。《说文》谓“倍，反也”，《释名》谓“佩，倍也，言其非一物有倍贰也”，《左传》有“倍奸齐盟”句，《孟子》有“师死而遂倍之”的话，都说明佩、倍、背三字古代通用，即反其道而行的意思。又如《内经·生气通天论》有“圣人传精神，服天气”句，王冰竟误释“传”为传授之意。按“传”字古通专，亦通抟。传精神即抟精神，也即“精神内守”之意。《管子·内业》有“抟气如神”句，《素问·征四失论》有“精神不专”句。不专即不抟，都是不能抟聚的意思。至于语法特点，试举《伤寒论》为例，如“伤寒心下有水气，咳而微喘，发热不渴，服汤已渴者，此寒去欲解也，小青龙汤主之”。这里应注意用小青龙是连在“发热不渴”句后，而不是“欲解也”之后。《伤寒论》中像这种倒笔、简笔、反笔很多，学者当须识此！

又书中同样用一张方子，有“主之”、有“可与”、有“宜”各种写法，仲景下笔也不是随便的。所以，读书还得懂点“小学”知识，如《说文》《尔雅》《广韵》以及段玉裁、朱骏声、王筠、王引之、俞樾、马文忠、阮元等人有关著作，也要粗读一下。至于医学理论的特点，如朱丹溪的阴常不足之论，是以“动静”的观点为主要根据。如说：“天之生物，故恒于动；人之有生，亦恒于动。”由于“动易而静难”，故阴常不足。这是朱震亨立论之所本。张介宾的“阳不足”理论则是以“易，逆数也”这一高深哲理作为指导思想的。景岳所称的阳，不仅指真火，亦包括真水，故有“水即阳也”之说。张朱二氏立论诚然繁富，然而动静与逆数二者乃是他们立论的主要特点。有关处方的特点，例如仲景的小柴胡汤与甘草泻心汤，对胸胁满

闷、心下痞满，都倡用人参、甘草。张介宾的贞元饮，用熟地、当归、甘草三味以治气脱等，这些处方特色，确与他人有截然不同之处。

至于用药的特点，就举朱丹溪之用黄柏为例。黄柏一般都认为有治下焦湿热，清泻相火作用。然而丹溪用以补肾阴，恐别有会心。《用药发明》："肾虚者，熟地、黄柏补之，肾无实不可泻。"《医学启源》说黄柏"补肾气不足，壮骨髓"。《本草经疏》载黄柏"补至阴之不足，虚则补之，乃肾经要药，非常药可比"。《药品化义》说："知母与黄柏并用，非为降火，实能助水。"则更与我们一般所理解的黄柏作用不同。丹溪之用黄柏，应该说他是另有体会的。

读书掌握特点，是非常重要的。这里试引述张介宾的一段话："见热而用寒，见寒而用热，见外感则云发散，见胀满则云消导，若然者谁不得而知之！医止于是，则贱子庸夫，皆堪师范，又何明哲之足贵乎?!"说明读书如果不能掌握特点，就无法探骊得珠，则其治病就只能处些一般应付方剂，而要从丰富的中医书籍中取宝，将是不大可能的。

（裘沛然）

附 篇

流派速览

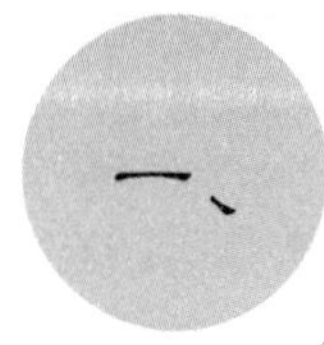

一、丁氏内科流派——裘沛然分支传承谱系

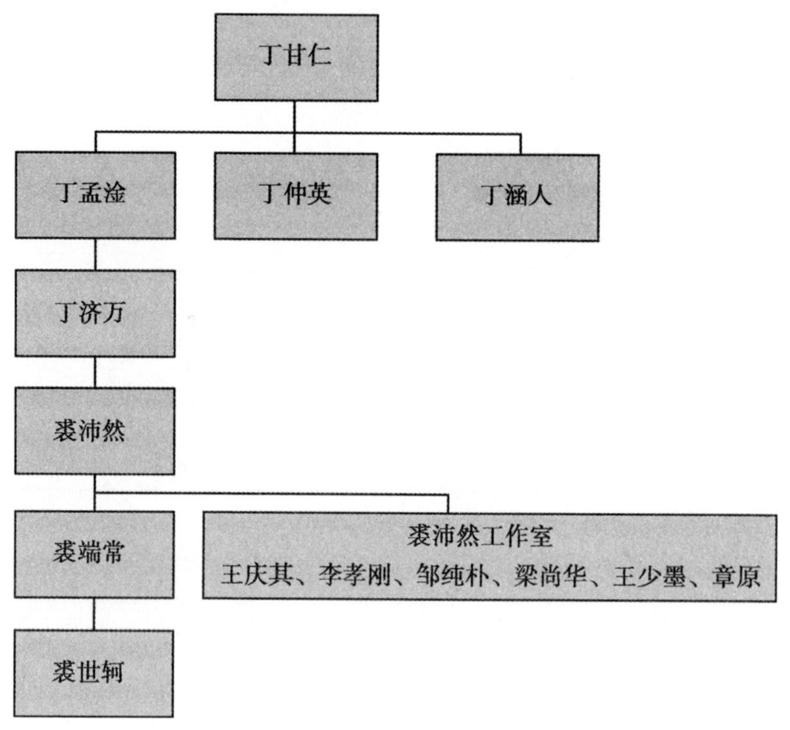

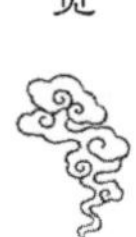

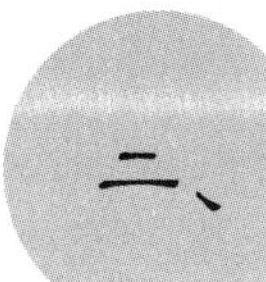

二、裘沛然编年

- **1916 年**

1 月 30 日生于浙江省慈溪县观城，原名维龙，后改名为沛然。父亲裘汝鳞从商经营诚义布行，母亲沈氏。祖父裘仰山，叔父裘汝根，针灸医师，通晓针灸学，为广西名中医罗哲初之弟子。

- **1918 年**

请老师来家中教授讲解古文及四书五经等，从小就打下了国学等基础。

- **1922—1925 年**

在宁波慈北裘市崇义小学读书，熟读背诵启蒙读本，培养了超强的记忆力。

- **1926—1927 年**

在宁波慈北国学专修馆读书，师从姚江名士施叔范先生，除了诵读经史百家，还博涉历代诗赋，打下了深厚的国学根基，并培养了对儒学的钟爱。施叔范（1904—1979），幼名德范，一名束范。著名人文学者，一生创作诗歌 1500 余首，后由其子搜寻古体诗、近体诗 450 余首，编成《施叔范遗诗》。先生对施公的博学通达以及治学为人之道深为敬仰，一生受其影响极大。1959 年曾满怀深情赋七律诗《怀念叔范先生》：“**一任年华逝水流，沪滨见后又杭州。文章竟有穷工事，师弟都非肉食谋。桂浆微摇潭月夜，芦花朗照圣湖秋。莫伤髯影为诗老，沧海门生也白头。**”直至耄耋之年仍然深情地回忆说：“我今日能于经史词章略窥门径，盖得力于先生教育启迪之功。”

- **1927—1930 年**

在宁波慈北裘市随叔父裘汝根学习针灸，对中医古籍及针灸临床已粗晓其理。并博览群书，涉及历史、文学、天文、历法及自然科学等方面。

- **1931 年 8 月—1934 年 7 月**

在丁甘仁先生创办的上海中医学院（上海石皮弄）学习中医，师从丁济万先生。丁济万（1904—1963）为近代孟河医派的代表丁甘仁之长孙，名秉臣，又名兰生，为丁氏医学亲传弟子，我国著名的中医临床家、教育家，蜚声海上。曾任旧上海中医学院院长、华隆中医医院院长、上海中医学会会长等。

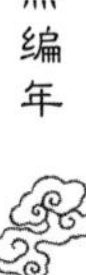

- **1934 年 10 月—1939 年 11 月**

在宁波慈北裘市（宁波大街 74 号）私人诊所执业行医。

- **1939 年 11 月—1940 年 3 月**

在宁波小沙泥街 65 号为开业中医师。

- **1940 年 3 月—1942 年 6 月**

在悬壶行医同时兼任一些商业工作（在宁波濠河头正明烟号经营工商业任经理）。

1940 年 7 月撰文《中国医药之科学的整理》，发表于《国医导报》第二卷第四期（《国医导报》创刊于 1939 年 7 月）。后于 2011 年 3 月再经整理发表于《中医药文化》杂志（2011 年第 3 期）。

- **1942 年 6 月—1945 年 3 月**

在宁波行医并在崔衙街大隆纱布号经商。

- **1945 年 3 月—1946 年 9 月**

因患肺结核在宁波天生医院（白沙街）及家中养病，同时潜心钻研中医经典著作。

- **1946 年 10 月—1948 年 12 月**

在上海行医附带在上海正隆棉织厂（上海新广路甄庆里 15 号）经商。

- **1949 年 1 月—1952 年 5 月**

因肺病在家休养（先住上海新广路原址，后迁广东路 123 号 310 室）。

- **1951 年**

4 月为上海市中医师公会会员，由上海市人民政府卫生局、上海市中医师公会颁发临时开业许可证中字第 2474 号，会员证字号：沪中医字第 0527 号。

- **1952 年 6 月—1958 年 8 月**

1952 年 6 月起，上午在上海东宝兴路 65 号程仁山私人诊所，从事中医针灸临床诊疗工作。1952 年 12 月—1958 年 8 月，下午在上海虹口区第九联合诊所（山阴路 11 号）从事针灸及内科临床。

1952 年 12 月第五中医进修班学习并结业，为上海市医学公会会员。

1956 年，《历代有关针灸文献举要》一文，在《上海中医药杂志》1956 年第 9 期发表。

1956—1957 年，上海市举办西医学习中医研究班，陆瘦燕、黄羡明邀请裘沛然共编针灸学讲义，此为学院最初的教材。

1958 年 8 月 22 日应聘进入上海中医学院（现上海中医药大学），在针灸教研组任教师。与李鼎合编《针灸学概要》，1959 年由人民卫生出版社出版。

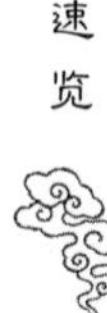

• 1959 年

2 月参与《辞海》中医学科修订工作，1961 年中华书局辞海编辑所（上海）出版《辞海》试行本。

• 1960 年

在山东青岛参加全国中医教材编审工作会议，担任全国高等院校中医专业统编教材编审委员会中心组成员。与陆瘦燕主持编写的《针灸学讲义》一书，由上海科学技术出版社出版。

• 1961 年

任上海中医学院针灸教研组副主任。

• 1962 年

任上海中医学院针灸腧穴教研组主任。

2 月，论文《经络学说的临床价值》发表于《上海中医药杂志》1962 年第 2 期。论文阐述了十二经病候的临床应用。

11 月，论文《朱丹溪学说的探讨》发表于《上海中医药杂志》第 11 期。本文探究和总结了丹溪学说的特点。

与陆瘦燕主持编写的《针灸学（一）经络学说》和《针灸学（二）腧穴学》，均由人民卫生出版社出版。

• 1963 年

11 月，卫生部在安徽合肥召集“全国中医教材会议”，为领导小组成员、兼任“全国中医教材会议”（二版教材）中心组成员。与秦伯未等一起出席教材会议。秦伯未（1901—1970），原名之济，号谦斋，我国著名的中医学家、中医教育家，著有《内经类证》《谦斋医学讲稿》，编《清代名医医案精华》。教材会议期间秦伯未惠赐佳句，裘沛然赋诗作答：“**神州佳气拂兰台，艳说龙华会又开。好句如从天上落，良医多自日边来。初酣淝水逍遥梦，便覆濉溪潋滟杯。我是江东疏野客，明堂论道许追陪。**”

参加创制“经络玻璃人模型”，获国家工业二等奖。

主持创制“脉象模型”获国家工业三等奖。

与陆瘦燕主持编写的《针灸学（三）刺灸学》一书，由人民卫生出版社出版。

• 1964 年

任上海中医学院内经教研室主任。担任全国通用十门中医教材审定人。

• 1965 年

与陆瘦燕主持编写的《针灸学（四）针灸治疗学》一书，由人民卫生出版社出版。至此针灸学专业四门教材全套出齐。

• 1966 年

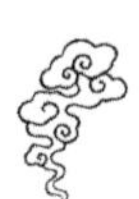

任上海中医学院中医基本理论教研组主任。

- **1971 年**

与傅维康、李鼎、赵善祥等协助上海科教电影制片厂拍摄科教片《针刺麻醉》。

- **1973 年**

《辞海》中医学科编写组任业务主要负责人。

- **1974 年**

主持编写《针灸学》，由人民卫生出版社出版。

- **1975 年**

《中医简明辞典》内科编写组业务负责人，1979 年由人民卫生出版社出版。

- **1978 年**

继续参加《辞海》修订，任中医学科主编，1979 年《辞海》（第 3 版）由上海辞书出版社出版。

卫生部组织《针灸学辞典》编审委员会，担任副主任委员。

3 月，担任上海中医学院基础部顾问兼各家学说教研组主任。

10 月，担任上海中医学院基础部主任（1978 年 10 月—1984 年 4 月）。

论文《祖国医学治疗疾病的理论探讨》发表于《新中医》1978 年第 5 期，文章分析了疾病发生和发展中的邪正关系，倡导以“扶正”为主的治病之法。是由于邪正矛盾所产生，提出正气是矛盾的主要方面，并从历代医家的实践总结和近代医疗方法的弊端等方面，广征博引证实“扶正”与“祛邪”两种治疗思想应以“扶正”为主，且与现代医学所称之支持疗法含义截然不同。

《灯光雪影细论医——怀念程门雪先生》一文，发表于《上海中医药杂志》1978 年第 1 期。程门雪（1902—1972）是我国著名的中医学家、上海中医学院首任院长、孟河丁甘仁的入室弟子，与裘沛然是“平生风义兼师友”。“我与程老交谊颇厚而相知尤深，特别在他垂暮之年和身经坎坷的一段时间，日则形影相随，夜则对榻而卧，二人纵论医学，兼及诗文和医林掌故，恣肆诙谐，逸趣横溢，‘深谈四壁静，交道一灯知’，盖良师而兼知交者。”裘沛然曾先后撰写《纪念程门雪先生百年诞辰》《程门雪先生胜事补记》及本文，以志纪念。并赋有五律诗一首《追怀程门雪先生》：“**风谊兼师友，医高老高成。茶烟连笑语，灯火话平生。莫问前尘事，谁知后世名。斯人难再得，何计学忘情。**”

10 月，与各家学说教研组青年教师李孝刚结师生对子，李孝刚后任上海中医药杂志社研究员。

• 1979年

被聘为上海中医学院教授、博士生导师。

上海市人民政府授予1979年度上海市劳动模范称号。

4月，上海市卫生局聘请担任上海市中医药人员学术鉴定委员会委员。

7月，担任上海市政治协商会议委员。

7月，著名书画家陆俨少先生手书裘沛然赠严世芸诗：**“焰续灵兰绛帐开，神州佳气拂兰台。老大头白豪情在，要看东南后起才。”**

与凌耀星、严世芸等一起参加了在广州召开的全国自然辩证法学术会议，并在大会上作“论祖国医学的继承、渗透与发展”的学术报告。

9月，招收硕士研究生茅晓、何裕民，1982年7月两名研究生毕业获医学硕士学位，现均为上海中医药大学教授。

• 1980年

2月，担任中华人民共和国国家科学技术委员会中医专业组成员。

论文《祖国医学的继承、渗透与发展》分两期发表于《新中医》杂志的1980年第4期、第5期。文章参考了大量的古今文献资料，详细分析并阐明了祖国医学与哲学、天文、历法、农业、生物学、植物学等相关学科相互继承、渗透与发展的相关性，以及历代医家学术特色之间继承与发展的关系。

• 1981年

3月，受聘担任卫生部医学科学委员会委员。

10月，受聘担任卫生部高等医药院校中医专业教材编审委员会委员。

受聘担任上海中医文献研究所顾问。

任《中医大辞典》编辑委员会委员、内科编写组业务负责人，由人民卫生出版社出版。

• 1982年

论文《伤寒温病一体论》，发表于《上海中医药杂志》1982年第1期。

• 1983年

4月，担任上海市第六届政治协商会议常务委员。

9月，担任全国医药高等院校中医学专业试用教材编审领导小组成员。

• 1984年

第3次参加《辞海》修订，任编委、中医学科主编，1989年《辞海》（第4版）由上海辞书出版社出版。

2月，特邀担任《中医人物词典》审定，该书于1988年由上海辞书出版社出版。

9月，中国中医药学会上海分会为其担任第三届理事会理事期间对学会

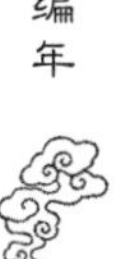

工作作出贡献予以表彰。

9月，聘为中国中医药学会上海分会第四届理事会名誉顾问。

10月，任上海中医学院暨上海市中医药研究院专家委员会主任至2010年5月，任职期间，积极组织各种学术活动和理论研讨，传授临床经验，为中医药事业发展殚精竭虑，献计献策。

任上海中医学院学术委员会、职称评定委员会负责人。

11月，主编《中医历代各家学说》，由上海科学技术出版社出版。《中医历代各家学说》是历代医家各种学术思想和丰富临床经验的总汇，成为祖国医学的一个重要宝藏。本书学术观点新颖，论据充分，颇具创新性。通过五年的教学实践，不断修改，稿凡四易，终得付梓。

《听罢歌扬咀贬声》《荧荧焰火起膏肓——用针莫忘灸》《从来此事最难知——兼论张熟地》《不废江河万古流——“医者意也”含义剖释》，4篇论文先后发表于《上海中医药杂志》1984年第4期、第5期、第6期、第9期的“壶天散墨”等栏。

《张仲景守长沙说的商讨》一文，发表于《新中医》1984年第11期。

《〈千金方〉的临床价值——温病治法和制方特色》一文，发表于《中医杂志》1984年第11期。

- **1985年**

1月，受聘担任安徽中医学院（现安徽中医药大学）顾问。

论文《“甘苦由来试后知——论药味繁多复杂的方剂》发表于《上海中医药杂志》1985年第7期的“壶天散墨”专栏。

11月，专著《壶天散墨》由上海科学技术出版社出版。本书是医论集，主要内容涉及对医学理论的探讨、处方用药的体会、临床心得、养生研究以及医史考证等多个方面，共42篇。其自序云：“抉择陈言，剖析疑似，俯仰今古，直道心源。”对前人论述，有质疑，有正误，分析透彻，议论有据，颇多独到见解。以论理精辟，内容凝练，文笔流畅，而受到中医学术界的广泛褒奖，又再版重印两次。

11月，上海市振兴中医大会，裘沛然等22位中医人受到表彰。

由上海市卫生局颁发从医工作50周年贡献奖。

- **1986年**

任上海市高校教师职务评审委员会中医、中西医结合学科评议组成员。

任全国统编教材《中医各家学说》副主编，由上海科学技术出版社出版。

- **1987年**

参加编撰《汉英医学大辞典》，对确定辞典的条目，反复论证，多次提

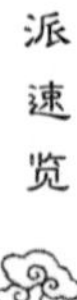

出中肯的建议，由人民卫生出版社出版。

担任《针灸学辞典》编审，由上海科学技术出版社出版。

论文《疑难病证中医治法研究》，发表于《中国医药学报》1987 年第 3 期。

12 月，受聘《中国医学百科全书》编辑委员会，担任《中国医学百科全书》中医学综合本的副主编兼编委。

《壶天散墨》获 1987 年度上海市卫生局优秀中医药著作奖。

- 1988 年

2 月，任上海市政协第七届常务委员兼“医卫体委员会”副主任。

5 月，卫生部发聘书，担任《中国医学通史》编审委员会委员。

8 月，受聘担任华东师范大学兼职教授。

8 月，应东洋医学会邀请，赴日本福冈参加中日传统医学交流会，讲学进行学术交流。

10 月，受上海市科委医学专业委员会聘请担任上海市中医药专业委员会顾问。

10 月，论文《疑难病证中医治法研究》，荣获《中国医药学报》首届优秀论文奖一等奖，由中华全国中医学会、振兴中医基金会颁发。文章分析了疑难病证的成因，并结合多年临床经验，将其治法总结归纳为“养正徐图”“反激逆从”“大方复治”“内外通贯”“培补脾肾”“斩关夺隘”“随机用巧”“医患相得”八法。对于临床医疗实践，颇有指导意义。

- 1989 年

5 月，受聘担任同济大学生物医学工程专业兼职教授。

任《中国医学百科全书·中医内科学》副主编，由上海科学技术出版社出版。

- 1990 年

3 月，与凌耀星共同主编《上海名医学术精华》，由上海中医学院出版社出版。

12 月，根据国家人事部、卫生部、国家中医药管理局人职发［1990］3 号文件精神，确定裘沛然为继承老中医药专家学术经验指导老师，成为全国首批 500 名导师之一，学术传承人王庆其。师生两人代表上海市参加在人民大会堂举办的由两部一局举办的全国拜师大会。王庆其于 1993 年 12 月满师，师生两人代表上海市参加在人民大会堂举办的由两部一局举办的出师大会，并分别代表全国的导师和学生大会发言。王庆其现为上海中医药大学教授、博士生导师，2004 年被评为“上海市名中医”。

率领上海市政协医卫成员及有关医药官员组团去外省考察市、县中医医

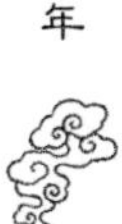

院的现状，深感中医界的总体情况是“有喜亦有忧”，并利用市级各种会议呼吁各级政府部门关心中医药事业的发展，还积极提出改进措施，为政府献计献策。

担任上海市科学技术协会“中国自然辩证法研究会”会员。

任《中国大百科全书·传统医学卷》编辑委员会副主任，病证分支学科主编。

论文《疑难病证的中医治疗方法》发表于《天津中医学院学报》1990年第4期。

担任《传世藏书》“医部”的编委主任，由海岛出版社出版。

- **1991年**

被国务院批准享受突出贡献科技人员的特殊津贴。

任上海市文史馆馆员。

8月，参加由香港中医学会主办的“1991国际中医学术研讨会”，遇见海外诸子，即席喜赋赠海外诸学子：“**喜见当年学子来，几经锻炼各成才。流光不识痴翁老，好酒难逢异地杯。盛会师生容可在，春风桃李又重回。天真稚气应长葆，共使灵兰秘钥开。**”

参加由日本东洋医学会中四国支部、上海中医学院联合举办的“第三回中·日传统医学学术交流会”。

为上海中医药大学附属曙光医院题词“精中通西”，要求中医学子对中医学术理论和临床诊疗技术要做到精湛，对西医知识要做到通晓。

3月，主编《中国中医独特疗法大全》，由文汇出版社出版。本书所载中医独特疗法共有265种，多系清代以前的医药文献记录，兼收现代根据中医理论并融合其他学科有关内容发展而成者，汇集了中医历代独特疗法之大全，对于临床各科疾病的治疗和保健养生具有广泛的实用价值。

9月，招收博士研究生朱立鸣，研究方向：徐灵胎学术思想研究。1994年7月毕业获医学博士学位。朱立鸣现任甘肃中医药大学中医各家学说教研室副教授。

10月，赴北京参加国际传统医药大会，担任国际传统医药大会学术顾问委员会委员。

- **1992年**

与陈汉平联合主编《新编中国针灸学》，由上海科学技术出版社出版。本书既阐发历代针灸学家的理论和实践的精义，又撷集现代的临床可贵经验和实验成果，并吸收国外研究资料。着重介绍古人宝贵的经验处方与现代全国各地在实践中有较好疗效的针灸新方法和新的配穴处方等；对近几十年的实验研究成果和现代新创制的针灸工具和用法，包括根据声光电化原理制成

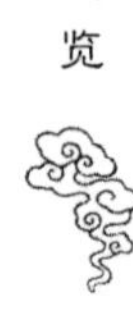

的仪器应用等，都做了充分介绍。全书内容全面、精简、实用、新颖。本书荣获 1992 年度华东地区科学技术出版社优秀图书二等奖。

主编《中医名言词典》，由湖南科学技术出版社出版。全书共分 16 类，主要内容涉及通论、医德、养生、天人相应及基础理论和临床各科等。对所选录的名言词句作精辟阐释。

任《中国大百科全书·传统医学卷》编委会副主任，由中国大百科全书出版社出版。

论文《对临床若干问题的思考》，发表于《中华中医药杂志》1992 年第 6 期。

论文《伤寒温病一体论》（节选），再次发表于《上海中医药杂志》1992 年第 10 期。

- **1993 年**

任《中国医籍通考》（共 4 册）编审，由上海中医学院出版社出版。

主编教材《中医各家学说》，由中国台湾知音出版社出版。

任《辞海》（1989 年版）中医学科主编，于 1993 年荣获由国家新闻出版署颁发的第一届国家图书奖荣誉奖。

- **1994 年**

任《中国医学百科全书·中医学》（综合本）中医内科学副主编，由上海科学技术出版社出版。

3 月，主编《中医历代名方集成》，由上海辞书出版社出版。本书收载古今著名方剂 1600 余首，包括正方、附方、同名异方等。

7 月，担任《中国医学大成续编》《中国医学大成三编》总审定，由岳麓书社出版。全书分医经、药物、诊断、方剂、通治、外感病、内科、外科、妇科、小儿科等 10 类，每类合订成一册。

- **1995 年**

被上海市卫生局评为“上海市名中医”。

专著《剑风楼诗文钞》，由上海中医药大学出版社出版。书分“诗钞”与“文钞”两部分，“诗钞”涉及各类题材的百首诗作，由著名书法家徐伯清以工整秀逸小楷笔录，成为“诗与书”相得益彰的艺术精品；“文钞”收集 15 篇医学散文，将自然科学与文史哲有机结合，富有浓郁文学色彩。

论文《壶天漫笔》发表于《浙江中医杂志》1995 年第 10 期。

- **1996 年**

4 月，上海中医药大学 40 周年校庆赋诗：欣看当年学子多崭露头角，医校声闻亦远播五洲。喜今朝繁花似锦，绿荫披迷，我怀滋慰，欣然命笔。**（一）浓阴滴绿万花稠，胸抱方争第一流。是处紫烟连大地，上池甘露撒神**

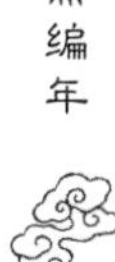

州。肯将坟典吞如芥，未信瑰奇不可搜。寄语江东高会客，弘扬大事要深谋。（二）明堂四纪续传薪，欢集英华歇浦滨。时雨还滋红杏树，春光应照白衣人。广开绛帐期诸子，独对兰台愧老身。终信江河流泽远，源头活水自清新。

论文《六十年从事中医学术和临床实践的体会》发表于《上海中医药大学·上海市中医药研究院学报》1996 年第 1 期。

5 月，《中国名老中医药专家学术经验集·裘沛然》（王庆其执笔）由贵州科学技术出版社出版。

- 1997 年

7 月，香港回归喜赋：（一）**旌旗高矗五星红，复土真成第一功。上国衣冠重睹日，港城何处不春风。**（二）**两制同存庙算劳，八方咸集息惊涛。止戈已使南畿定，树信方看北斗高。**（三）**万里边疆任割裁，前尘回首足深哀。中华儿女吞声记，不竟多由自侮来。**（四）**百年重整旧山河，举国欢腾胜事多。今日万邦同瞩目，终教玉帛换金戈。**

- 1998 年

9 月 14 日，《文汇报》头版刊登了裘沛然的中医药立法呼吁书（原题为《中医中药前途远大，盼望立法保驾护航》）。文中指出：中医事业取得了空前的发展，但是，中医事业的发展也存在不少不利因素，影响了中医学术的提高和持续发展。

发表《名医摇篮》感赋：旧上海中医学院筹建于艰难抗争之环境中，为全国培养众多中医人才，不少人成为中医事业之学术砥柱。上海中医药大学特为修撰院史，既以缅怀前贤，更使医界同仁抚今追昔而益自奋勉也。赋云：“**杏苑当年绝可怜，如何不惜此新天。奠基谁识前人苦，续绝唯望后起贤。医道难明须砥砺，良机易逝要勤研。眼中人物吾今老，记住忧危好着鞭。**”

- 1999 年

任上海市中医药学会顾问。

任《辞海》（第 5 版）副总主编兼中医学科主编，由上海辞书出版社出版。

4 月，中国科学技术协会编《中国科学技术专家传略·中医学卷·裘沛然》（王庆其执笔），由人民卫生出版社出版。

- 2000 年

主编《裘沛然医案百例》，由中国台湾知音出版社出版发行。在自序中写道：“兹篇所集，仅为予数年门诊所得，约百余例，其中有不少沉痾痼疾，治验或属偶中，不敢夸为卓效也。”“案中处方，不拘一格，间有不循常规，

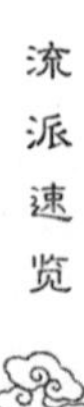

剂量亦较通常为重，此则六十年甘苦所得。”

论文《七十年学医行医的体会和教训》发表于《上海中医药杂志》2000 年第 1 期“杏林耆宿”专栏。

专著《剑风楼诗钞》，由华宝斋书社内部发行。

- 2001 年

担任《大辞海》副总主编、中医学科主编，2003 年《大辞海 · 医药科学分卷》由上海辞书出版社出版。

10 月，担任《辞海》（1999 年彩图本）副总主编，获得由国家新闻出版署颁发的第四届国家辞书奖特别奖。

10 月，以祖父仰山公、父亲裘汝鳞名义将平生购置与朋友馈赠的图书计一万册约十万卷捐赠给故乡的浙江慈溪市图书馆。慈溪市图书馆特辟“仰鳞馆”收藏裘沛然赠书，并刻《赠书记》以志谢。先生为赠书慈溪图书馆追念先人，赋诗云：“**慈水东流德泽深，乱余游子竟浮沉。春晖不尽乌私意，此是区区寸草心**。”

- 2002 年

任《中国医籍大辞典》编委会主任，由上海科学技术出版社出版。12 月获得由国家新闻出版署颁发的第六届国家图书奖提名奖、第五届国家辞书奖一等奖。本书是一部全面反映我国历代中医药文献概况的中医书目辞典，收录了自先秦，下迄 20 世纪末的中医药书目 23000 余种，堪称医籍辞书之最。每书目下，扼要介绍了卷册数、著作者、成书或刊行年代、流传沿革、内容提要、学术特点或价值、出版单位、版本存佚情况、藏书单位等项，内容全面丰富。

3 月，上海市卫生局聘请担任上海市振兴中医委员会顾问。

为纪念章次公先生百年诞辰，赋诗：“**医中宗匠酒中仙，海上相逢是晚年。每忆深谈过夜半，羹墙犹在绛帷边**。”章次公（1903—1959），名成之，字次公，号之庵。师事孟河名医丁甘仁及经方大家曹颖甫，又问学于国学大师章太炎。1955 年冬应邀赴京工作，历任北京医院中医科主任、卫生部中医顾问。

9 月，被中华中医药学会授予“中华中医药学会成就奖”。

11 月，祝贺吴阶平（原全国人大副委员长、上海中医药大学顾问）行医 60 周年赋：“**吴公医术撼神州，朝野同钦德业优。六纪仁风吹大地，十年高爵据中流。宵旰合是贤劳事，咨议常从国族谋。每过零陵还谛视，杏林可比昔时稠**。”

- 2003 年

为追念姜春华先生赋诗：“**四海多同道，清狂独数姜。风云医卓荦，天**

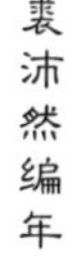

地洒铺张。细雨灯如梦，深谈夜未央。书多吾辈事，忆旧到羹墙。”姜春华（1908—1992），字秋实，著名中医学家，从陆渊雷先生游，60年代提出“辨病与辨证相结合”及“截断扭转”的学术观点。

• 2004年

专著《裘沛然选集》，上海辞书出版社出版。选集分上下二集。上集有三个部分：一为文集，二为医论，三为剑风楼随笔。下集有两个部分：一为医案，二为剑风楼诗集。冯英子、王庆其为裘沛然先生编写的传略归入下集。

• 2005年

参加第5次《辞海》修订，任副总主编，施杞、严世芸、王庆其任中医学科主编，2009年由上海辞书出版社出版（第6版）。

上海中医药大学设名师传承建设工程项目，成立“裘沛然名师工作室”，王庆其、李孝刚、裘端常、邹纯朴、梁尚华、王少墨、裘世柯成为工作室成员，系统学习、整理先生的学术思想和临床经验。

2月，受聘浙江中医学院（现浙江中医药大学）学术顾问。

论文《医道是小道，文化是大道——一代名医裘沛然》发表于香港《经济导报》副刊《七彩榜》2005年第3期，记者沈嘉禄先生采访提问，裘沛然作答，共谈论文六个问题：医生最好成为一个杂家，还孔家店本来面目，精、奇、巧、博是根本，用药在巧，最推崇四大诗人，学医贵在一个悟字。

专著《裘沛然选集》，获中华中医药学会科学著作奖一等奖。

5月，国家科技部批准“十五”攻关项目“名老中医学术经验研究”，子课题“裘沛然学术思想和临床经验研究”（裘沛然名师工作室承担），2006年12月结题。

12月，专著《裘沛然医论文集》，由台北市相映文化出版社出版。本书为裘沛然70年菁华文选以及医道要旨与遣方治病心得。

• 2006年

论文《养生莫贪生》发表于《晚晴》杂志2006年第3期。

论文《五十年铸就辉煌，新世纪再续华章——怀念程门雪先生》发表于《上海中医药大学学报》2006年第4期。

论文《识度与养生》发表于《领导文萃》杂志2006年第5期。

《读医抄本拾遗：裘沛然手抄本》，上海中医药大学出版社出版。本书为作者早年就读医校时所抄录诵读之书稿，内容包括妇科学、舌苔学、伤寒论选读本、温病抄读，并附医论《伤寒温病一体论》和《〈伤寒论〉研究》两种。

10月26日，《健康报》刊文《鸿儒大医裘沛然》，主要内容有：儒者之学，医药文史俱大家；儒者之术，简便验廉起沉疴；儒者之风，书生风骨壮

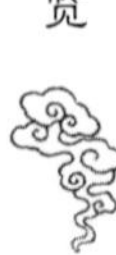

士胆；儒者之诗，风雅襟怀诗中画。

11月20日，《文汇报》刊文《裘沛然大医精诚》，主要内容有：为医者首先要学会做人、少时对中医曾疑窦丛生、去芜存菁方能辨证学医、中医提高临床疗效四字秘诀、莫用西医之法指导中医。

上海中医药大学校庆50周年学术会上演讲“漫谈中医药的发展问题”，提出中医学界要念好“三自经”（自信、自尊、自强），勉励师生刻苦学习，勤于思考，敢于怀疑，为祖国、为人民多作贡献。

• 2007年

8月31日，《联合时报》刊《大医济世岂止悬壶——访中医学家裘沛然》。

• 2008年

2月，荣获由中共上海市卫生局委员会、上海市卫生局颁发的“第五届上海市医学荣誉奖”。

专著《人学散墨》，上海辞书出版社出版。本书是“专门论述如何能做一个‘合格’的人而写的”。先生说：“我从事医疗事业已七十五年，向以疗病为职。但逐渐发现，心灵疾病对人类的危害远胜于身体疾患。由此萌生撰写《人学散墨》之念，希望为提高精神文明道德素养，促进经济发展，略尽绵薄之力。”全书共分8个章节，具体内容包括：千古奇冤、心向往之、救赎有路、智慧之花、春满人间等。《孔子大辞典》主编、上海师范大学哲学系夏乃儒在《新民晚报》发表《一代儒医的“道德文章”》一文，评价《人学散墨》“是一部学术性与通俗性兼具的佳作”，“必然会对儒学的研究和普及，对社会主义精神文明的建设，产生积极的影响”。

12月，国家科技部批准“十一五”支撑计划课题“名老中医临床经验推广应用研究”，子课题“裘沛然治疗咳喘病的临床经验运用研究”（裘沛然名师工作室承担），2010年12月结题。

四川汶川发生震惊中外的特大地震。5月23日，上海中医名宿积极响应裘沛然的倡议，沪上30位名医在上海市政协俱乐部举办了“情系灾区募捐赈灾义诊”活动，以义诊的形式，将诊治的费用全部捐献给地震灾区，以实际行动支援灾区。上海市红十字会会长颁发“人道救助，爱心关怀”荣誉证书。

12月，主编教材《中医各家学说》第2版，由人民卫生出版社出版。

• 2009年

1月，与王庆其联合招收博士后章原，于2011年5月出站，研究课题：“儒家养生思想研究”。章原现为上海中医药大学中医学文化研究及传播中心研究人员。

5月5日，国家人力资源和社会保障部、卫生部、国家中医药管理局授予“国医大师”的荣誉称号。8月8日，卫生部副部长、国家中医药管理局

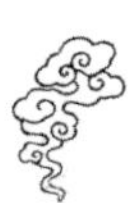

局长王国强来沪，看望了裘沛然，并为其颁发“国医大师”证书和奖章。上海市文史馆原馆长吴孟庆题词祝贺裘沛然荣膺“国医大师”称号：“杏林传喜讯，国医大师尊；翰苑多松柏，长青更宜人。”

5 月 31 日，由上海东方宣传教育服务中心与上海交通大学党委宣传部主办，在交通大学浩然科技楼举行《人学散墨》赠书仪式，上海市人大主任刘云耕、人大副主任胡炜、市委宣传部部长王仲伟、复旦大学校长杨玉良院士、上海中医药大学领导以及复旦大学、交通大学、华东师范大学、上海大学、上海师范大学等部分师生代表出席赠书仪式，赠书共 1000 册。

由上海市委宣传部指导，《解放日报》报业集团、上海文广新闻传媒集团、东方网联合开展策划的专栏节目《走进他们》，经过沪上 55 万市民票选，裘沛然被评为“2009《走近他们》年度十大人物”之一。

12 月 21 日，《中国中医药报》刊《走近国医大师裘沛然》，主要内容：人生苦短，学问无穷；诊治难证，独出机杼；传承学术，传播文化；诗文佳作，道德文章。

- 2010 年

专著《人学散墨：论做人谈养生》再版珍藏本，由上海辞书出版社出版。

2 月 11 日，在上海市第一人民医院门诊，此为裘沛然生前最后一次出诊。

5 月 3 日 5 时，国医大师、我国著名中医学家、中医教育家，上海中医药大学、上海市中医药研究院专家委员会主任，学校终身教授裘沛然先生因病医治无效，在龙华医院逝世。5 月 14 日下午，裘沛然先生追悼会在龙华殡仪馆举行。上海市领导、上海中医药大学上海市中医药研究院党政领导和职能部门、附属医院、二级学院的领导、同事，部分医院的同仁，裘沛然生前的亲朋、好友、学生，以及曾经受治于裘沛然的患者等近千人参加了追悼会和悼念活动。门人王庆其书写由李鼎代表学校拟定的巨幅挽联：大道重真知德业永存医病医人双散墨，圣门重教化仁心广被治身治学一剑风。

裘沛然先生一生锲而不舍，孜孜以求，为中医药事业的发展作出了杰出的贡献，取得了丰硕成果。他学识广博、治学严谨、医术精湛、医德高尚，将一生奉献给了祖国的中医药事业。他的成就和品格赢得了全国中医药界和学术界的敬仰。裘沛然先生仙风道骨，躬耕杏林七十余载，心如明镜而不为物染，身似瘦竹而风骨健朗。在裘沛然身上，体现了中国优秀知识分子甘于清贫、淡泊名利的人格特质，反映了一代中医巨子至精至诚、至仁至善的大家风范，是中医人“德艺双馨、积仁洁行”的典范。

（王庆其执笔，胡玉萍协助；感谢上海中医药大学档案室及李鼎、施杞、陈汉平、严世芸、谢建群、赵善祥、裘端常、李孝刚等先生提供资料帮助审定）

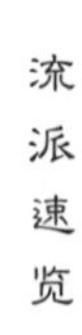

三、裘沛然主持编写的著作

- 与李鼎合编. 1959 年. 针灸学概要. 人民卫生出版社.
- 与陆瘦燕主持编写. 1960 年. 针灸学讲义. 上海科学技术出版社.
- 与陆瘦燕主持编写. 1962 年. 针灸学（一）经络学说. 人民卫生出版社.
- 与陆瘦燕主持编写. 1962 年. 针灸学（二）腧穴学. 人民卫生出版社.
- 与陆瘦燕主持编写. 1963 年. 针灸学（三）刺灸学. 人民卫生出版社.
- 与陆瘦燕主持编写. 1965 年. 针灸学（四）针灸治疗学. 人民卫生出版社.
- 主持编写. 1974 年. 针灸学. 人民卫生出版社.
- 内科组负责人. 1979 年. 中医简明辞典. 人民卫生出版社.
- 中医学科主编. 1979 年. 辞海（第 3 版）. 上海辞书出版社.
- 编辑委员会委员、内科组负责人. 1981 年. 中医大辞典. 人民卫生出版社.
- 主编. 1984 年. 中医历代各家学说. 上海科学技术出版社.
- 专著. 1985 年. 壶天散墨. 上海科学技术出版社.
- 副主编. 1986 年. 中医各家学说. 上海科学技术出版社.
- 参加编撰. 1987 年. 汉英医学大辞典. 人民卫生出版社.
- 编审委员会副主任委员. 1987 年. 针灸学辞典. 上海科学技术出版社.
- 副主编. 1987 年. 中国医学百科全书·中医学综合本. 中国大百科全书出版社.
- 审定. 1988 年. 中医人物辞典. 上海辞书出版社.
- 编委、中医学科主编. 1989 年. 辞海（第 4 版）. 上海辞书出版社.
- 副主编. 1989 年. 中国医学百科全书·中医内科学. 上海科学技术出版社.
- 与凌耀星共同主编. 1990 年. 上海名医学术精华. 上海中医学院出

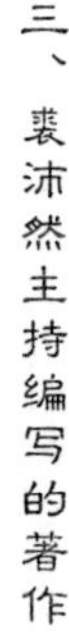

版社.

- 编委主任. 1990 年. 传世藏书·医部. 海岛出版社.
- 主编. 1991 年. 中国中医独特疗法大全. 文汇出版社.
- 主编. 1992 年. 中医名言词典. 湖南科学技术出版社.
- 与陈汉平主编. 1992 年. 新编中国针灸学. 上海科学技术出版社.
- 编委副主任. 1992 年. 中国大百科全书·传统医学卷. 中国大百科全书出版社.
- 编审. 1993 年. 中国医籍通考. 上海中医学院出版社.
- 主编. 1993 年. 中医各家学说. 知音出版社.
- 总审定. 1994 年. 中国医学大成三编. 岳麓书社.
- 总审定. 1994 年. 中国医学大成续编. 岳麓书社.
- 主编. 1994 年. 中医历代名方集成. 上海辞书出版社.
- 副总主编兼中医学科主编. 1999 年. 辞海（第 5 版）. 上海辞书出版社.
- 审定. 2000 年. 中医大辞典. 人民卫生出版社.
- 专著. 2000 年. 裘沛然医案百例. 知音出版社.
- 专著. 2000 年. 剑风楼诗钞. 华宝斋书社内部发行.
- 编委会主任. 2002 年. 中国医籍大辞典. 上海科学技术出版社.
- 副总主编. 2003 年. 大辞海. 上海辞书出版社.
- 分科主编. 2003 年. 大辞海·医药科学分卷. 上海辞书出版社.
- 专著. 2004 年. 裘沛然选集. 上海辞书出版社.
- 专著. 2005 年. 裘沛然医论文集. 相映文化出版社.
- 手抄本. 2006 年. 读医抄本拾遗：裘沛然手抄本. 上海中医药大学出版社.
- 专著. 2008 年. 人学散墨. 上海辞书出版社.
- 副总主编. 2009 年. 辞海（第 6 版）. 上海辞书出版社.

（王庆其整理）

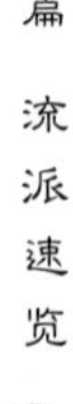

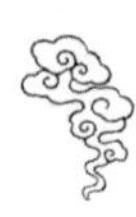